Dr. Bharti Wagh

Resposta do hospedeiro na doença periodontal

Dr. Bharti Wagh

Resposta do hospedeiro na doença periodontal

Imunidade e inflamação

ScienciaScripts

Cover image: www.ingimage.com

This book is a translation from the original published under ISBN 978-620-6-15871-4.

Publisher:
Sciencia Scripts
is a trademark of
Dodo Books Indian Ocean Ltd. and OmniScriptum S.R.L publishing group

120 High Road, East Finchley, London, N2 9ED, United Kingdom
Str. Armeneasca 28/1, office 1, Chisinau MD-2012, Republic of Moldova, Europe
Printed at: see last page
ISBN: 978-620-8-29578-3

Conteúdo

INTRODUÇÃO ... 2
HISTÓRIA ... 5
TERMINOLOGIAS ... 6
CAPÍTULO 1 ... 8
CAPÍTULO 2 ... 125
CAPÍTULO 3 ... 144
Conclusão ... 162
Referências ... 163

INTRODUÇÃO

O corpo desenvolveu mecanismos de defesa para controlar e fazer face ao ataque constante de microrganismos. O corpo tem três linhas de mecanismos de defesa, ou seja, barreiras físicas, células defensivas, proteínas, inflamação e febre e o sistema imunitário. Estas são uma combinação de barreiras físicas e químicas que impedem que todos os tipos de agentes estranhos penetrem na camada exterior do corpo. Pele / Células cheias de queratina que tornam a pele impenetrável, à prova de água e resistente a toxinas perturbadoras. Membranas mucosas que revestem a cavidade oral, os sistemas respiratório, digestivo, urinário e reprodutor e protegem o revestimento interno destes sistemas. O suor produzido pelas glândulas da pele elimina os micróbios e a sua acidez atrasa o crescimento bacteriano. As membranas mucosas produzem muco pegajoso que retém os muitos micróbios e a saliva e as lágrimas contêm uma enzima chamada lisozima que mata as bactérias rompendo as suas paredes celulares. Se o agente patogénico penetrar na primeira linha de defesa, estas células desempenham um papel na inibição ou destruição do agente patogénico antes que este prejudique o organismo. São inespecíficas e reagem à presença de qualquer organismo ou substância estranha.[1]

A resposta do hospedeiro ao desafio bacteriano apresentado pela placa subgengival é o fator determinante mais importante da gravidade da doença. A resposta do hospedeiro é essencialmente protetora por intenção ou, paradoxalmente, pode também resultar em danos nos tecidos, incluindo a rutura das fibras do tecido conjuntivo no ligamento periodontal e a reabsorção do osso alveolar. A natureza da resposta do hospedeiro pode ser modificada por factores genéticos, sistémicos e ambientais.

A periodontite é uma doença infecciosa multifatorial das estruturas de suporte dos dentes, caracterizada pela destruição do osso e do tecido conjuntivo. Bactérias periodontopáticas específicas

e os seus factores de virulência são os agentes etiológicos primários. No entanto, a interação entre os mecanismos de defesa do hospedeiro e estes agentes etiológicos desempenha um papel importante no início e na progressão da doença.[2]

Engloba os tecidos duros e moles, a colonização microbiana (com ou sem invasão), as respostas inflamatórias e as respostas imunitárias adaptativas. A complexidade dos componentes locais dos tecidos, incluindo as bactérias e/ou os seus produtos e virtualmente todos os aspectos dos mecanismos de resposta do hospedeiro, complicou a nossa capacidade de elucidar as funções protectoras críticas nos tecidos SSS e forneceu continuamente provas do potencial dos factores destrutivos do hospedeiro como parâmetros causais finais da doença.

A periodontite é definida como "uma doença inflamatória dos tecidos de suporte dos dentes causada por microrganismos específicos ou grupos de microrganismos específicos, resultando na destruição progressiva do ligamento periodontal e do osso alveolar com formação de bolsas, recessão ou ambos.[2]

De facto, todas as doenças infecciosas são multifactoriais e requerem caraterísticas de virulência dos microrganismos, bem como um hospedeiro suscetível. Uma diferença importante entre a maioria das infecções bacterianas humanas e a periodontite é que o agente infecioso agudo é normalmente eliminado do hospedeiro na altura da convalescença. Em contraste, os agentes patogénicos associados à periodontite podem ser adquiridos no início da vida, e há poucas provas de que a manipulação possa eliminar permanentemente estas bactérias da cavidade oral.

Em 1985, a investigação começou a centrar-se nas interações bactéria-hospedeiro. Foi reconhecido que, embora os agentes patogénicos bacterianos iniciem a inflamação

periodontal, a resposta do hospedeiro a estes agentes patogénicos é igualmente, se não mais, importante na mediação da degradação do tecido conjuntivo, incluindo
perda óssea. Tornou-se claro que as enzimas derivadas do hospedeiro, conhecidas como metaloproteinases da matriz (MMPs), bem como as alterações na atividade dos osteoclastos impulsionadas por citocinas e prostanóides, causam a maior parte da destruição dos tecidos no periodonto.[3]

As bactérias estão sempre presentes no meio periodontal. Após a acumulação de placa subgengival, uma variedade de substâncias microbianas, como péptidos microbianos e antigénios bacterianos, difundem-se através do epitélio para o tecido conjuntivo. A interação dos microrganismos com o hospedeiro determina o curso e a extensão das doenças resultantes. Os microrganismos podem exercer efeitos patogénicos diretamente, causando a destruição dos tecidos, ou indiretamente, estimulando e modulando as respostas do hospedeiro. A resposta do hospedeiro é mediada pela interação microbiana e por caraterísticas inerentes ao hospedeiro, incluindo factores genéticos que variam entre indivíduos. Em geral, a resposta do hospedeiro funciona como uma capacidade protetora, impedindo a progressão da infeção local.

As terapias antimicrobianas, tanto de administração local como sistémica, juntamente com o esdebridamento mecânico, são um dos pilares das estratégias de tratamento periodontal, que respondem à etiologia microbiana das doenças periodontais, embora sejam um passo crítico numa cadeia complexa de acontecimentos que conduzem à destruição dos tecidos periodontais. No entanto, estas estratégias de tratamento não conseguiram bloquear (ou) inibir a destruição dos tecidos mediada pela resposta do hospedeiro a um desafio bacteriano contínuo.

O hospedeiro pode ser definido como "o organismo do qual um parasita obtém o seu alimento" ou, no transplante de tecidos, "o indivíduo que recebe o enxerto". A modulação é definida como "a alteração da função ou do estado de algo em resposta a um estímulo ou a um ambiente químico ou físico alterado". Nas doenças do periodonto que são iniciadas por bactérias, o "hospedeiro" é claramente o indivíduo que alberga estes agentes patogénicos; no entanto, durante muitos anos não ficou claro

Se era possível modular a resposta do hospedeiro a estes agentes patogénicos. A modulação do hospedeiro com terapia quimioterapêutica ou fármacos é uma nova e promissora opção terapêutica adjuvante para o tratamento das doenças periodontais.

A Terapia Moduladora do Hospedeiro (TMH) é um conceito de tratamento que visa reduzir a destruição dos tecidos e estabilizar ou mesmo regenerar o periodonto, modificando ou desregulando os aspectos destrutivos da resposta do hospedeiro e aumentando as respostas protectoras ou regenerativas. Os HMTs são fármacos administrados sistémica ou localmente que são prescritos como parte da terapia periodontal e são utilizados como adjuvantes dos tratamentos periodontais convencionais, como a destartarização e o alisamento radicular e a cirurgia. O objetivo é restabelecer o equilíbrio entre os mediadores pró-inflamatórios e anti-inflamatórios, reduzindo a regulação dos mediadores destrutivos e aumentando a regulação dos mediadores protectores. As terapias convencionais ajudam a reduzir a carga bacteriana, reduzindo assim o estímulo antigénico. No entanto, o desafio bacteriano nunca é completamente eliminado. Oferece a oportunidade de levar as estratégias de tratamento periodontal a um novo nível.[4]

Com esta compreensão atual da resposta do hospedeiro e da patogénese da doença periodontal, é intuitivo que a inibição farmacêutica das vias de resposta do hospedeiro possa ser uma estratégia adjuvante ou alternativa para o tratamento das doenças periodontais. Ajuda a melhorar a cicatrização de feridas e a estabilidade periodontal sem prejudicar o mecanismo de defesa normal ou a inflamação.

Foram desenvolvidas ou propostas várias terapias moduladoras do hospedeiro (HMT) para bloquear as vias responsáveis pela degradação dos tecidos periodontais. Os aspectos específicos da patogénese da doença cuja modulação tem sido investigada incluem a regulação das respostas imunitárias e inflamatórias, a produção extensiva de metaloproteinases da matriz e metabolitos do ácido araquidónico e a regulação do metabolismo ósseo

HISTÓRIA

- A primeira demonstração de imunidade através de um processo - VARIOLAÇÃO - na Ásia - parte seca de uma crosta de varíola e inalada por uma pessoa saudável - mostrou um caso ligeiro de varíola e uma taxa de sobrevivência superior à das pessoas infectadas.
- Casar com Montagu no início dos anos 1700 - Europa - introduzir a crosta sob a pele em prisioneiros e crianças - testes mostram segurança na variolação - pode causar a morte.
- Edward Jenner, no final de 1700, morreu devido à exposição à mesma doença, mas menos perigosa (varíola bovina) - pegou na sarna da varíola bovina e injectou-a num rapaz de 8 anos - recuperou da varíola - VACINAÇÃO.
- Tucídides - as pessoas que recuperaram de uma doença podem afetar uma segunda vez.
- Pierre Louise 18th - experiência realizada com veneno de escorpião - cães e ratos tornam-se imunes a este veneno.
- Rhazes 10th century- discovered acquired immunity in small pox- protect the survivor from future infection.
- Louis Pasteur - estudou a imunidade adquirida - desenvolveu vacinas contra as infecções.
- Robert Koch 1981- o microrganismo é a causa de uma doença infecciosa - Prémio Nobel 1905
- Walter Reed 1901- confirmou que os vírus afectam o hospedeiro.
- Finais do século XIXth - foram efectuados estudos sobre a imunidade celular e humoral.
- Paul Ehlrich- descreve a reação Ag- Ab- Prémio Nobel 1908

TERMINOLOGIAS

1. HOSPEDEIRO - O hospedeiro pode ser definido como "o organismo do qual um parasita obtém o seu alimento" ou, no transplante de tecidos, "o indivíduo que recebe o enxerto".
2. MODULAÇÃO - A modulação é definida como "a alteração da função ou do estado de algo em resposta a um estímulo ou a um ambiente químico ou físico alterado
3. **PERIODONTITE** - A periodontite é definida como "uma doença inflamatória dos tecidos de suporte dos dentes causada por microrganismos específicos ou grupos de microrganismos específicos, resultando na destruição progressiva do ligamento periodontal e do osso alveolar com formação de bolsas, recessão ou ambos
4. **IMUNIDADE** - capacidade de um organismo resistir a uma determinada infeção ou toxina através da ação de anticorpos específicos ou de glóbulos brancos sensibilizados.
5. **IMUNIDADE ACTIVA** - É a resistência desenvolvida por um indivíduo na sequência de um estímulo antigénico. Trata-se de um funcionamento ativo do aparelho imunitário do indivíduo que conduz à síntese de anticorpos e à produção de células imunologicamente activas.
6. **IMUNIDADE PASSIVA** - Define-se como imunidade passiva a resistência que é transmitida a um recetor numa forma pronta a usar. Neste caso, o sistema imunitário do recetor não desempenha qualquer papel ativo, não há qualquer estímulo antigénico. Em vez disso, são administrados anticorpos pré-formados.
7. **ESPECIFICIDADE** - Durante o desenvolvimento da imunidade ativa, existe frequentemente uma fase negativa durante a qual o nível de imunidade pode ser inferior ao que existia antes do estímulo antigénico. Isto deve-se ao facto de o antigénio se combinar com o anticorpo pré-existente.
8. **INFLAMAÇÃO** - resposta protetora **localizada** provocada por lesão ou destruição de tecidos, que serve para destruir tanto os agentes lesivos como o tecido lesado. (Dorland's Medical Dictionary 30th ed)
9. **QUIMIOTAXIA** - É o movimento dirigido da célula ao longo de um gradiente químico
10. **OPSONIZAÇÃO** - É o processo de revestimento de uma partícula com moléculas reconhecíveis para permitir a sua ingestão fagocitária.
11. **FAGOCITOSE** - o processo de ingestão de bactérias chamado fagocitose.
12. **ANTIGÉNIO** - É definido como qualquer substância que, quando introduzida por via parentérica no organismo, estimula a produção de um anticorpo, com o qual reage especificamente e de forma observável
13. **HAPTEN** - São substâncias incapazes de induzir a formação de anticorpos por si só, mas que podem reagir especificamente com anticorpos.
14. **EPÍTOPO** - A unidade mais pequena de antigenicidade é conhecida como determinante antigénico ou epítopo.
15. **PARATÓPICO**-- A área de combinação na molécula de anticorpo correspondente ao epítopo é designada por parátopo.
16. **ANTIBODY**-- Os anticorpos são moléculas de glicoproteínas que reconhecem um epítopo específico de um antigénio, ligam-se especificamente a ele e, por fim, facilitam a eliminação desse antigénio
17. **RECEPTORES TOLL LIKE** - receptores não catalíticos, únicos, que se estendem pela membrana, normalmente expressos em células sentinelas, como macrófagos e células dendríticas, que reconhecem moléculas estruturalmente conservadas derivadas de micróbios.
18. **COMPLEXO DE HISTOCOMPATIBILIDADE PRINCIPAL** - é uma proteína ligada à membrana que funciona no reconhecimento do antigénio entre o corpo próprio e o corpo não

próprio e na apresentação do antigénio.

19. **CITOQUINAS--** As citocinas são mediadores solúveis (por vezes ligados à membrana) que são constitutivamente libertados ou produzidos após a ativação celular e que se ligam a células alvo receptoras e induzem, modulam ou inibem funções celulares.

20. **QUIMIOQUINAS--** As quimioquinas são uma subfamília de citocinas com semelhanças estruturais; têm a propriedade de recrutar células no espaço extravascular dos tecidos (quimiotaxia), quer em homeostasia quer durante processos inflamatórios.

21. **ANGIOGENESE** - A formação de novos vasos sanguíneos no local da lesão ocorre através da proliferação de células endoteliais a partir das margens dos vasos sanguíneos cortados

22. **ANAFILAXIA** - resposta hipersensível **imediata** a um desafio antigénico, mediada por IgE e mastócitos, normalmente com risco de vida.

23. **TERAPIA DE MODULAÇÃO DO HOSPEDEIRO** - Conceito de **tratamento** que visa reduzir a destruição dos tecidos e estabilizar ou mesmo regenerar o periodonto, modificando e desregulando os aspectos destrutivos da resposta do hospedeiro e aumentando as respostas protectoras ou regenerativas.

CAPÍTULO 1

PATOLOGIA DA DOENÇA PERIODONTAL

PROGRESSÃO

A colonização microbiana ocorre em locais da gengiva onde as exigências metabólicas, ambientais e nutricionais de determinados organismos podem ser satisfeitas e onde as defesas do hospedeiro são ultrapassadas. Os membros destes grupos podem reagir a um ambiente de bolsa periodontal/sulcular em mudança, produzindo enzimas ou outros subprodutos necessários para a manutenção do estado metabólico e/ou nutricional.[5] Estes produtos incluem membranas citoplasmáticas, peptidoglicanos (PGN), proteínas da membrana externa, lipopolissacárido (LPS), fímbrias, ácidos lipo-teicóicos (LTA), proteases, proteínas de choque térmico (HSPs), formil-metionil-leucil-fenilalanina (FMLP) e toxinas.[6]

O início e a progressão da doença periodontal ocorrem como consequência da resposta inflamatória imune do hospedeiro a estes agentes patogénicos orais. Uma vez iniciados os processos imunitários e inflamatórios contra estes agentes patogénicos, são libertadas várias moléculas inflamatórias, tais como metaloproteinases de matriz, citocinas e prostaglandinas, a partir de leucócitos, fibroblastos ou outras células derivadas de tecidos. Estas acabam por degradar as matrizes extracelulares, como o colagénio, bem como as membranas das células hospedeiras, a fim de produzir nutrientes para o seu crescimento e, possivelmente, para a subsequente invasão dos tecidos. [7,8,9]

Assim, estabelece-se uma resposta imune-inflamatória do hospedeiro nos tecidos gengivais e desenvolvem-se os sinais clínicos da gengivite. Esta resposta é essencialmente protetora, com o objetivo de combater a infeção bacteriana e impedir a entrada de bactérias nos tecidos. Em pessoas que não são susceptíveis à periodontite (resistentes à doença), estes mecanismos de defesa primários controlam a infeção e a inflamação crónica (ou seja, a gengivite crónica) pode persistir indefinidamente. No entanto, em indivíduos susceptíveis à doença,
os eventos inflamatórios estendem-se lateralmente e apicalmente para envolver os tecidos conjuntivos mais profundos
e osso alveolar.[2]

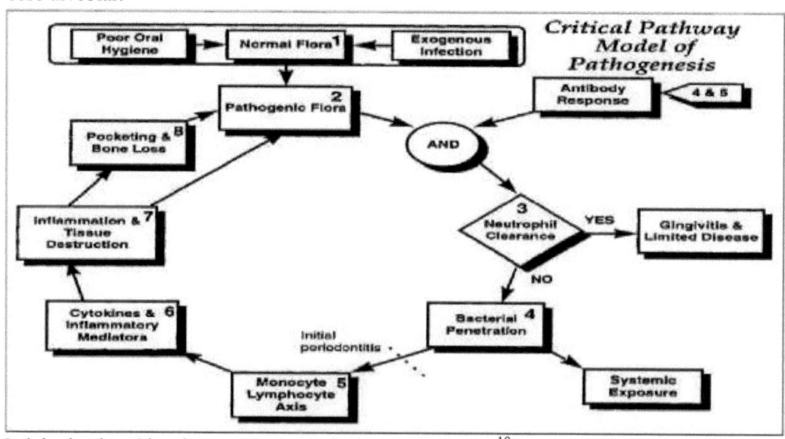

Modelo de via crítica da patogénese da doença periodontal. [10]

Uma parte inicial da resposta do hospedeiro é o recrutamento e a migração de leucócitos polimorfonucleares para o local da infeção periodontal. Se estas células inflamatórias forem capazes de conter e eliminar os agentes patogénicos causadores e os seus produtos (como a endotoxina lipopolissacárida) através da fagocitose e de mecanismos de eliminação intracelular, a doença limita-se à gengivite. No entanto, se estes mecanismos falharem e se os agentes patogénicos e/ou os seus produtos penetrarem nos tecidos do hospedeiro, a doença transforma-se em periodontite.[10]

O eixo monócito-linfócito do hospedeiro é estimulado, levando à libertação local de mediadores inflamatórios, tais como metabolitos do ácido araquidónico e citocinas. Estes mediadores inflamatórios, por sua vez, causam diretamente a destruição tecidular local, clinicamente percetível como bolsas periodontais e perda óssea alveolar nos doentes. Além disso, as condições ambientais locais secundárias a estes eventos inflamatórios e destrutivos (como a baixa tensão de oxigénio e a disponibilidade de ferro) continuam a suportar uma flora patogénica e a perpetuar o ciclo de eventos proposto no modelo seguinte.[11]

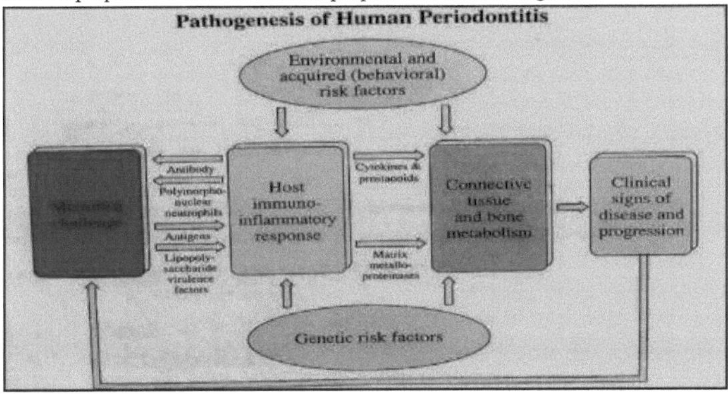

INÍCIO DA INFLAMAÇÃO

Diferentes mecanismos do hospedeiro, como a queda regular de células epiteliais, o efeito de lavagem da saliva e do fluido crevicular gengival (GCF) e, mais importante, a ação fagocítica dos neutrófilos que migram continuamente através do epitélio juncional para o sulco/bolsa, são todos capazes de manter um ambiente normal e não irritante para a flora bacteriana do hospedeiro. Assim que este equilíbrio é perturbado e mais bactérias patogénicas povoam o nicho periodontal, o hospedeiro é desafiado.[2]

As primeiras células a serem desafiadas são as células epiteliais. O epitélio sulcular e juncional intacto apresenta normalmente uma barreira física eficaz contra estas bactérias. A resposta inflamatória que o hospedeiro desencadeia tem como objetivo eliminar a infeção e impedir que as bactérias entrem nos tecidos do hospedeiro.[6]

Os componentes e produtos bacterianos (proteases, péptidos, etc.) que são libertados ou segregados podem também difundir-se através do epitélio e atuar como factores de virulência para o hospedeiro dentro e fora da gengiva. As bactérias que povoam os sulcos/bolsas podem utilizar as suas fímbrias para se ligarem às células epiteliais e esta interação activará as células epiteliais para segregarem IL-1B, TNF-a, IL-6 e IL-8. [2]

A ativação, que leva à libertação de IL-8, também pode ocorrer quando as células epiteliais preparadas interagem com lipopolissacárido (LPS), peptidoglicano (PGN) e ácido lipoteicóico (LTA), enquanto a proteína de choque térmico (HSP) pode aumentar a indução de IL-6. Ao mesmo tempo, os factores de virulência que se difundiram no tecido conjuntivo estimularão direta ou indiretamente as células hospedeiras que residem nesta área, tais como leucócitos, fibroblastos, mastócitos, células endoteliais, células dendríticas e linfócitos. Assim, o LPS, o

PGN, o LTA e as fímbrias interagem com os receptores do tipo toll (TLR) nos macrófagos e induzem a libertação de citocinas pró-inflamatórias como a IL-1B, o TNF-a, a IL-6, a IL-12, moléculas quimiotácticas como o MIP-1a, o MIP-2, o MCP-5 e a IL-8 e a prostaglandina E2[6]
Por outro lado, os mastócitos segregam IL-1B, TNF- a e IL-6 sintetizados de novo quando os TLR-4 são estimulados com LPS, e libertam histamina, leucotrienos e TNF- a quando os TLR-2 são activados por PGN. Alguns destes mediadores, como a IL-1B, o TNF- a e a histamina que são libertados pelas células hospedeiras activadas, participarão, juntamente com os factores de virulência, na ativação das células endoteliais.[6]
Inicialmente, o LPS, as fímbrias ou o TNF-a derivado do hospedeiro, a histamina, o C5a e o LTB-4 induzem a expressão de P-selectina nas células endoteliais. Seguir-se-á a expressão da selectina E induzida por LPS, LTA, fímbrias e TNF- a. Por último, as moléculas de adesão intercelular 1, 2 (ICAM-1, -2) e IL-8 serão reguladas positivamente após estimulação com PGN, fímbrias, IL-1B e TNF- a. Todas estas moléculas presentes na superfície das células endoteliais são importantes para o extravasamento de leucócitos. Especificamente, as P- e E-selectinas interagem com glicoproteínas nos leucócitos e permitem que as células adiram reversivelmente à parede do vaso, de modo que os leucócitos circulantes parecem "rolar" ao longo do endotélio ativado. A IL-8 e outras quimiocinas, ligadas a proteoglicanos na superfície das células endoteliais, desencadeiam uma alteração conformacional da integrina dos leucócitos, do antigénio funcional dos linfócitos (LFA-1) e do CD11b:CD18 no leucócito que rola, o que aumenta consideravelmente as suas propriedades adesivas. Assim, os leucócitos ligam-se firmemente ao ICAM-1 e o rolamento é interrompido.[2]
De seguida, os leucócitos comprimem-se entre as células endoteliais e entram no tecido conjuntivo, num processo conhecido como diapedese. Finalmente, os leucócitos migram através dos tecidos sob a influência de quimioatractores derivados do hospedeiro ou das bactérias. As quimiocinas, como a IL-8, são produzidas no local da infeção e ligam-se aos proteoglicanos da matriz extracelular. Formam um gradiente de concentração associado à matriz ao longo do qual os leucócitos podem migrar para o foco de infeção. É importante referir que os primeiros leucócitos a aparecer são os neutrófilos, seguidos pelos macrófagos. Quando estes leucócitos chegam à área de infeção, começam a fagocitar as bactérias e os seus factores de virulência. A interação com LPS, PGN, LTA e fMLP vai tornar estas células em fagócitos mais eficientes, uma vez que vai aumentar a produção de óxido nítrico e a expressão dos receptores do complemento (CD11b:CD18). É óbvio que, para que os receptores do complemento funcionem, as proteínas do complemento têm de estar presentes nos tecidos ou no sulco/bolsa. A IL-1B, o TNF- a e a IL-6, produzidos a partir de células hospedeiras, podem chegar ao fígado através da circulação e ativar os hepatócitos. Isto resultará, entre outros, na síntese de proteínas plasmáticas chamadas proteínas de fase aguda. Estas proteínas são a proteína de ligação ao lipopolissacárido (LBP), as proteínas do complemento e as proteínas C reactivas, que opsonizam as bactérias para fagocitose.
O TNF- a, a PGE2 e a histamina, também libertados pelas células hospedeiras, são moléculas vasoactivas e aumentam a permeabilidade vascular. Isto leva a um aumento da acumulação de fluido exsudativo e de proteínas (incluindo proteínas de fase aguda) no tecido conjuntivo, que é ainda infiltrado por leucócitos em migração. Este infiltrado consistirá em parte do GCF, que flui através do tecido conjuntivo para o sulco/bolsa. Para criar espaço para o infiltrado, os fibroblastos activados por IL-1B, TNF-a e PGE2 segregam metaloproteinases da matriz que degradam o colagénio do compartimento do tecido conjuntivo.[6]
Entretanto, os macrófagos expressam também moléculas co-estimuladoras e moléculas MHC-II, e as células dendríticas engolfam as bactérias e os seus produtos e processam-nos para apresentação de antigénios nos gânglios linfáticos locais. Assim, enquanto a resposta

inflamatória se organiza, o hospedeiro prepara-se também para uma resposta imunitária mais eficaz, a resposta imunitária adaptativa. As células do hospedeiro reconhecem as bactérias e os seus produtos e desencadeiam uma resposta inflamatória que, embora se destine a eliminar a infeção, pode, de facto, causar a destruição dos tecidos. As bactérias, para sobreviverem à resposta inflamatória, utilizam os seus factores de virulência para modular esta resposta. Especificamente, as bactérias periodontais libertam proteases que podem clivar LBP e CD14, o que pode desativar a capacidade das células hospedeiras de reconhecer a presença de bactérias e iniciar uma resposta inflamatória. Além disso, essas proteases bacterianas também podem clivar citocinas pró-inflamatórias como IL-1B e IL-6, quimioatraentes como IL-8 e MCP-1, e moléculas de adesão como ICAM-1, que podem impedir o hospedeiro de recrutar leucócitos nas áreas infectadas. Além disso, estas proteases podem clivar os receptores do complemento nos neutrófilos, atenuando a sua eficiência na fagocitose.[2]

Finalmente, algumas bactérias periodontais produzem toxinas que são citotóxicas para os leucócitos ou inibem a fagocitose. Em ambos os casos, as bactérias adquirem uma vantagem sobre o hospedeiro que pode ser suficiente para as manter no nicho periodontal. A capacidade da resposta inflamatória, iniciada pelo hospedeiro, para eliminar a infeção determinará o futuro deste processo complexo. Se a infeção não for eliminada e contida, ocorrerá mais destruição periodontal e o hospedeiro lançará a resposta imunitária adaptativa mais eficaz. Se, por outro lado, a infeção for resolvida, o processo inflamatório cessa e os mecanismos de reparação são activados para reparar os danos e levar os tecidos a um estado saudável e livre de inflamação. Estas condições ideais são extremamente raras e só podem ser alcançadas em contextos experimentais. Por conseguinte, no "mundo real", os sinais histológicos de inflamação, como os neutrófilos na fenda, estão presentes mesmo na gengiva "saudável".[2]

EVENTOS CLÍNICOS NA DOENÇA PERIODONTAL

O início e a progressão das lesões periodontais são acompanhados por edema dos tecidos, inflamação e formação de bolsas superficiais a profundas, que sangram à sondagem, seguidas de perda de tecido de suporte. Os eventos tecidulares incluem inchaço da crista gengival, com um aumento do fluxo de fluido crevicular, aumento da vascularização com infiltração de PMNL e perda de ligação do tecido epitelial e conjuntivo mole e do osso alveolar.[5]

Gengivite

Caracteriza-se pela acumulação de placa bacteriana na margem gengival, vasculite subjacente ao epitélio juncional, acumulação de fluido extra-vascular, exsudação do sulco gengival e aumento da migração de leucócitos para o epitélio juncional. Verifica-se alguma perda de colagénio peri-vascular, redução do tamanho molecular do ácido hialurónico e degradação da proteína central dos proteoglicanos.[12]

Periodontite

A conversão da gengivite em periodontite pode resultar de uma mudança na composição da placa bacteriana para uma de maior potencial patogénico, ou como resultado da modificação ou ativação de uma resposta do hospedeiro (aumento da permeabilidade vascular, infiltração de leucócitos, libertação de enzimas destrutivas, destruição de fibroblastos e colagénio, que conduzem a danos nos tecidos circundantes) ou de uma alteração ambiental que permita a expressão reforçada ou *de novo* de factores de virulência microbianos específicos [13]

EVENTOS MICROBIOLÓGICOS

A margem gengival relativamente livre de placa torna-se sucessivamente colonizada por bactérias tolerantes ao ar, progredindo através de espécies facultativas, com a proliferação de organismos anaeróbios nas profundezas da placa e na região subgengival. Os anaeróbios estritos aparecem nas bolsas periodontais mais profundas, acompanhados de uma mudança para uma flora predominantemente gram-negativa.

DESTRUIÇÃO DE TECIDOS MEDIADA PELO HOSPEDEIRO

Na gengivite e nas lesões periodontais iniciais, a maioria dos danos nos tecidos ocorre através de uma resposta inflamatória montada pelo hospedeiro à presença de micróbios, aos seus produtos estruturais e metabólicos e aos próprios tecidos danificados. Esta resposta é em grande parte mediada pelo complemento, que pode ser ativado através da via clássica por complexos antigénio-anticorpo. A ativação do complemento ocorre no fluido do sulco gengival e foi demonstrada para um grande número de organismos gram-negativos e gram-positivos.

A ativação do complemento resulta na formação de complexos de ataque à membrana que lisam as células bacterianas e de componentes que são vasoactivos e quimiotácticos para os fagócitos. O recrutamento de fagócitos para a área resulta em danos nos tecidos através de uma variedade de mecanismos, incluindo a libertação de enzimas lisossomais. No local do tecido, o reconhecimento das bactérias pelos macrófagos ocorre através de interações de componentes da superfície celular, como o lipopolissacárido, com a manose/fucose da superfície celular dos macrófagos ou com receptores do complemento, enquanto o recetor CR3 reconhece as bactérias opsonizadas pela via alternativa do complemento, com deposição superficial de C3b.[5]

Os macrófagos, estimulados pela interação bacteriana ou pelo complemento, libertam interleucina-1 (IL-1) e fator de necrose tumoral e sintetizam e libertam o fator quimiotático de neutrófilos (IL-8). Estes efeitos combinados resultam na migração de neutrófilos através da camada de células endoteliais vasculares, da membrana basal e para a matriz extracelular subendotelial. Pensa-se que a sua migração é dirigida por factores quimiotácticos de neutrófilos derivados de macrófagos, pelo fator C5a do complemento e por péptidos formilados de origem bacteriana. As bactérias opsonizadas, *ou seja*, as que transportam complemento de superfície, com ou sem anticorpos, são então ingeridas e mortas por espécies reactivas de oxigénio, por *exemplo*, o sistema H2O2-mieloperoxidase ou a peroxidação lipídica dependente de O2. É como consequência destes acontecimentos que o conteúdo dos grânulos lisossomais, incluindo, por exemplo, colagenase, elastase, catepsina G, espécies reactivas de oxigénio e plasmina, é libertado extracelularmente para causar a destruição local dos tecidos e uma maior ativação do complemento. Presume-se então que a resolução da resposta inflamatória ocorre após a eliminação do agente patogénico. Os neutrófilos mortos e moribundos são fagocitados por macrófagos que, por sua vez, podem ser desactivados pelo fator de crescimento transformador B.[5]

LESÃO TECIDULAR MEDIADA PELO HOSPEDEIRO

	Efeitos
Ativação do complemento	
por vias clássicas e alternativas	Resposta inflamatória
Degranulação de PMNL	
Libertação de	
(a) Enzimas lisossomais: colagenase, elastase,	Lise do tecido conjuntivo
glicosidases, fosfatases, catepsinas, fosfolipases	Produção de prostaglandinas, inflamação
lisozima	Degradação da parede celular, produção de quimiotaxinas, inflamação
plasminogénio	Digere a fibrina, ativação do complemento
(b) Oxidantes reactivos:	
radical hidroxilo OH, oxigénio singlete "O ,[2]	Danos celulares/tecidos locais
anião superóxido, peróxido de hidrogénio.	
Metaloproteinases da matriz (MMPs) colagenase,	
estromelisina, gelatinase	Degradação da matriz do tecido conjuntivo

Destruição de tecidos mediada pelo hospedeiro[5]

FACTORES DE VIRULÊNCIA MICROBIANA

Os factores de virulência podem ser amplamente separados com base no seu componente celular ou tecidular alvo e no facto de actuarem causando diretamente danos nos tecidos ou indiretamente, perturbando as defesas do hospedeiro e os mecanismos de reparação dos fibroblastos, ou exacerbando eventos destrutivos através da promoção da resposta inflamatória.

Lipopolissacárido

O lipopolissacárido (LPS) é um dos componentes estruturais da membrana externa das paredes celulares das células Gram-negativas. Trata-se de uma molécula anfipática que pode ser dividida estruturalmente em três partes: (a) o polissacárido O (ou antigénio O), (b) o polissacárido central e (c) o lípido A.

O antigénio O é a parte mais externa do LPS expresso nas bactérias e, por conseguinte, é o principal antigénio visado pelas respostas dos anticorpos do hospedeiro. O polissacárido do núcleo é menos variável e divide-se em núcleo exterior e núcleo interior. O núcleo externo é normalmente constituído por açúcares hexose comuns, como a glucose e a galactose, enquanto o núcleo interno contém uma elevada proporção de açúcares invulgares. Tanto os resíduos de açúcar do núcleo interno como do núcleo externo podem ser substituídos por grupos carregados, como o fosfato e o pirofosfato, que mantêm uma associação estreita com os iões Ca^{++} e Mg^{++} , necessários para manter a membrana externa unida. Finalmente, o lípido A é a parte altamente hidrofóbica e endo-toxicamente ativa do LPS.

O LPS é libertado como resultado da morte e lise celular e de células em crescimento durante o processo de formação de bolhas ou vesículas. A ligação e a subsequente internalização de LPS pelos PMN e macrófagos e a sua fusão com lisossomas podem desencadear a degranulação e a libertação extracelular de enzimas líticas, resultando em danos nos tecidos e na produção de péptidos quimiotácticos e vasoactivos. O LPS associado às superfícies radiculares pode também interferir com as actividades reparadoras dos fibroblastos e com a formação de uma nova inserção periodontal.[14]

A estrutura química do lípido A da Escherichia coli está próxima da que é reconhecida de forma óptima pelas respostas celulares humanas ao LPS. O LPS exerce as suas funções biológicas através da sinalização via recetor tipo Toll-4 (TLR-4). Foi demonstrado que o LPS do periodontopatógeno Porphyromonas gingivalis sinaliza através do TLR-2. Esta diferença foi atribuída à forma do LPS de P. gingivalis e é considerada responsável por algumas variações quantitativas e qualitativas na expressão genética induzida por este LPS em comparação com o LPS de outras bactérias.[15]

Os LPS podem estimular os macrófagos/monócitos a produzirem citocinas pró-inflamatórias, como a interleucina-1B (IL-1B), o fator de necrose tumoral - a (TNF- a), a IL-6, o interferão - y (IFN- y), a IL-12, a proteína-10 induzível por IFN (IF-10), citocinas quimiotácticas, como a proteína-5 quimiotáctica de monócitos (MCP-5), a IL-8, a prostaglandina E2 (PGE2) e o NO. O LPS de outros agentes patogénicos periodontais, como Actinobacillus actinomycetemcomitans e Prevotella intermedia, também pode estimular IL-1B, TNF- a, IL-6 e IL-10 no sangue total humano. [16, 17]

Os LPS também induzem a produção de selectinas a partir de células endoteliais que promovem a diapedese de leucócitos circulantes para a área inflamada. Os LPS de uma variedade de agentes patogénicos periodontais, tais como P. intermedia, A. actinomycetemcomitans, P.

gingivalis, Bacteroides oralis, Fusobacterium nucleatum, etc. podem também interagir com fibroblastos gengivais humanos e induzir a expressão de MCP-1, IL-1b, IL-6, IL-8 e molécula de adesão intercelular-1 (ICAM-1). [18]

Foi demonstrado que o LPS é capaz de induzir a síntese de novo e a secreção de IL-1B, TNF-a, IFN- y, IL-6 e IL-10 dos mastócitos, contribuindo assim para o início de uma resposta pró-inflamatória. O LPS não só desempenha um papel crítico na organização dos passos iniciais das respostas inflamatórias, como também participa na transição para uma resposta imunitária adaptativa mais eficiente. As moléculas de LPS também podem interagir e ativar o sistema do complemento, o que poderia iniciar a libertação de quimio-atractores de leucócitos e aumentar a fagocitose bacteriana.[6]

Produtos finais metabólicos

Os produtos finais do metabolismo, como o amoníaco, os ácidos butírico, propiónico, acético e lático, os ácidos gordos de cadeia longa, o indol, as aminas e as poliaminas têm efeitos tóxicos nas células hospedeiras, como os fibroblastos. O sulfureto de hidrogénio e os compostos orgânicos de enxofre, incluindo a cisteína, a metionina e o metilmercaptano, não só são tóxicos, como também contribuem para uma diminuição do Eh, o que favorece o crescimento de anaeróbios facultativos e obrigatórios e pode ativar proteases dependentes de tiol e outras que requerem condições redutoras.[6]

Enzimas

Os microrganismos produzem enzimas ligadas às células ou extracelulares que rompem diretamente a matriz do tecido conjuntivo. Os glicosaminoglicanos e proteoglicanos da matriz podem ser rompidos por condroitinase e enzimas do tipo hialuronidase produzidas por P. gingivalis e Peptostreptococcus.[19,20]

Numerosas proteases e peptidases, principalmente de organismos Gram-negativos activos contra substratos sintéticos e naturais, como o colagénio e a superfície celular dos fibroblastos e as glicoproteínas da matriz, têm sido implicadas na destruição periodontal. As fosfatases microbianas, tanto de células inteiras como de vesículas extracelulares, podem perturbar os tecidos mineralizados, atacando as fosfoproteínas da matriz, caso atinjam a superfície do osso alveolar e do cemento.[20,21]

As fosfolipases podem não só causar a lise celular ao atacar as membranas celulares dos mamíferos, mas também, ao fazê-lo, podem libertar precursores de prostaglandinas, contribuindo assim para a resposta inflamatória.

Vesículas da membrana extracelular (ECV)

Os ECVs são derivados da membrana externa de bactérias Gram-negativas. Os organismos orais, incluindo P. gingivalis, Prevotella intermedia, Prevotella melaninogenica e A. Actinomycetemcomitans, libertam estas estruturas, que têm actividades biológicas em comum com a célula bacteriana intacta. As vesículas extracelulares de P. gingivalis podem reduzir tanto a atividade migratória como a viabilidade dos neutrófilos. A imobilização e a morte dos neutrófilos podem contribuir indiretamente para a atividade destrutiva dos tecidos, caso sejam libertadas enzimas lisossomais. Têm uma potente atividade de protease contra substratos como o colagénio e a fibronectina e apresentam actividades hemaglutinantes e hemolíticas.[22]

Peptidoglicanos (PGN)

As bactérias Gram-positivas têm uma parede celular espessa e multicamada constituída principalmente por PGN, que envolve a membrana citoplasmática. O PGN é um exoesqueleto em forma de malha que

fornece rigidez e forma às bactérias e, ao mesmo tempo, é suficientemente poroso para permitir a difusão de metabolitos. Está frequentemente ligado de forma covalente ao ácido teicóico (TA). Por outro lado, as bactérias gram-negativas têm apenas uma fina camada de PGN que se encontra no espaço peri-plasmático e não está ligada ao AT. O PGN é constantemente sintetizado e degradado e, durante a degradação, é libertada uma mistura complexa de porções solúveis que podem ativar as células hospedeiras. A sinalização do PGN é conferida principalmente através do TLR-2, mas o PGN também pode ser reconhecido pelo complemento e pelos receptores intracelulares do domínio de oligomerização de ligação a nucleótidos Nod1 e Nod2.

Verificou-se que a PGN é capaz de induzir a libertação de TNF-a em monócitos humanos. O PGN também aumenta a produção de IL-1B e IL-6. Também a quimiocina IL-8 é mais fortemente activada. Em sinergia com a LTA, a PGN pode também induzir a formação de NO nos macrófagos. No entanto, ainda existe controvérsia quanto ao papel exato do PGN nas respostas inflamatórias. Em combinação com o LTA, o PGN aumenta a adesividade das células endoteliais aos granulócitos. Isto corresponde a um aumento da expressão de ICAM-1 na superfície celular e à libertação da quimiocina IL-8.[6]

Por outro lado, o PGN não estimula diretamente a molécula de adesão celular vascular-1 (VCAM-1) ou a IL-6 nas células endoteliais ou epiteliais, mas a IL-1B induzida pelo PGN e o TNF-a dos monócitos poderiam conferir estas respostas. A produção de IL-8 também é aumentada após a estimulação de fibroblastos gengivais humanos com PGN. Especificamente, induz a desgranulação de mastócitos e a secreção de mediadores pré-formados, como histamina, TNF-a, prostaglandinas e citocinas que promovem respostas do tipo TH2 (IL-4, IL-5, IL-10, etc.), em vez da secreção de citocinas pró-inflamatórias sintetizadas de novo. A libertação de histamina pode resultar no aumento da permeabilidade vascular, o que pode levar a um aumento dos mediadores inflamatórios na área inflamada. Por último, o PGN pode ativar o sistema do complemento, conduzindo a resultados semelhantes aos da ativação com LPS.[5]

Ácido lipotecóico (LTA)

A LTA está presente apenas em bactérias Gram-positivas. Atravessa a parede celular e está ancorado à membrana citoplasmática através da sua porção lipídica. A sinalização desta molécula anfifílica é mediada pelo TLR-2. A LTA induz a libertação de IL-1B, TNF- a, IL-6, a partir de monócitos humanos. A partir de estudos in vivo, foi demonstrado que a LTA também pode induzir a infiltração de neutrófilos.[16] O LTA também pode interagir e ativar o complemento, levando à libertação de quimio-atractores e ao aumento da fagocitose.[23]

Fímbrias

Um grande número de bactérias, especialmente as Gram-negativas, têm na sua superfície numerosos apêndices finos e rectos designados por fímbrias. Existem duas classes principais de fímbrias: (a) as fímbrias específicas do tipo, que estão envolvidas em interações com outras bactérias e células de mamíferos (adesões) e na aderência a superfícies celulares moles e duras, e (b) os F- ou sex pili, que estão envolvidos na conjugação bacteriana. As fímbrias mais estudadas das bactérias periodontais são as de P. gingivalis. As fímbrias são as principais moléculas através das quais as bactérias periodontais se ligam a outras espécies bacterianas, às células epiteliais, aos fibroblastos gengivais, às proteínas da matriz extracelular e às superfícies dentárias revestidas de película salivar.[24]

Após a fixação, algumas bactérias (i.e. P. gingivalis) podem invadir várias células hospedeiras (células epiteliais, células endoteliais, fibroblastos) dependendo das fímbrias presentes na sua superfície. Foi demonstrado que as fímbrias (de P. gingivalis) são capazes de modular as respostas inflamatórias das células hospedeiras in vitro através da ativação dos receptores TLR-2 e do antigénio-1 associado à função leucocitária (LFA-1). As fímbrias também podem ativar o TLR-4 através da interação com moléculas adicionais relacionadas com o LPS. Vários estudos demonstraram que as fímbrias bacterianas são capazes de induzir a produção de IL-1a, IL-1B, IL-6 e TNF-a a partir de fibroblastos gengivais, células epiteliais e macrófagos/monócitos. Para além da sua capacidade de estimular a indução de citocinas quimiotácticas a partir de células hospedeiras, as fímbrias e os péptidos sintéticos relacionados também aumentam a migração induzida quimiotacticamente de monócitos do sangue periférico.

Proteases

As proteases ou proteinases são enzimas capazes de hidrolisar as ligações peptídicas das proteínas. São produzidas por uma vasta gama de bactérias e são consideradas importantes para a aquisição de nutrientes e para a proteção contra respostas inflamatórias. Duas das proteases bacterianas mais estudadas são as gingipainas de P. gingivalis. A arginina-gingipaína (Rgp) e a lisina-gingipaína (Kgp) são cisteíno-proteases que clivam especificamente a arginina e a lisina, respetivamente. São produzidas em grandes quantidades e estão associadas tanto à superfície celular como às vesículas secretoras da bactéria.[25]

As actividades proteolíticas de Rgp e Kgp contribuem para o processamento/maturação de várias proteínas de superfície celular, como fímbrias e hemaglutininas. As gingipaínas clivam as citocinas pró-inflamatórias que são induzidas pelas células hospedeiras após ativação com bactérias. As gingipaínas reduziram a expressão de ICAM-1 nas células epiteliais orais humanas e degradaram estas moléculas nas membranas celulares, perturbando assim a interação entre os polimorfonucleares (PMN) e as células epiteliais orais. Além disso, podem clivar factores do complemento, como C3 e C5, em C3a e C5a, respetivamente, o que pode implicar que as proteases bacterianas podem gerar atividade quimiotáctica (ou seja, C5a) a partir de proteínas plasmáticas. O C3a e o C5a também podem atuar nas células endoteliais para induzir a expressão de moléculas de adesão e aumentar a permeabilidade vascular. A Rgp e a Kgp podem libertar bradicinina através da ativação da pré-calicreína e/ou da clivagem do cininogénio de elevado peso molecular.

As gingipaínas são capazes de inativar o recetor leucocitário C5a nos neutrófilos, degradar as imunoglobulinas (Ig) IgG, IgA e IgM e perturbar a atividade bactericida dos PMNs, protegendo assim as bactérias das respostas do hospedeiro.[26]

Proteínas de choque térmico (HSPs)

As células procarióticas e eucarióticas respondem a uma vasta gama de stresses ambientais, como a temperatura, o pH, o potencial redox, etc., induzindo ou acelerando a síntese de proteínas específicas conhecidas como proteínas de stress, incluindo as HSPs. As HSPs são agrupadas em famílias com base no seu peso molecular. Actuam como chaperonas moleculares na montagem e dobragem de proteínas e como proteases quando as proteínas danificadas ou tóxicas têm de ser degradadas. Assim, podem proteger as células dos efeitos nocivos associados a condições de stress. As HSPs bacterianas são expressas nos tecidos periodontais durante a doença periodontal e podem formar complexos imunes com anticorpos específicos. São intracelulares e estão localizadas na superfície celular, o que lhes permite comunicar com o recetor de reconhecimento de agentes patogénicos das células hospedeiras. Estimulam a expressão de citocinas pró-inflamatórias. As bactérias periodontopáticas estimulam as células hospedeiras no periodonto a aumentar a expressão de HSP60, o que, por sua vez, pode estimular os macrófagos e possivelmente outras células a produzir citocinas pró-inflamatórias.[27]

Péptidos metionílicos de formilo (fMLP)

Os péptidos metionil-formil são derivados de proteínas recém-sintetizadas de células procarióticas. É considerado um forte quimioatractor e um poderoso ativador de PMN e de células fagocitárias mononucleares. O recetor do fMLP é um recetor acoplado à proteína G e a sua ativação após a ligação do ligando ativa as vias de sinalização da proteína quinase activada por mitogénio (MAPK) fosfo38 (p38) e da quinase1/2 regulada por sinal extracelular (ERK1/2). Isto pode resultar na libertação de citocinas pró-inflamatórias, tais como TNF - a. A fMLP também regista uma regulação positiva da expressão de CD11a, CD11b e CD18, que são importantes para a adesão dos granulócitos às células endoteliais, bem como para a diapedese e migração.[5,6]

Toxinas

Existem duas categorias principais de toxinas bacterianas: (a) as toxinas Arginina-Treonina-X (RTX) e (b) as toxinas distensoras citoletais (CDT). As toxinas RTX são produzidas por uma série de bactérias Gram-negativas. Podem ser divididas em hemolisinas de largo espetro e leucotoxinas, como a leucotoxina A. A toxina RTX mais estudada dos agentes patogénicos periodontais é a LtxA de A. actinomycetemcomitans. Esta toxina liga-se às células humanas através da B2-integrina LFA-1. Em baixas concentrações, a LtxA promove a desgranulação dos neutrófilos, incluindo a libertação de metaloproteinase-8 da matriz (MMP-8). Em concentrações elevadas, a LtxA pode provocar a lise celular ou a apoptose. As toxinas CDT provocam a paragem do ciclo celular dos mamíferos na fase G2. Podem também induzir distensão, rearranjo da actina e apoptose, dependendo do tipo de célula. A. actinomycetemcomitans produz CDT que bloqueia a proliferação de linfócitos T. Assim, as toxinas podem modular as respostas inflamatórias matando/aprisionando células inflamatórias e estimulando citocinas pró-inflamatórias e quimioatraentes.[28]

FACTORES DE VIRULÊNCIA MICROBIANA

	Efeitos
Enzimas	
Proteases/peptidases	
Colagenase	
Hialuronidase/condroitinase	Lise do tecido conjuntivo
Fosfatases	
Fosfolipases	
Degradação de:	
(a) Inibidores da protease do hospedeiro	Degradação descontrolada da matriz
(b) Imunoglobulinas, Complemento	Evasão das defesas do hospedeiro, persistência do micróbio
(c) Ativação de proteases do hospedeiro, *por exemplo,* MMPs	Aumento da degradação dos tecidos leucotóxicos, inibem a quimiotaxia, proteolíticos.
Vesículas extracelulares	Prejudicam os fibroblastos, células das defesas imunitárias, atrasam a eliminação dos agentes patogénicos
Toxinas	
Ácidos butírico, acético, propiónico, lático, amoníaco, indol, H,S, compostos orgânicos S, inibidores da quimiotaxia, leucotoxinas.	Reabsorção óssea, degranulação dos PMNL, ativação do complemento, estimulação da produção de IL, amplificação da resposta inflamatória.
Materiais estruturais	
Cápsulas, LPS, LTA, peptidoglicano, dipeptídeo muramílico, polipéptidos.	

FACTORES AMBIENTAIS

Os modificadores da doença não causam a doença. Mas podem alterar a biologia para aumentar ou diminuir a taxa de progressão da doença, determinando assim a idade de deteção clínica e a gravidade numa determinada idade. Os modificadores são como o controlo de volume de um sistema de som. Nada acontece a menos que o interrutor on/off seja ativado, mas uma vez ativado pode haver uma grande diferença entre a amplificação baixa e alta do som. Na periodontite, existem algumas distinções subtis entre um fator de risco de doença e um modificador de doença, mas na maioria das utilizações os termos podem ser intercambiáveis. Evidências substanciais apoiam um papel bacteriano essencial na iniciação e progressão da periodontite, e a maioria dos factores de risco não bacterianos para a periodontite, como o tabagismo, parecem funcionar como modificadores da doença para alterar diferencialmente os efeitos clínicos de um desafio bacteriano.[29]

Para além do estado imunológico do hospedeiro, vários factores ambientais podem comprometer ainda mais os tecidos periodontais, que normalmente têm elevadas exigências metabólicas e nutricionais. Por exemplo, a inflamação e a estase de fluidos, a hemorragia, a tensão reduzida de oxigénio, o potencial redox deprimido e as elevações do pH não só suprimem os processos de reparação dos tecidos, como também contribuem para a destruição dos tecidos mediada por micróbios através da modulação do potencial de virulência.[29]

Inflamação e estase de fluidos

No periodonto doente, a inflamação crónica é acompanhada por uma redução do fluxo sanguíneo e, nos tecidos que parecem hiperémicos, pode haver uma relativa estase de fluidos e hipoxia. A renovação fibroblástica do colagénio gengival e do ligamento periodontal é mais elevada do que em qualquer outro tecido colagénico, ocorrendo 20% da renovação do colagénio gengival por dia. Isto requer um fornecimento adequado de ácido ascórbico, um cofator essencial na hidroxilação de resíduos de prolil e lisil, um fator que também governa tanto a secreção como a reticulação extracelular do colagénio. Existem provas contraditórias quanto à eficácia da suplementação com ácido ascórbico na resolução da gengivite e das lesões periodontais em doentes que não sofrem de deficiência de vitamina C. O colagénio peri-vascular está reduzido. A reparação das redes de fibras de colagénio nos focos inflamatórios pode ser comprometida pela falta de ascorbato e de outros metabolitos essenciais. Há provas de que as funções dos neutrófilos, incluindo a fagocitose, podem também ser comprometidas pela falta de ascorbato.[30]

Aumento do fluxo de fluido crevicular gengival

Uma vez que não se acredita que os micróbios invadam os tecidos durante a gengivite, pensa-se que as alterações que ocorrem nos tecidos conjuntivos são mediadas por produtos microbianos nocivos. Pensa-se que estes incluem hialuronidase, condroitinase, proteases, LPS, LTA, peptidoglicano e subprodutos metabólicos tóxicos que se infiltram no epitélio. Estes perturbam o epitélio e os tecidos conjuntivos subjacentes, aumentando a permeabilidade vascular e permitindo uma maior infiltração de materiais nocivos. A inflamação resultante e o aumento do fluxo de fluidos para o sulco gengival promovem uma maior acumulação de uma vasta gama de bactérias, fornecendo tanto nutrientes como um ambiente físico adequado, criando um ciclo de feedback positivo.[5]

Hipóxia

A tensão de oxigénio (po2) em bolsas periodontais moderadas (5-6 mm) e profundas (7-10 mm) (intervalo, 5-27 mm Hg) é significativamente inferior à pO2 venosa (20-40 mm Hg). Embora os neutrófilos possam fagocitar num ambiente anaeróbico, a hipóxia pode inibir, mas não abolir a atividade antimicrobiana. No ambiente hipóxico da bolsa periodontal e nos tecidos gengivais inflamados, os mecanismos de morte dependentes do oxigénio podem ser prejudicados, uma vez que o consumo de o2 é necessário para a geração de espécies oxidantes reactivas tóxicas.[31]

pH elevado

A distribuição do pH nos sulcos gengivais adjacentes a locais inflamados e em bolsas doentes está inclinada para o lado alcalino, tendo sido registados pHs tão elevados como 9,06. Estas condições favorecem *P. gingivalis,* que tem um pH ótimo de crescimento entre 7,5 e 8. Durante o crescimento no quimiostato entre pH 6,7 e 7,0 (valores correspondentes ao sulco gengival saudável), as actividades da hialuronidase e da colagenase são máximas. Quando o pH foi aumentado para 8,0, um valor em que a resposta inflamatória é maior, a atividade "tripsina-like" aumentou, enquanto a atividade colagenolítica diminuiu. Esta mudança na expressão de proteases pode, assim, permitir que *a P. gingivalis* afecte uma paralisia local do sistema imunitário, degradando proteoliticamente a imunoglobulina e inactivando o complemento.[32]

Hemorragia

A hemorragia espontânea da gengiva e a hemorragia à sondagem são indicativas de inflamação. O sangue representa uma fonte abundante de nutrientes para uma vasta gama de microrganismos, e as alterações na sua composição têm sido associadas a alterações na microflora. Por exemplo, a progesterona e o estradiol estimulam o crescimento de *P. intermedia* e *P. gingivalis* e o número destes organismos está correlacionado com a incidência de gengivite na gravidez. Pouco se sabe sobre os efeitos destas hormonas na patogenicidade, embora tenha sido estudada a dependência da porfirina de ferro hemina, que é essencial para o crescimento de *P. gingivalis*. A fonte provável de hemina é *através da* hemólise e da destruição proteolítica da hemoglobina ou das proteínas transportadoras de hemina, albumina, haptoglobina e hemopexina. Pode ocorrer uma rutura da matriz do tecido conjuntivo extracelular e do tecido vascular, gerando péptidos nutrientes e libertando eritrócitos.[33]

Potencial redox deprimido

O potencial redox (Eh) das bolsas periodontais é geralmente mais baixo do que em sulcos saudáveis ou em locais de gengivite. Foram registados valores de Eh tão baixos como -150 mV.[32] Este facto é atribuível à geração de agentes redutores através do metabolismo microbiano. A atividade de muitas proteases *de P. gingivalis* é grandemente reforçada por agentes redutores de tiol. A atividade específica das proteases dependentes de tiol solúveis e associadas a vesículas diminui rapidamente num ambiente redutor. No entanto, a sua longevidade é acentuadamente aumentada quando mantidas em condições não redutoras, mas pode ser estimulada com a adição de um agente redutor. Trata-se de uma descoberta significativa, na medida em que estas proteases extracelulares podem contribuir para explosões de atividade da doença nas bolsas periodontais ou nos tecidos invadidos, tornando-se agressivamente activas se o Eh local diminuir. Mais importante ainda, estas actividades podem ocorrer à distância e na ausência de células viáveis. Trabalhos mais recentes demonstraram que tanto a afinidade

e a capacidade de ligação à hemina por parte das células de *P. gingivalis* aumenta consideravelmente em condições de redução *in vivo*. É provável que isto aumente a protease celular e potencie a virulência de *P. gingivalis* em locais de periodontite que se encontram num potencial redox baixo.[34]

PRINCIPAIS RECEPTORES E VIAS DE SINALIZAÇÃO

Receptores do tipo Toll (TLRs)

Os TLRs são receptores de reconhecimento de agentes patogénicos transmembranares que se encontram na superfície das células envolvidas nas respostas imunitárias. Até à data, foram caracterizados pelo menos 10 TLRs diferentes e todos eles partilham uma estrutura semelhante. Uma grande variedade de padrões moleculares associados a agentes patogénicos interage com estes receptores com elevada especificidade. As células dendríticas no epitélio expressam TLRs e desempenham um papel de sentinela na linha da frente da defesa.

O LPS, que ativa o TLR-4, e o peptidoglicano (PGN) e o ácido lipotecóico (LTA), que activam o TLR-2, ligam-se primeiro à proteína de ligação ao lipopolissacárido (LBP) e são depois transportados para o CD14. A CD14 é uma proteína solúvel ou ligada à membrana que transfere o complexo para o recetor. O TLR4 também necessita de outra proteína MD-2 para ser ativado. Uma vez activados, os TLR2/4 recrutam o fator 88 de diferenciação mieloide (MyD88), que se associa à proteína quinase serina-treonina associada ao recetor de IL-1 (IRAK) e à proteína adaptadora do fator-6 associado ao recetor de TNF (TRAF-6). A oligomerização do TRAF-6 ativa um grupo de MAPK cinase, que conduz direta ou indiretamente à ativação da IkB cinase 1 (IKK1) e da IKK2. Estas cinases fosforilam o IkB em resíduos de serina, levando-o a ser degradado e libertando o fator nuclear-kB (NF-kB), que se transloca

para o núcleo e induz a síntese de novo de genes de resposta inflamatória e imunitária. Os TLRs também podem ativar as três MAPK (p38, ERK1/2 e c-jun N-terminal kinase) e a proteína quinase C, mas as vias exactas ainda não foram elucidadas. O TLR-4 também pode ativar genes induzidos por NF-kB, MAPK e IFN de uma forma independente de MyD88. Os TLRs induzem a expressão de genes de citocinas pró-inflamatórias, anti-inflamatórias, quimiocinas e associadas a linfócitos, que permitem o início de processos inflamatórios, e de moléculas co-estimulatórias, que são importantes para a passagem da resposta imune inata para a adaptativa.[5,6]

Diferentes subgrupos de células dendríticas expressam conjuntos distintos de TLRs, o que lhes confere funções específicas nas respostas inatas e na geração de subgrupos distintos de células T.[16]

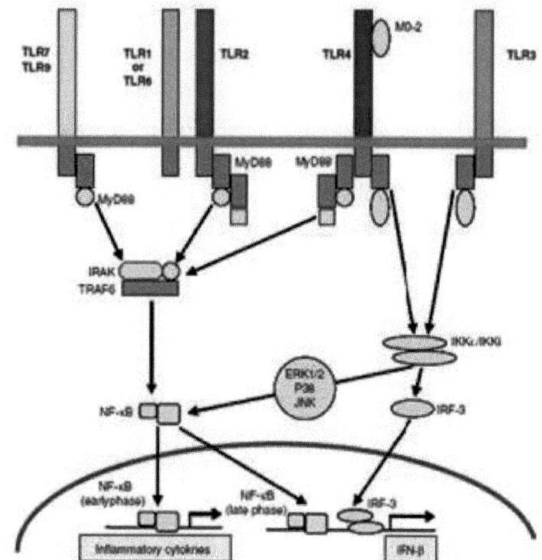

Vias de sinalização dos receptores do tipo Toll (TLR)3

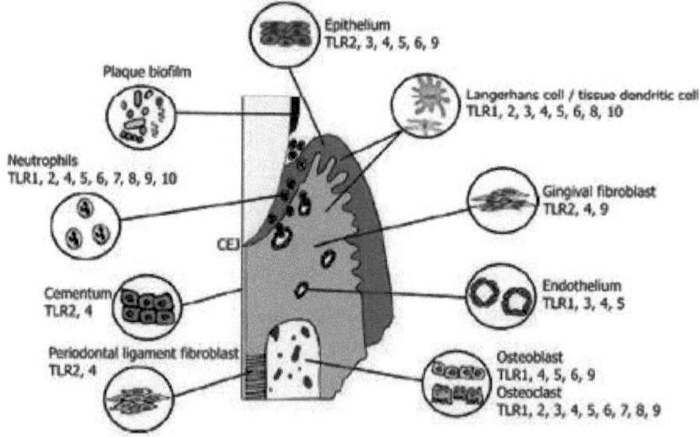

Expressão do mRNA dos receptores do tipo Toll (TLR) em diferentes tipos de células do periodonto35

Proteínas com domínio de oligomerização de ligação a nucleótidos (Nod)

Nod1 e Nod2 pertencem a uma família de proteínas recentemente descoberta, as proteínas de ligação a nucleótidos e de repetição rica em leucina (NBS-LRR). As proteínas Nod são citosólicas e estão envolvidas no reconhecimento intracelular de micróbios e dos seus produtos. Tanto a Nod1 como a Nod2 reconhecem o PGN bacteriano através de motivos distintos dentro desta estrutura.

Os receptores Nod1 e Nod2 são expressos nas células epiteliais que revestem as superfícies das mucosas, mas o recetor Nod2 é predominantemente expresso em células da linhagem mieloide, podendo interagir com os PGN durante a invasão bacteriana. Os Nods activam a via do NF-kB e, subsequentemente, apresentam respostas pró-inflamatórias.[36]

Receptores acoplados à proteína G (GPCR)

Os GPCR são receptores compostos por sete domínios trans-membranares com laços que abrangem as faces intra-celular e extracelular da membrana celular. Dois desses receptores que podem interagir com factores de virulência bacterianos são o recetor fMLP e os PARs. O recetor fMLP pode ativar as vias de sinalização MAPK p38 e ERK1/2, levando à produção de citocinas pró-inflamatórias. Além disso, estes receptores podem induzir a degranulação através da ativação do trifosfato de inositol e do diacilglicerol.

Os PARs são GCPRs que medeiam as respostas celulares às proteinases extracelulares. Foram identificados quatro PARs (PAR-1-4). O PAR-1 é expresso por plaquetas, fibroblastos, células endoteliais e neurónios, enquanto o PAR-2 é expresso por células epiteliais, células endoteliais, células musculares lisas, células T, neutrófilos e neurónios. Os PAR-1, -3 e -4 são activados pela trombina e o PAR-2 é ativado pela tripsina e por uma série de serino-proteases semelhantes à tripsina. Considera-se que os PAR medeiam as respostas celulares à lesão tecidular, como a expressão de IL-8, GM-CSF, ICAM-1, VCAM-1, fator de ativação plaquetária, IL-6, óxido nítrico, etc., que podem servir para recrutar plaquetas e leucócitos para os locais de lesão e promover o acesso das proteínas plasmáticas ao espaço extra-vascular.

A permeabilização das membranas alvo é o passo crucial na atividade antimicrobiana e na citotoxicidade mediadas pelas defensinas. Quando a sua concentração é elevada, como acontece nos tecidos inflamados, as defensinas podem também induzir sinais pró-inflamatórios nas células hospedeiras, ou seja, uma maior regulação da IL-8, IL-1, TNF- a.[36]

O EQUILÍBRIO PERIODONTAL

As elevações dos mediadores pró-inflamatórios ou destrutivos em resposta ao desafio bacteriano são equilibradas por elevações dos mediadores anti-inflamatórios ou protectores, como as citocinas IL-4 e IL-10, bem como outros mediadores, como a IL-1ra (antagonista do recetor) e os inibidores tecidulares das metaloproteinases da matriz (TIMPs). Em condições de saúde, os mediadores anti-inflamatórios ou protectores servem para controlar a destruição dos tecidos.[35]

Se estes estiverem em níveis adequados para controlar a resposta do hospedeiro ao desafio bacteriano, o indivíduo será resistente à doença. Se ocorrer um desequilíbrio, com níveis excessivos de mediadores pró-inflamatórios ou destrutivos, ocorrerá a destruição dos tecidos no hospedeiro suscetível. Assim, um potencial alvo para a modulação do hospedeiro poderia implicar a utilização de agentes farmacológicos, que imitam ou resultam em elevações dos mediadores anti-inflamatórios ou protectores endógenos.[35]

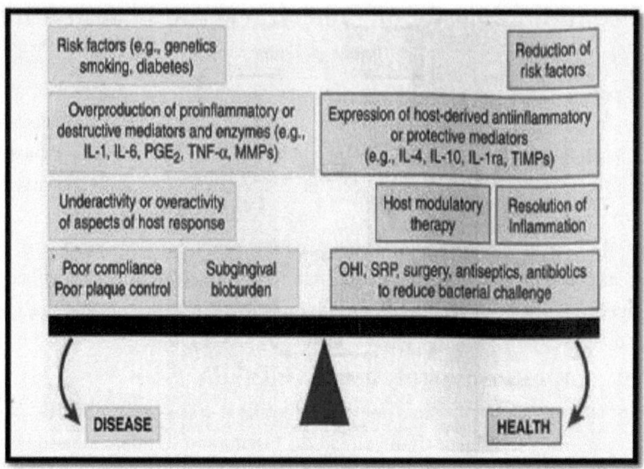

O equilíbrio periodontal[35]

Ao considerar os factores de risco que aumentam o risco de um indivíduo desenvolver periodontite, foi reconhecido que os factores de risco genéticos, ambientais (por exemplo, o consumo de tabaco) e adquiridos (por exemplo, doença sistémica) podem aumentar a suscetibilidade de um doente para desenvolver esta doença. Estes factores de risco podem levar ao desequilíbrio entre os mediadores destrutivos ou pró-inflamatórios e os mediadores protectores ou anti-inflamatórios observados em indivíduos susceptíveis. Os factores de risco podem afetar o início, a taxa de progressão e a gravidade da doença periodontal, bem como a resposta à terapêutica.[36,37]

Alguns destes factores de risco podem ser modificados para reduzir a suscetibilidade de um doente. A avaliação do risco e a terapia podem incluir a cessação do tabagismo, um melhor controlo da diabetes, suplementos nutricionais, uma melhor higiene oral, alterações na medicação, gestão do stress e visitas mais frequentes ao dentista. A utilização de agentes quimioterapêuticos ou medicamentos especificamente concebidos para tratar as doenças periodontais está a surgir para ajudar na estratégia de avaliação e redução do risco. Os agentes quimioterapêuticos podem incluir adjuvantes, como os aplicados localmente e os administrados sistemicamente
antimicrobianos e terapias moduladoras do hospedeiro (HMT).[35]

A HMT pode ser utilizada para reduzir os níveis excessivos de enzimas, citocinas e prostanóides, bem como para modular a função dos osteoclastos e osteoblastos. A HMT é a chave para abordar muitos destes factores de risco que têm efeitos adversos na resposta do hospedeiro e que não são facilmente controlados (por exemplo, diabetes, tabagismo) ou não podem ser alterados (por exemplo, suscetibilidade genética).[35]

Evasão bacteriana do sistema de defesa do hospedeiro

A composição do microbiota bacteriano subgengival é um fator determinante do estado de saúde dos tecidos periodontais. Os anaeróbios Gram-negativos, tais como Porphyromonas gingivalis, são agentes patogénicos periodontais bem estabelecidos e um elevado número destas bactérias é encontrado no sulco subgengival de pacientes com periodontite crónica.[36] No entanto, algumas evidências indicam que estes organismos têm uma relação muito mais complexa com o hospedeiro do que meramente como agentes patogénicos.

Os anaeróbios Gram-negativos estão frequentemente presentes na cavidade oral de indivíduos periodontalmente saudáveis e, de facto, a saúde é o estado mais comum da gengiva humana, apesar de anos de exposição a uma grande carga microbiana. Assim, os organismos periodontais parecem ter evoluído em conjunto com o seu hospedeiro para manter uma associação ecologicamente equilibrada. A doença só ocorrerá quando esta interação se desequilibrar, um acontecimento que tem sido designado como uma catástrofe ecológica. Organismos como o P. gingivalis podem, assim, ser caracterizados com mais precisão como agentes patogénicos acidentais ou adaptados ao hospedeiro.[37]

No compartimento subgengival, as células epiteliais representam uma importante interface do hospedeiro para os organismos colonizadores; assim, a interação entre as células epiteliais gengivais e as bactérias periodontais contribuirá para o sucesso ou fracasso da colonização e para a manutenção da saúde ou da doença no hospedeiro. É inegável que, no caso da P. gingivalis, existe uma relação intrincada e multifacetada entre o organismo e as células epiteliais gengivais que, em condições óptimas, resulta numa coabitação estável, com as bactérias e as células hospedeiras a responderem e a adaptarem-se à presença do seu parceiro para manterem um estado de saúde. Se esta relação for perturbada, por exemplo, devido a um aumento da carga bacteriana ou a uma resposta imunitária inadequada, pode iniciar-se o processo de doença periodontal.[38]

A capacidade de adaptação em resposta ao ambiente do hospedeiro reflecte-se na diversidade genética encontrada em muitas espécies de bactérias periodontais. As bactérias são mestres da adaptação e, a nível genético, são capazes de modificar e partilhar rapidamente o ADN. Por exemplo, existem níveis significativos de variação genética entre estirpes de P. gingivalis e muitos estudos associaram esta variabilidade genética ao potencial de virulência. A variabilidade genética entre estirpes é comum em bactérias com estados de portador a longo prazo, possivelmente resultante da dinâmica co-evolutiva das interações entre o hospedeiro e o agente patogénico. A variação genética pode produzir linhagens de bactérias com personalidades "boas ou más", na medida em que algumas são mais virulentas e associadas a doenças, enquanto outras estirpes da mesma espécie se comportam de uma forma mais comensal. [39]

Existem duas fases de invasão bacteriana nos tecidos do hospedeiro

1) A interação inicial com as células epiteliais

A fixação ou associação física estreita entre bactérias e células epiteliais pode ser um prelúdio para a internalização. O envolvimento de receptores de membrana por ligandos de superfície bacterianos permite a recalibração da maquinaria celular para mediar a entrada do agente patogénico nestas células hospedeiras não fagocíticas. Muitas espécies bacterianas invasivas manipulam os receptores das células hospedeiras para ativar a sua absorção e os agentes patogénicos orais não são exceção a este paradigma. Os mecanismos de adesão e invasão de P. gingivalis às células epiteliais são multifacetados e envolvem um número de moléculas efectoras. Em termos de ligação inicial, as adesinas predominantes são as fímbrias principais,[40] , que são compostas pela subunidade estrutural FimA juntamente com as proteínas secundárias FimC, D e E. A subunidade FimA liga-se diretamente ao recetor de integrinas na superfície epitelial e esta interação inicia uma cascata de sinalização associada à integrina que desencadeia a internalização bacteriana. O adaptador de adesão focal e as proteínas de sinalização paxilina e quinase de adesão focal (FAK) são recrutados para locais de fixação de P. gingivalis e o fluxo de informação resultante converge para a arquitetura do citoesqueleto. As estruturas de microfilamentos de actina e de microtúbulos são remodeladas para acomodar a entrada de P. gingivalis.[41]

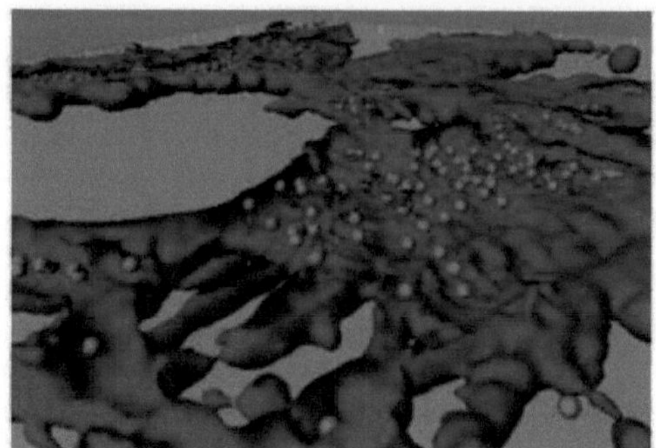

Invasão de células epiteliais humanas por P. gingivalis.

Espécies	Invasinas	Requisitos do citoesqueleto
Porphyromonas gingivalis	Fímbrias principais (FimA) Gingipains Fosfoserina fosfatase (SerB)	Polimerização da actina Atividade dos microtúbulos
Aggregatibacter actinomycetemcomitans	Fímbrias Vesículas de membrana Material amorfo extracelular Apisurfaceproteínas / autotransportadores	Polimerização da actina
Fusobacterium nucleatum	Proteína de superfície FadA Adesão Lam	Polimerização da actina Atividade dos microtúbulos
Prevotella intermedia	Fímbrias de tipo C	Polimerização da actina
Tannerella forsythia	BspA proteína de superfície rica em leucina da camada S	

Bactérias periodontais invasivas, factores de invasão e requisitos do citoesqueleto do hospedeiro para a internalização[41]

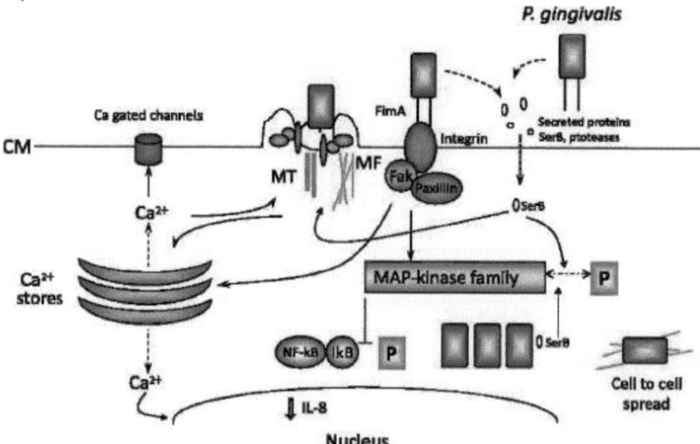

2) Internalização

A interação da FimA da P. gingivalis com as integrinas da superfície das células epiteliais inicia uma resposta celular que recruta a FAK e a paxilina para a membrana citoplasmática no local de fixação da bactéria. As interações proteína-proteína resultantes entre a integrina, a

FAK e a paxilina produzem uma estrutura de sinalização regulada por fosforilação que ativa as GTPases da família Rho, enzimas que desempenham um papel central no início das cascatas de sinalização a jusante e na regulação da dinâmica do citoesqueleto. A subsequente remodelação da actina e dos microtúbulos, o recrutamento de componentes da jangada lipídica e a atividade de fosforilação da célula hospedeira são todos necessários para a internalização de P. gingivalis. O processo de invasão é concluído em aproximadamente 15 minutos e, em última análise, resulta na localização perinuclear da bactéria. [42]

A entrada de P. gingivalis nas células hospedeiras resulta na reprogramação das principais vias de sinalização das células hospedeiras. Consistente com a ativação por cascatas Rho iniciadas por integrinas, os componentes das vias da proteína quinase activada por mitogéneos são seletivamente visados para regulação por P. gingivalis internalizado. As actividades da quinase 1 /2 regulada por sinal extracelular e da quinase c-Jun N-terminal são reguladas para baixo e para cima, respetivamente. A regulação da quinase ocorre de forma dependente da dose e requer bactérias metabolicamente activas, o que implica que a regulação das proteínas quinases activadas por mitogénio do hospedeiro requer a produção de efectores bacterianos. A invasão por P. gingivalis também induz um aumento transitório nas concentrações de cálcio citosólico das células epiteliais. A sinalização do cálcio pode regular uma variedade de funções celulares e, durante a invasão por agentes patogénicos bacterianos, os níveis de cálcio podem influenciar a expressão de citocinas e modular o tráfico intracelular e as actividades do citoesqueleto. Os níveis de cálcio têm impacto na manipulação das células hospedeiras por P. gingivalis, uma vez que a sobreexpressão da proteína de ligação ao cálcio, calprotectina, nas células epiteliais gengivais inibe a invasão.[43]

Embora P. gingivalis não possua a maquinaria de secreção do tipo III que injeta efetores de invasão bacteriana diretamente no citoplasma da célula hospedeira. Secreta um conjunto distinto de proteínas ao encontrar o ambiente da célula epitelial. Entre estas encontra-se uma serina fosfatase da família HAD (SerB), que é ativa nas fosfoproteínas da célula hospedeira e influencia a entrada e a sobrevivência de P. gingivalis. A análise de microarranjos revelou que a SerB tem impacto no perfil transcricional das células epiteliais gengivais, sendo que as vias que envolvem o citoesqueleto de actina estão entre as significativamente sobrepovoadas com genes regulados diferencialmente. Além disso, um mutante SerB de P. gingivalis é defeituoso na remodelação da actina e na internalização e a interação entre as células epiteliais gengivais e a proteína SerB purificada resulta em rearranjos da actina, num aumento da relação actina F/G e na perturbação da dinâmica dos microtúbulos. Assim, SerB pode interagir com vias de sinalização que regulam a expressão genética, a dinâmica do citoesqueleto e, em última análise, afectam a internalização e a sobrevivência de P. gingivalis. Poder-se-ia presumir que o efeito líquido da manipulação das vias de sinalização é a alteração da fisiologia celular do hospedeiro, reestruturando o citoesqueleto para dirigir a captação bacteriana e a localização perinuclear e, em última análise, criando um nicho intracelular protegido para estes organismos fastidiosos.[44]

ASPECTO IMUNOLÓGICO DO HOSPEDEIRO MICROBIANO INTERACÇÃO E A SUA RESPOSTA NO TRATAMENTO PERIODONTAL DOENÇA

INTRODUÇÃO:

A palavra imunidade deriva da palavra latina IMMUNIS, que significa proteção contra agentes estranhos. O termo imunidade refere-se à resistência do hospedeiro às lesões causadas por microrganismos e seus produtos. (American Heritage stedman's Medical Dictionary). O sistema imunitário refere-se a um conjunto de células, substâncias químicas e processos que funcionam para proteger a pele, as vias respiratórias, o trato intestinal e outras áreas de antigénios estranhos, tais como micróbios (organismos como bactérias, fungos e parasitas), vírus, células cancerígenas e toxinas. Para além das barreiras estruturais e químicas que nos protegem das infecções, o sistema imunitário pode ser visto de forma simplista como tendo duas "linhas de defesa":[45]

1) Imunidade inata e
2) Imunidade adaptativa.

A imunidade inata representa a primeira linha de defesa contra um agente patogénico intruso. Trata-se de um mecanismo de defesa independente do antigénio (inespecífico) que é utilizado pelo hospedeiro imediatamente ou poucas horas após o encontro com um antigénio. A resposta imunitária inata não tem memória imunológica e, por isso, é incapaz de reconhecer ou "memorizar" o mesmo agente patogénico se o corpo for exposto a ele no futuro. O sistema imunitário inato depende de receptores limitados para detetar os agentes patogénicos invasores, mas compensa ao visar componentes microbianos conservados que são partilhados pelos grandes grupos de agentes patogénicos. Várias células envolvidas nas respostas imunitárias inatas incluem neutrófilos, macrófagos, células dendríticas, mastócitos, células assassinas naturais e eosinófilos. É a primeira linha de defesa contra os agentes patogénicos invasores. São também necessárias para iniciar respostas imunitárias adaptativas específicas.[46]

A imunidade adaptativa é dependente do antigénio e específica do antigénio e, por conseguinte, envolve um período de atraso entre a exposição ao antigénio e a resposta máxima. A caraterística distintiva da imunidade adaptativa é a capacidade de memória, que permite ao hospedeiro montar uma resposta imunitária mais rápida e eficiente aquando da exposição subsequente ao antigénio. A imunidade inata e a imunidade adaptativa não são mecanismos de defesa do hospedeiro que se excluam mutuamente, mas sim complementares, sendo que os defeitos em qualquer um dos sistemas resultam em vulnerabilidade do hospedeiro ou em respostas inadequadas.

A imunidade adaptativa desenvolve-se ao longo da vida. Utiliza duas estratégias básicas [47]

1) A imunidade humoral, que elimina os antigénios extracelulares e
2) imunidade celular, que trata do antigénio que reside numa célula hospedeira.

Os linfócitos T e B são as principais armas de auto-defesa do sistema imunitário adaptativo. A imunidade adaptativa assenta num sistema clonal em que cada célula T e cada célula B exprime o seu próprio recetor único.

O tecido periodontal está constantemente sujeito ao desafio bacteriano. Os factores do mecanismo de defesa proporcionam resistência a esta ação. O tecido gengival é capaz de lidar com desafios externos sem progredir para um estado de doença devido a vários factores de defesa, sugerindo que se observam elevações na resposta humoral ou mediada por células a determinados microrganismos associados à placa bacteriana com a presença e/ou aumento da gravidade da doença periodontal.

É reconhecido que a resposta do hospedeiro desempenha um papel na maioria das formas de doença periodontal.

Por exemplo,

Na gengivite e na periodontite, o desenvolvimento da doença depende da interação entre o microbiota residente e a resposta do hospedeiro.

Em resposta a estímulos específicos, as células inflamatórias migram quimiotacticamente e concentram-se em áreas localizadas onde fagocitam bactérias e componentes bacterianos. Algumas destas células, como os linfócitos T e B, dividem-se e aumentam em número por blastogénese e outras libertam produtos vasoactivos. Os plasmócitos e os macrófagos causam ou ajudam na lise de outras células do hospedeiro. As células envolvidas são os mastócitos, os neutrófilos, os macrófagos, os linfócitos e os plasmócitos. [48]

DEFINIÇÃO

O termo imunidade refere-se à resistência do hospedeiro às lesões causadas por microrganismos e seus produtos. A imunidade contra doenças infecciosas é de diferentes tipos,

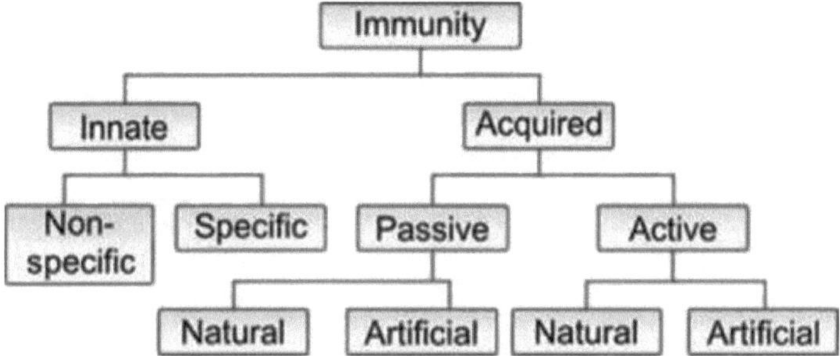

Imunidade inata ou nativa:

É a resistência às infecções que um indivíduo possui em virtude da sua constituição genética e constitucional. Não é afetada pelo contacto prévio com microrganismos ou pela imunização.

A imunidade inata pode ser vista como compreendendo quatro tipos de barreiras defensivas: anatómicas (pele e membrana mucosa), fisiológicas (temperatura, pH baixo e mediadores químicos), endocíticas e fagocíticas e inflamatórias. As células e os processos que são críticos para uma imunidade inata eficaz contra os agentes patogénicos que escapam às barreiras anatómicas têm sido amplamente estudados. A imunidade inata aos agentes patogénicos assenta em receptores de reconhecimento de padrões (PRRs) que permitem a uma gama limitada de células imunitárias detetar e responder rapidamente a uma vasta gama de agentes patogénicos que partilham estruturas comuns, conhecidas como padrões moleculares associados aos agentes patogénicos (PAMPs). Exemplos destes incluem componentes da parede celular bacteriana, como os lipopolissacáridos (LPS) e o ácido ribonucleico (ARN) de cadeia dupla produzido durante a infeção viral.[49]

Estruturas que contribuem para a imunidade inata

Tipo	Mecanismo
Barreiras anatómicas	
Pele	Actua como barreira mecânica, retardando a entrada de micróbios. O ambiente ácido do suor (pH 3-5) retarda o crescimento de micróbios
Membranas mucosas	O muco retém os microrganismos estranhos. Os cílios expulsam os micróbios para fora do corpo. A Hora normal compete com os micróbios pelos locais de fixação e pelos nutrientes.
Portadores fisiológicos	
Temperatura	A temperatura normal do corpo inibe o crescimento de alguns agentes patogénicos.

	A resposta à febre inibe o crescimento de alguns agentes patogénicos.
pH baixo	A acidez do conteúdo estomacal mata a maioria dos microrganismos ingeridos.
Mediadores químicos	A lisozima cliva a parede celular bacteriana. O interferão induz um estado antiviral nas células não infectadas. O complemento lisa os microrganismos ou facilita a fagocitose
Barreiras fagocíticas/ endocíticas	Várias células internalizam (endocilose) e decompõem macromoléculas estranhas. Células especializadas (monócitos sanguíneos, neutrófilos, macrófagos teciduais) internalizam, matam e digerem microorganismos inteiros.
Barreiras inflamatórias	Os danos nos tecidos e a infeção induzem a fuga de fluido vascular, contendo proteínas do soro com atividade antibacteriana, e o influxo de células fagocíticas para a área afetada.

I. Imunidade não específica:

É o grau de resistência às infecções em geral.

II Imunidade específica:

É o grau de resistência a um determinado agente patogénico.

Também pode ser classificada como imunidade de espécie. É a refractariedade total ou relativa a um agente patogénico demonstrada por todos os membros de uma espécie.

Por exemplo, todos os seres humanos são insusceptíveis aos agentes patogénicos das plantas (isto pode dever-se a perturbações fisiológicas e bioquímicas entre os tecidos das diferentes espécies hospedeiras).

a. Dentro das espécies, as diferentes raças podem apresentar diferenças na suscetibilidade às infecções. Este facto é conhecido como imunidade racial.

b. As diferenças na imunidade inata exibidas pelos diferentes indivíduos de uma raça são conhecidas como imunidade individual.

Os factores que influenciam o nível de imunidade inata são:

1. Idade
2. Influências hormonais
3. Nutrição

ANATOMIA DO SISTEMA IMUNITÁRIO:

1. TÍMUS
2. LYMPHNODES
3. SPLEEN

1) TECIDOS LINFÓIDES ASSOCIADOS À MUCOSA
2) RECIRCULAÇÃO DE LINFÓCITOS

I. TÍMUS: As células T dependem de um timo intacto. Como órgão linfoide primário, o timo não desempenha qualquer papel na indução de uma resposta imunitária a antigénios específicos. As suas funções são totalmente independentes do antigénio e são desempenhadas quase exclusivamente durante a vida fetal ou no período neonatal precoce.

Sabe-se que a ausência congénita do timo produz uma deficiência quase completa da função das células T. No entanto, por volta do nascimento, o timo exporta um grande número de células T para a periferia e desempenha um papel reduzido após a puberdade, quando a maior parte da imunidade mediada por células é efectuada por células T periféricas de longa duração.

II. NÓDULOS LÍFICOS: A principal função dos nódulos linfáticos é a interceção e remoção de material estranho na corrente linfática que passa através deles.

III. SPLEEN: O baço ocupa-se principalmente de antigénios transportados pelo sangue e não tem linfáticos aferentes, mas sim vénulas endoteliais altas. As células T encontram-se na arteríola central, designada por bainha linfática periarteriolar, e as células B encontram-se nos folículos periféricos.

IV. TECIDOS LINFÓIDES ASSOCIADOS À MUCOSA (MALTE):

A maioria dos antigénios que o indivíduo encontra chega através das superfícies mucosas. Por conseguinte, estes locais desenvolveram um aparelho linfoide grande e complexo para proteger as suas funções fisiológicas. Alguns dos tipos de células e mecanismos imunitários são únicos. O MALT encontra-se no TGI, no trato respiratório, no sistema urogenital e nas glândulas exócrinas, como a salivar e a lacrimal.

5. RECIRCULAÇÃO DE LINFÓCITOS:

Os diferentes componentes do sistema linfoide não devem ser considerados estáticos, uma vez que existe uma troca contínua de células linfóides entre os diferentes locais. Isto aumenta a possibilidade de o número de linfócitos específicos do antigénio encontrar o antigénio em qualquer parte do corpo. Também permite que os linfócitos estimulados sigam as suas vias de diferenciação programadas em órgãos discretos e especializados.

Os pequenos linfócitos do sangue entram nos gânglios linfáticos passando pelas vénulas endoteliais altas (HEV) que se encontram em todos os tecidos linfóides, exceto no baço. O reconhecimento das HEV pelos linfócitos é provavelmente mediado por receptores específicos de homing tanto nos linfócitos como nas HEV.

Mecanismo imunitário específico:

I. Mecânica: A pele intacta e as camadas epiteliais das membranas mucosas formam uma barreira simples mas eficaz à invasão microbiana.

A maioria das mucosas também utiliza mecanismos que ajudam a expulsar os agentes patogénicos do tecido. Isto inclui actividades reflexas como a tosse, os espirros e os vómitos, bem como um movimento ascendente constante do muco no trato respiratório, provocado pelo batimento dos cílios na superfície das células epiteliais.

No intestino, uma função semelhante é desempenhada pela propulsão para baixo do conteúdo luminal provocada pelo peristaltismo, enquanto a força constante da urina serve para limpar o trato urinário e a mesma função é desempenhada pelas lágrimas do olho. 50

II. Imunidade humoral:

O desenvolvimento das células B pode ser dividido em duas fases: Dependente de antigénio e independente de antigénio. Os linfócitos B têm sido classicamente definidos pela presença ou ausência de imunoglobulina ligada à membrana na superfície externa da sua membrana. Enquanto as células B maduras expressam predominantemente imunoglobulina ligada à membrana na sua membrana celular, as células plasmáticas (ou de memória) produzem predominantemente imunoglobulina secretora. Um dos aspectos mais fascinantes dos linfócitos B é a sua heterogeneidade; diferem em termos da especificidade dos seus locais de combinação de anticorpos e, consequentemente, da especificidade antigénica[51]

A imunidade humoral, ou mediada por anticorpos, é essencial para a defesa do hospedeiro contra os agentes patogénicos bacterianos. Os doentes com defeitos na imunidade humoral são principalmente susceptíveis a infecções bacterianas sinopulmonares recorrentes[52] Os fluidos segregados pela maioria dos tecidos do corpo contêm factores que podem matar ou inibir o crescimento de microrganismos. O sebo libertado pelas glândulas sebáceas da pele é antibacteriano, enquanto o sangue e as secreções internas são ricos em enzimas, lisozima e outras substâncias antibacterianas, como as poliaminas. As proteínas protectoras presentes no sangue e nos fluidos corporais são os componentes do complemento, as proteínas C-reactivas e os interferões.

O método de defesa contra a infeção viral é a produção de interferões pelas células estimuladas por vírus vivos ou mortos ou por outros indutores.

A resposta imune humoral, especialmente IgG e IgA, é considerada protetora na patogénese da doença periodontal, mas os mecanismos precisos são ainda desconhecidos. As imunoglobulinas que chegam à lesão periodontal provêm tanto de fontes sistémicas como de fontes tecidulares locais.

III. Imunidade celular (imunidade mediada por células):

A imunidade celular é mediada pelos linfócitos T ou células T. O seu nome reflecte o facto de amadurecerem no timo. As células T envolvidas na eliminação de antigénios incluem dois subconjuntos: as células T citotóxicas e as células Th. Ambas possuem várias cópias de uma molécula de superfície denominada recetor de células T, que é funcionalmente análoga ao recetor de células B, permitindo que a célula reconheça um antigénio específico.51

O linfócito T foi associado a dois tipos distintos de funções imunológicas: Efectoras e reguladoras. As funções efectoras incluíam actividades como a morte de células infectadas por vírus e tumores. Em contrapartida, as funções reguladoras serviam para amplificar ou suprimir a resposta imunitária através de citocinas e/ou interações recetor-ligando de moléculas coestimuladoras que actuam sobre outros linfócitos efectores, incluindo as células B e T. [51]

Muitos tipos de células contribuem para a defesa não específica do organismo. Estes incluem leucócitos, tais como neutrófilos, eosinófilos e macrófagos, que podem fagocitar e matar microrganismos infecciosos.

A defesa natural contra a invasão do sangue e dos tecidos por organismos e outras partículas estranhas é mediada, em grande parte, pelas células fagocíticas (descobertas por Metchinkoff em 1883), que se classificam em micrófagos (leucócitos polimorfonucleares) e macrófagos (histiócitos, células reticuloendoteliais fixas e monócitos).

1) A função das células reticuloendoteliais é a remoção de partículas estranhas.

2) As células fagocíticas chegam ao local da inflamação atraídas por substâncias quimiotácticas e ingerem as partículas.

3) As bactérias capsuladas são fagocitadas na presença de opsoninas.

Uma classe de linfócitos designada por células assassinas naturais (NK) é importante na defesa inespecífica contra infecções virais. Matam seletivamente as células infectadas por vírus e as células tumorais. São activadas por interferões.

CÉLULAS

Célula	Imagem	% em adultos	Núcleo	Funções	Vida útil	Principais objectivos
Macrófago*		Veres	Palhetas	- Fagocitose - Antígeno apresentação às células T	Meses - anos	- Venoso
Neutrófilo	0	40.75%	Moção	- Fagocitose - Degranutabon (d.scnargeof conteúdo de um celt)	6 horas - poucos dias	- Bactérias - Fungos
Eos-nopM		1-6%	Biombos	• Oegranutabon • Reease de enzimas, crescimento factores citocinas	8-12 dias (circular durante 4>5 horas)	- Parasitas - Vários tecidos anérgicos
Basófilos		<1%	Bi- ou tn-tobed	- Degranulação - Libertação de enzimas histamínicas, citocinas	Tempo de vida incerto, provavelmente algumas horas - alguns dias	- Vanous "Herдe tnsues
linfócitos (células T)	-	20404	Excêntrico de coloração profunda	T neiper I Th) ceos (CD4"); "mediadores da resposta imunitária Células T citotóxicas	Semanas a anos	• As latas inaceKiiar Bactérias • Células T citotóxicas lutam contra

				(CD8"> destruidoras de células")		células infectadas e tumorais • Células assassinas naturais com células infectadas e tumorais
Monócitos	<0 Φ	2-"%	Kdney em forma	Diferenciam-se em macrófagos e células dendríticas para ativar uma resposta imunitária	Horas-dias	- Venoso

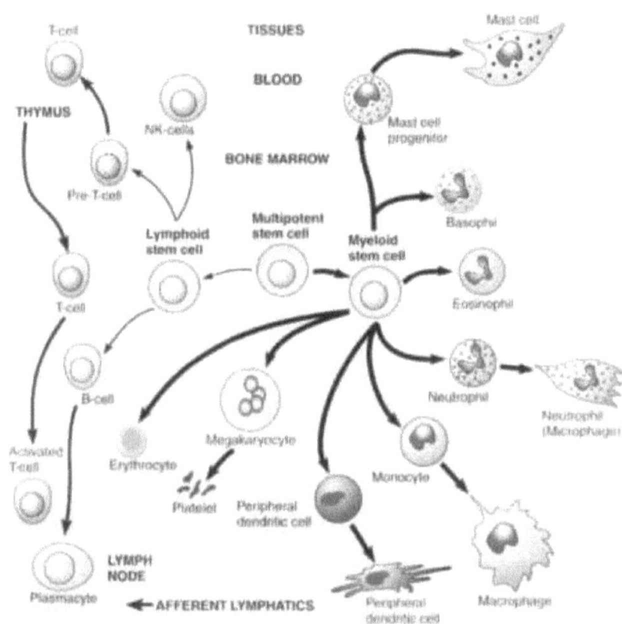

As principais células do sistema imunitário são derivadas dos ramos linfoide e mieloide do sistema hematopoiético. Na medula óssea

NEUTRÓFILO [51]

No final da década de 1880, Paul Ehrlich descreveu pela primeira vez os neutrófilos como leucócitos polimorfonucleares Cerca de 60% do total de leucócitos (1-2 x 10^{11}). A semi-vida no sangue é de 67 horas e nos tecidos estima-se que varie entre 1-4 dias. Os neutrófilos são assim designados devido à sua coloração neutra com o corante de Wright. Também são conhecidos como PMNs ou polys ou microfagos

Possuem receptores CR1, CR3, CR4, C5aR e receptores para anticorpos IgG (FCYR). Tem um núcleo multilobulado que contribui para a extrema elasticidade da célula. É um dos leucócitos mais abundantes (4000-10.000 uL). Na infeção a sua contagem aumenta no sangue (20.000gL)

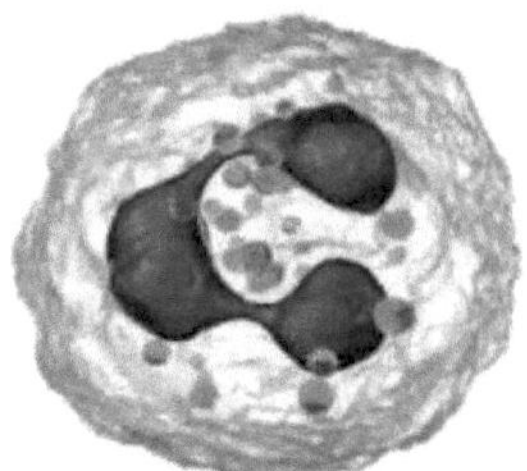

São importantes na defesa do hospedeiro contra lesões e infecções e pensa-se que desempenham um papel importante na doença periodontal.

a. Estas células encontram-se em todas as lesões inflamatórias, sobretudo nas lesões agudas (onde se concentram no local da lesão).

b. Os neutrófilos engolfam (fagocitose) e subsequentemente matam e digerem a maioria dos microrganismos e neutralizam outras substâncias nocivas.

c. A fagocitose é reforçada imunologicamente pela presença de receptores de superfície de C3b.

d. Os neutrófilos também podem causar a destruição dos tecidos, uma vez que os seus grânulos contêm substâncias capazes de matar, digerir e neutralizar os microrganismos. Contêm também lisozima, hidrolase ácida, mieloperoxidase, colagenase I e II, catepsina D e G, elastase e lactoferrina. Os danos localizados nos tecidos na reação de Arthus devem-se aos neutrófilos.

Desenvolvimento [50]

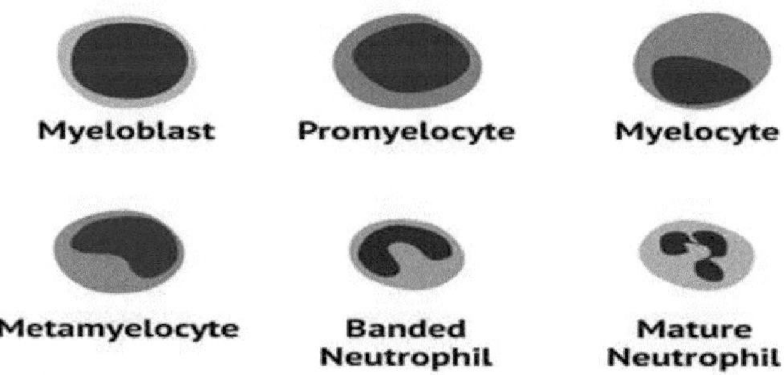

Factores responsáveis pelo desenvolvimento dos neutrófilos

1) células estromais
2) Componentes do ECM
3) Moléculas de adesão
4) Factores de crescimento

Grânulos de neutrófilos [51]

Os neutrófilos são granulócitos e os seus grânulos foram descobertos por **Arneth em 1994.** A sua formação inicia-se na fase de maturação dos neutrófilos (de mieloblastos a promilócitos). Estes grânulos são agregados de vesículas imaturas do complexo trans golgi.

Desenvolvimento

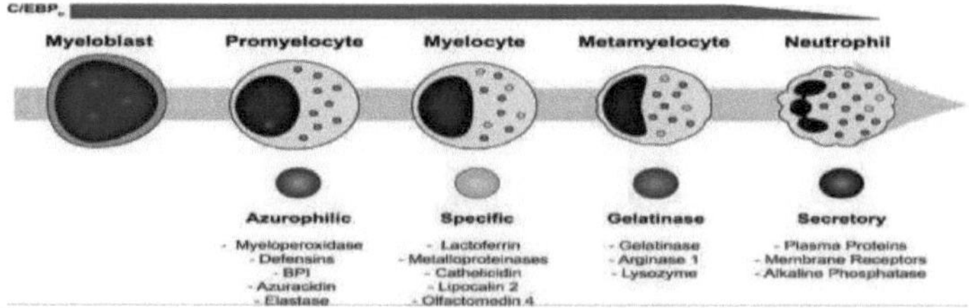

Classificação - com base no seu tamanho, morfologia e proteínas

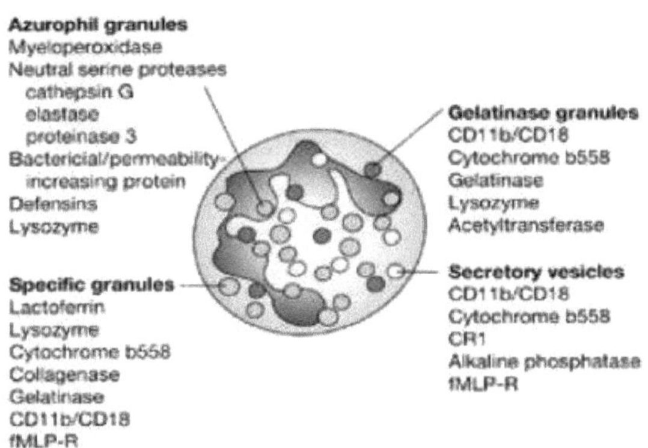

Os grânulos foram descritos por Spicer SS em 1969.

1) Azurofílico

Azurófilo, assim chamado devido ao facto de o seu mucopolissacárido ácido se apresentar com um corante básico azul

A.

O desenvolvimento de grânulos azurófilos começa na fase promielocítica. Têm forma esférica e de bola de pé e são caracterizados pelo seu conteúdo (proteínas hidrolíticas e bactericidas, por exemplo, elastase, BPIP, defensina e MPO). Digerem o material fagocitado.

2) Grânulos secundários/específicos-

São irregulares e de forma alongada. Iniciam a resposta inflamatória

- NGAL- (Lipocalina associada à gelatinase neutrofílica)
- É um membro da família de proteínas lipocalina (Flower 1991), também designada por Proteínas de ligação ao retinol (por exemplo, elastase, BPIP, defensina e MPO). Digerem o material fagocitado.

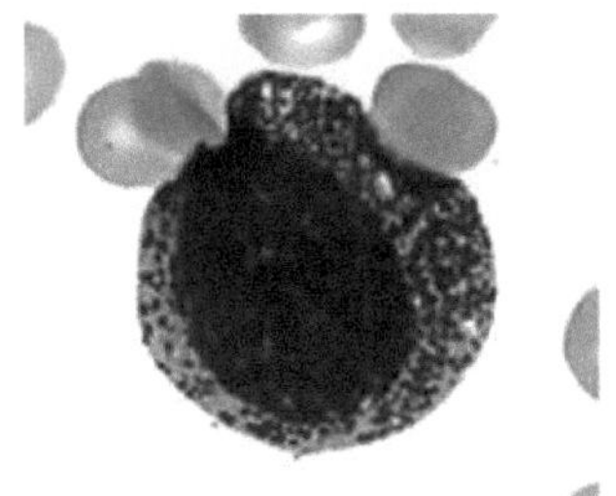

- Formam complexos com a gelatinase. **(Ttriebel S.1992)**
- E encontrado em carcinoma mamário de rato transformado em neu **(Gould M N 1995)**
- Iniciam a resposta inflamatória ligando-se a pequenos mediadores inflamatórios lipofílicos. (PAF, LT4, LPS, FMLP)

Cathelicidin-

- hCAP-18/ FALL-39 são da família das catelicidinas e formam o péptido antimicrobiano/bactericida (Agerberth B 1996)
- Foi 1st descoberto por Romeo D 1988 em neutrófilos de ruminantes

2 partes (Renko M 1993)

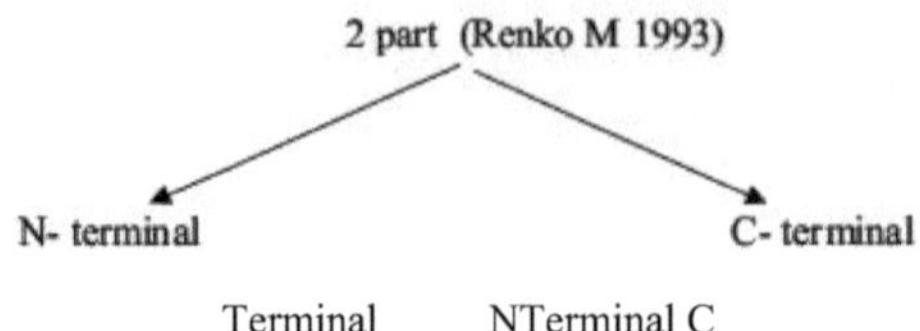

Terminal NTerminal C

- Homólogo da catelina - altamente diversificado, variando de 12-100 A.A
- rico em prolina e arginina

Durante a sua desgranulação, a parte C-terminal é exposta à elastase, resultando na formação de AMP (Scoop DM 1993)

3) <u>Gelatinase/grânulos terciários</u>

Os grânulos de gelatinase formam-se durante a maturação mieloide dos neutrófilos. Normalmente, o BM contém fibras de colagénio do tipo IV e o tecido intersticial contém fibras de colagénio do tipo V. Durante a exocitose dos grânulos de gelatinase, dá-se a migração dos neutrófilos (Declanx C 1996) e a fagocitose e a morte intercelular através destes grânulos ocorre através do flavocitocromo b558, gp 91 e 22 phox, que é um componente essencial da NADPH oxidase. (Bainton DF 1993)

<u>4) Vesículas secretoras-</u>

Os neutrófilos ligam-se ao endotélio através da selectina e enviam sinais às vesículas. Em seguida, as vesículas são mobilizadas e ocorre o rolamento dos neutrófilos. (Von Andrian UH 1991)

Estas são as proteínas proteolíticas/bactrocidas que actuam como reservatório de proteínas da membrana do neutrófilo. Estas vesículas fundem-se com a membrana e exocitam o seu conteúdo.

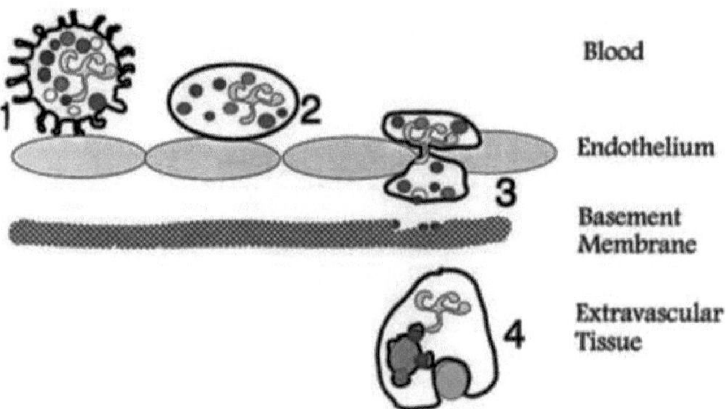

Sangue Endotélio Membrana basal Extravascular

Tecido

Propriedades do neutrófilo

1. Diapedese	5. Fagocitose
2. Movimento ameboide	6. Digestão enzimática
3. Quimiotaxia	7. Morte dos neutrófilos
4. Marginação	

Mecanismos de desgranulação

Os compartimentos intracelulares mobilizáveis do neutrófilo diferem em termos de disponibilidade para exocitose. As vesículas secretoras têm a maior propensão para a libertação extracelular, seguidas dos grânulos de gelatinase, dos grânulos específicos e dos grânulos azurófilos. Assim, a estimulação in vitro com concentrações nanomolares de mediadores inflamatórios, como a fMLP, leva a uma descarga rápida e quase completa das vesículas secretoras sem libertação significativa de grânulos. A estimulação com agonistas mais potentes, como o acetato de miristato de forbol (PMA), induz a libertação exaustiva de grânulos de gelatinase, a libertação moderada de grânulos específicos e a exocitose de baixo grau de grânulos azurófilos.

As vias de sinalização que ligam a ligação dos receptores de superfície à degranulação são complicadas e apenas parcialmente mapeadas. A mobilização hierárquica dos grânulos de neutrófilos e das vesículas secretoras acima descrita pode ser reproduzida in vitro por aumentos graduais do nível de Ca2+ intracelular. Foi demonstrado que vários estímulos induzem aumentos na concentração de Ca2+ citosólico, incluindo a ligação da L-selectina, do CD11b/CD18 e do recetor fMLP. A ligação das b2-integrinas induz a ativação de proteínas citoplasmáticas tirosina-quinases, que fosforilam e activam uma série de proteínas, incluindo a fosfolipase Cc2 e a fosfolipase D. As fosfolipases activadas catalisam a degradação do fosfatidilinositol e da fosfatidilcolina e a produção de inositol P3, diacilglicerol e ácido fosfatídico. Por sua vez, estes metabolitos activam a proteína quinase C e desencadeiam a libertação de Ca2+ das reservas intracelulares e o influxo de Ca2+ através da membrana plasmática. Do mesmo modo, a estimulação através do recetor fMLP acoplado à proteína G aumenta rapidamente a concentração citosólica de inositol P3 para níveis suficientes para mobilizar Ca2+ das reservas intracelulares. Os mecanismos que ligam o turnover lipídico e os transientes de Ca2+ à degranulação não são totalmente compreendidos.

As anexinas são proteínas de ligação a fosfolípidos que medeiam a agregação de vesículas e a fusão de membranas quando expostas a concentrações elevadas de Ca2+. Foram identificadas várias anexinas nos neutrófilos que parecem promover eventos de fusão dependentes do cálcio in vitro. Estas incluem a anexina I, a anexina XI e a lipocortina III. A grancalcina é uma proteína citosólica abundante de ligação ao Ca2+ com penta EFhand que pode participar na reorganização da actina durante a exocitose, a diapedese e a fagocitose. Além disso, o Ca2+ pode promover a desgranulação dos neutrófilos através da regulação das interações entre as proteínas receptoras SNAP (SNARE). As SNAREs são componentes de uma maquinaria proteica ubíqua e altamente conservada de brotamento e fusão de vesículas. Esta maquinaria é constituída por proteínas SNARE específicas das vesículas e das membranas-alvo (v- e t-SNARES), para além do fator solúvel sensível à N-etilmaleimida (NSF) e das proteínas solúveis de ligação ao NSF (SNAPs).

De acordo com a hipótese SNAP/SNARE, as vesículas exocíticas reguladas (e os grânulos) fundem-se com as membranas alvo quando os v-SNARES emparelham com os t-SNARES cognatos num processo mediado por NSF, SNAP, Ca2+ e proteínas de ligação ao cálcio (revisto em: Uma gama de proteínas SNARE foi recentemente identificada nos neutrófilos. Estas incluem a proteína de membrana associada à vesícula-2 (VAMP-2) e a proteína de membrana transportadora secretora (SCAMP), que se encontram nas membranas das vesículas secretoras, grânulos de gelatinase e grânulos específicos, a sintaxina-4 e -6, que residem na membrana plasmática, e a proteína associada ao sinaptossoma (SNAP)-23 e -25, que se encontram principalmente nos grânulos peroxidase-negativos. A VAMP-2 está presente predominantemente na membrana das vesículas secretoras e, em menor grau, nas membranas dos grânulos de gelatinase e dos grânulos específicos. Assim, as densidades membranares de VAMP-2 correspondem ao potencial exocítico das diferentes vesículas de armazenamento, sugerindo fortemente um papel funcional para esta proteína SNARE na degranulação de neutrófilos. A importância funcional da SNAP-23 e da sintaxina 6 é indicada pelo facto de a secreção de grânulos específicos induzida por Ca2+ ser inibida por anticorpos anti-SNAP-23, enquanto os anticorpos contra a sintaxina 6 inibem a exocitose de grânulos azurófilos e específicos

Conteúdo dos grânulos de neutrófilos[53]

	Vesículas secretoras	Granulado de gelatinase	Granulado específico	Grânulo azurófilo
Tamanho relativo	Mais pequeno	Intermediário	Intermediário	Maior
Componentes solúveis	Proteínas plasmáticas	Gelatinase Acetiltransferase	Gelatinase MMP-3 MMP-8 MMP-9 Lactoferrina [12 Microglobulina	Mieloperoxidase Glucuronidase Elastase Lisozima Proteinase 3 rrl Anti-tripsina Defen si ns Catepsina BPI
Componentes associados à membrana	Recetor de FMLP CDflb/CDI8 Citocromo t>$_{558}$ Fosfatase alcalina Ativador do uroplasminogénio CD10, CD13, CD16, CD45 CR1 Fator de aceleração do decaimento	Recetor de FMLP CD!1b/CDI8 Enzima de desacilação	Recetor de FMLP CDI1b/CDI8 Citocromo b$_{sss}$ CD66, CD67 Recetor de fibronectina Recetor de TNF	CD63, CD68

Perturbações hereditárias da função dos neutrófilos[53]

Perturbação	Defeito	Herança	Apresentação	Terapia	Prognóstico I
Neutropenia Neutropenia congénita grave (síndrome de Kostmann)	Paragem da maturação (<05 x 10' PMN/L)	AR (mutações HAX1)	Infecções bacterianas (onfalite, abcessos, gengivite, infecções do trato urinário)	RhG-CSF	Melhorou com o tratamento
Neutropenia congénita benigna	Múltiplas etiologias (0,2-2 x 10^9 PMN/L)	Variável	Infecções ligeiras	Nenhum	Bom
Neutropenia cíclica	Defeito das células estaminais deficiência do gene da elastase (nadir de 21 em 21 dias)	AD (mutações ELA2)	Infeção durante os nadires	RhG<SF	Melhorou com o tratamento
Deficiência de adesão Adesão de leucócitos deficiência de tipo 1	CD18 ausente ou anormal; deficiência na cadeia p2-integrina das moléculas de adesão dos leucócitos	AR	Leucocitose; infecções recorrentes (mucosas da pele, membranas, trato gastrointestinal)	Transplante de medula	Razoável-pobre
Deficiência de adesão de leucócitos tipo 2	Ausência de sialil-Lewis*	AR	Neutrofilia; infeção; atraso de crescimento, baixa estatura	Pobres	
Deficiência de adesão de leucócitos tipo 3	Ativação deficiente da Rapl GTPase	AR	Leucocitose, infecções recorrentes; tendência para hemorragias	Pobres	
Deficiência de quimiotaxia Síndrome hiper-IgE	Defeito de quimiotaxia	AD	Eczema; infecções recorrentes; níveis séricos elevados de IgE	Cuidados com a pele; antibióticos	Bom
Distúrbios dos grânulos Síndrome de Chediak-Higashi	Gene regulador do tráfico lisossomal defeituoso	AR	Albinismo; infeção	Transplante de medula; antibióticos	Pobres
Deficiência de grânulos específicos	Grânulos específicos e azurófilos anormais/reduzidos (deficiência de lactoferrina)	AR?	Infeção da pele, membranas mucosas, pulmões		Razoável-bom
Deficiência de mieloperoxidase	Ausência de mieloperoxidase	Variável (maioritariamente AR)	Nenhum	Transfusão de leucócitos HLA-idênticos se for grave	Excelente
pl 4 deficiência	Gene defeituoso da proteína adaptadora endossomal	Recessivo	Albinismo; infeção; baixa estatura	Nenhum conhecido até à data	?
Defeitos da oxidase Doença granulomatosa crónica (vários tipos)	gp91'*'U ausente p22*" ausente p47^A<" ausente p67^" ausente pДО'1 "' ausente	Ligado ao X 50% AR 5% AR 35% AR 5% AR 5%	Infecções da primeira infância, especialmente da pele e das mucosas, abcessos	Interferão-y	Melhorou com o tratamento

Funções do neutrófilo [52]

Fegocitose-

Exsudação de leucócitos

Laminagem e aderência

Emigração

Quimiotaxia

Fagocitose

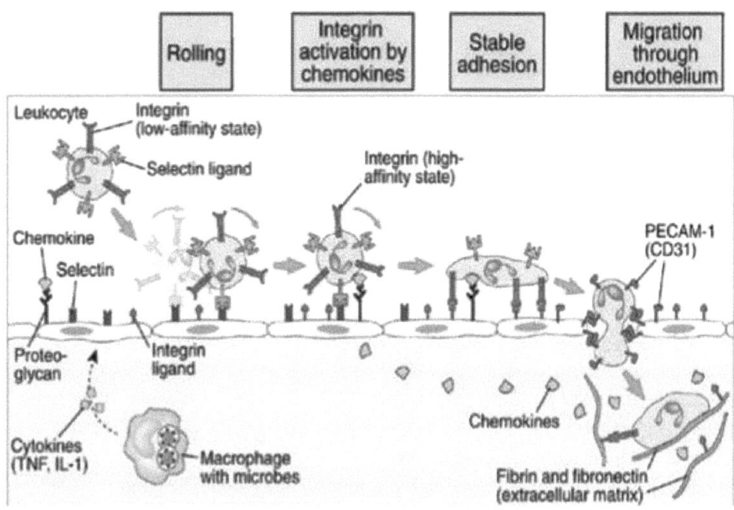

LAMINAGEM E MARGINAÇÃO:

- É a aderência do neutrófilo à parede capilar.
- Normalmente, os monócitos aderem à parede capilar devido ao seu grande tamanho.
- Ao mesmo tempo, os poros dos capilares abrem-se mais amplamente para permitir uma diapedese rápida.

Movimento ameboide:

Rastejam através dos tecidos a uma velocidade de 400uni por hora.

DIAPEDESIS:

- É a capacidade do neutrófilo de se espremer através dos poros dos vasos sanguíneos.
- Existem duas fases de adesão dos leucócitos ao endotélio.

1. Fase dependente da selectina.
2. Fase dependente de integrina.

1. **FASE DEPENDENTE DA SELECTINA:**

São conhecidas como LECCAMS (lectin cellular adhesion molecules). São partículas ligadas à membrana, que permitem a interação de uma célula com a outra. Possuem lectina e fator de crescimento epidérmico.

1. Têm atividade selectiva, pelo que são designadas selectinas (ligam-se a resíduos de hidratos de carbono e são ligandos. Os ligandos transportam porções de hidratos de carbono) A selectina P&E reforça a ligação entre o leucócito e a célula endotelial.
2. Integrinas (dos grânulos) (adesão dependente do endotélio).

Trata-se de um grupo de moléculas de adesão. Contêm duas cadeias polipeptídicas (a & b e têm três subfamílias b1, b2, b3). b1 para ligação a toda a matriz extracelular. b2 para ligação dos leucócitos ao endotélio. b3/ citoadesão - plaquetas e neutrófilos no local da inflamação.

3. As integrinas são identificadas:

1. LFA-1
2. MAC-
3. P150, 95

QUIMIOTAXE:

É o movimento direcionado da célula ao longo de um gradiente químico. Uma substância química presente nos tecidos faz com que os neutrófilos se movam em direção à fonte da substância química ou para longe dela. Este fenómeno é conhecido como quimiotaxia. Estes sinais químicos são conhecidos como quimiotaxinas.

Por exemplo, I. toxinas bacterianas

II. Produtos degenerativos dos tecidos inflamados.

III. Produtos de reação do complexo do complemento.

A quimiotaxia é muito eficaz até 100 microns de distância de um tecido inflamado.

RECEPTORES DE QUIMIOTAXINA:

por exemplo, leucotrieno b4, IL-8, fator de ativação plaquetária, IL-1, FPR (recetor do péptido metionil de formilo).

Fagocitose: [52]

Ocorre em 3 fases-

Reconhecimento e vinculação

Engolfamento

Matança e degradação

Depende de três procedimentos selectivos:

a) A superfície da partícula é rugosa; a probabilidade de fagocitose é maior.

b) As substâncias naturais do organismo possuem revestimentos proteicos protectores que repelem os fagócitos.

c) O corpo tem meios específicos para reconhecer certos materiais estranhos? Sim.

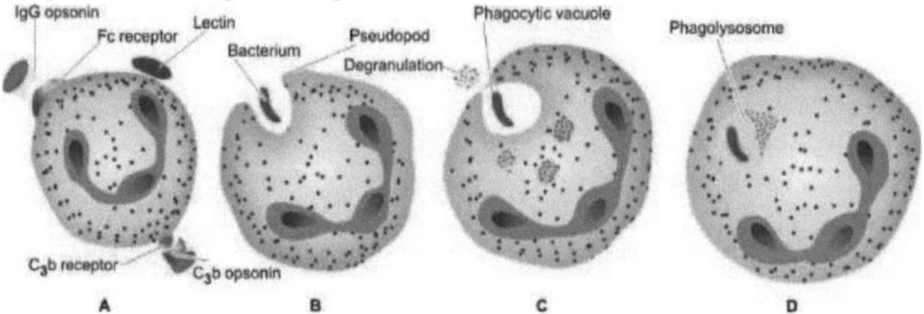

RECONHECIMENTO

A fagocitose é iniciada pela expressão de receptores de superfície nos neutrófilos que reconhecem os microrganismos: o recetor de manose e o recetor scavenger. O processo de fagocitose é ainda reforçado quando os microrganismos são revestidos com proteínas específicas, opsoninas, do soro ou são opsonizados. As opsoninas estabelecem uma ligação entre as bactérias e a membrana celular da célula fagocítica.

OPSONIZAÇÃO:

É o processo de revestimento de uma partícula com moléculas reconhecíveis para permitir a ingestão fagocitária.

O sistema imunitário desenvolve anticorpos contra agentes infecciosos; estes anticorpos aderem à membrana das bactérias e tornam-nas susceptíveis de serem fagocitadas.

O complemento pode também ligar-se a algumas bactérias mesmo na ausência de anticorpos, o que leva à opsonização.

2 tipos de opsoninas são

1 Complemento do metobolito ic3b

2 . IgG

Receptores C3:

Existem 3 produtos de C3 que se ligam à membrana das células alvo (ou) (chamados fragmentos de opsonina). São eles o C3b, o Ic3b e o C3dg. Quatro receptores para estes

fragmentos são conhecidos como CR (receptores do complemento) CR1, CR2, CR3, CR4.
IgG: Têm receptores de superfície conhecidos coletivamente como receptores Fc.
3 tipos: Fcr RI de alta afinidade (macrófagos)
Fcr RII de baixa afinidade (neutrófilos)
Fcr RIII Baixa afinidade (neutrófilos)

ENGENHARIA

A partícula opsonizada ligada à superfície do fagócito está pronta para ser engolida. Isto é conseguido através da formação de pseudópodes citoplasmáticos à volta da partícula devido à ativação de filamentos de actina sob a parede celular, envolvendo-a num vacúolo fagocítico. Por fim, a membrana plasmática que envolve a partícula separa-se da superfície celular, de modo que o vacúolo fagocítico revestido de membrana ou fagossoma fica internalizado e livre no citoplasma da célula. O fagossoma funde-se com um ou mais lisossomas da célula e forma um vacúolo maior chamado fagolisossoma.

MORTE E DEGRADAÇÃO

Segue-se a fase de morte e degradação do microrganismo para o eliminar, o que justifica a função dos fagócitos como células necrófagas. Os microrganismos, depois de mortos pelas substâncias antibacterianas, são degradados por enzimas hidrolíticas. A eliminação dos microrganismos pode efetuar-se através dos seguintes mecanismos:

A. Mecanismos intracelulares:
i) Mecanismo bactericida oxidativo por radicais livres de oxigénio
a) Dependente de MPO
b) Independente de MPO
ii) Mecanismo bactericida oxidativo dos grânulos lisossomais
iii) Mecanismo bactericida não oxidativo
B. Mecanismos extracelulares:

A. MECANISMOS INTRACELULARES.

Existem vias metabólicas intracelulares que matam mais frequentemente os micróbios por mecanismo oxidativo e menos frequentemente por vias não oxidativas.

i) Mecanismo bactericida oxidativo por radicais livres de oxigénio.

Um mecanismo importante de morte microbicida é o dano oxidativo através da produção de metabolitos de oxigénio reactivos (O'2 H2O2, OH', HOCl, HOI, HOBr). Uma fase de aumento do consumo de oxigénio ("explosão respiratória") por leucócitos fagocíticos activados requer a presença essencial de NADPH oxidase. A NADPH-oxidase presente na membrana celular do fagossoma reduz o oxigénio a ião superóxido (O'2)

2O2+ NADPH ⟶ 2O2 + NADP+ + H^+

O superóxido é convertido em peróxido de hidrogénio

O2+2H+ H2O2 ⟶

Este tipo de atividade bactericida é realizado quer através da enzima mieloperoxidase (MPO) presente nos grânulos azurófilos dos neutrófilos e monócitos, quer independentemente da enzima MPO, como se segue:

a) Morte dependente de MPO.

Neste mecanismo, a enzima MPO actua sobre o H2O2 na presença de halogenetos (cloreto, iodeto ou brometo) para formar ácido hipohaloso (HOCl, HOI, HOBr). Este *sistema* é designado por sistema H2O2-MPO-halogeneto e é um sistema antibacteriano mais potente em polimorfos do que o H2O2 isolado:

MPO

H2O2 → HOCl +, H2O (Hypochlorousacid)

Cl', Br', I'

(Ácido hipocloroso)

b) Morte independente de MPO. Os neutrófilos maduros não possuem a enzima MPO e exercem a sua atividade bactericida produzindo iões OH- e oxigénio singlete superóxido (O') a partir de H2O2 na presença de O'2 (reação de Haber-Weiss) ou na presença de Fe++ (reação de Fenton):

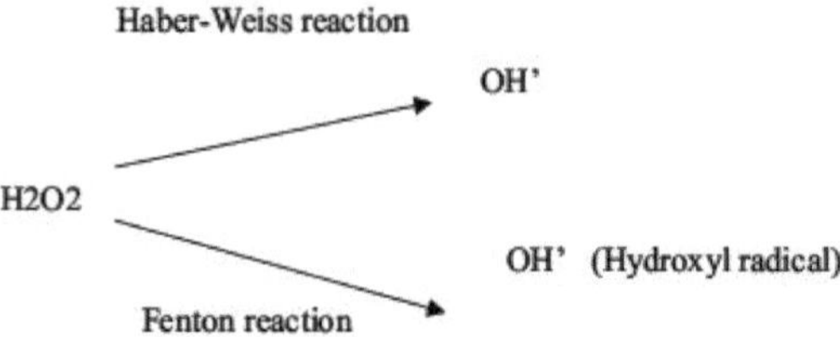

Reação de Haber-Weiss
OH
H2O2
OH' (radical hidroxilo)
Reação de Fenton

ii) Mecanismo bactericida oxidativo por grânulos lisossómicos.

Neste mecanismo, os produtos pré-formados armazenados nos grânulos dos neutrófilos e macrófagos são descarregados ou segregados no fagossoma e no ambiente extracelular. Embora o papel da MPO já tenha sido salientado acima, outros produtos libertados pela desgranulação dos neutrófilos são a protease, a tripsinase, a fosfolipase e a fosfatase alcalina. A degranulação progressiva dos neutrófilos, juntamente com os radicais livres de oxigénio, degrada as proteínas, ou seja, induz a proteólise.

iii) Mecanismo bactericida não oxidativo.

Alguns agentes libertados pelos grânulos das células fagocíticas não necessitam de oxigénio para a sua atividade bactericida. Estes incluem os seguintes:

a) Grânulos - Alguns dos grânulos lisossomais libertados não matam por danos oxidativos mas causam lise no fagossoma. São as hidrolases lisossomais, os factores de aumento da permeabilidade, as proteínas catiónicas (defensinas), as lipases, as ptoteases e as DNAases.

b) Óxido nítrico - Os radicais livres reactivos do óxido nítrico, semelhantes aos radicais livres do oxigénio, são formados pela óxido nítrico sintase e constituem um potente mecanismo de destruição microbiana. O óxido nítrico é produzido pelas células endoteliais, bem como pelos neutrófilos activados.

B. MECANISMOS EXTRACELULARES.

Os mecanismos seguintes explicam a atividade bactericida a nível extracelular:

i) Grânulos - A desgranulação de macrófagos e neutrófilos exerce os seus efeitos de proteólise também fora das células.

ii) Mecanismos imunitários - a lise imunitária dos micróbios ocorre fora das células através de mecanismos de citólise, lise mediada por anticorpos e citotoxicidade mediada por células.

Armadilha extracelular de neutrófilos [53]

- 1st descoberto por **Brinkmann et al. 2004**
- 30-50nm de diâmetro

- Contêm ADN nuclear, histonas, péptido antimicrobiano cahtelicidina.
- Natureza pegajosa e com carga eletrostática.
- Aprisionar eficazmente os microrganismos.
- A formação de NETs tem sido descrita como um novo programa de morte celular.
- **Steinberg e Grinstein** denominaram esta nova morte celular, morfologicamente distinta do programa clássico de morte celular (apoptose e necrose), de "NETose"

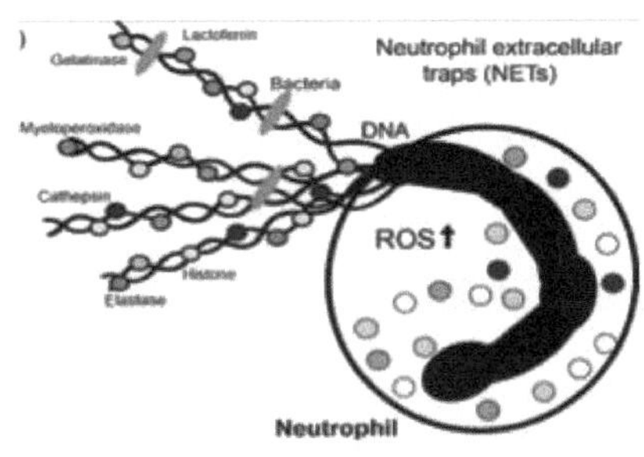

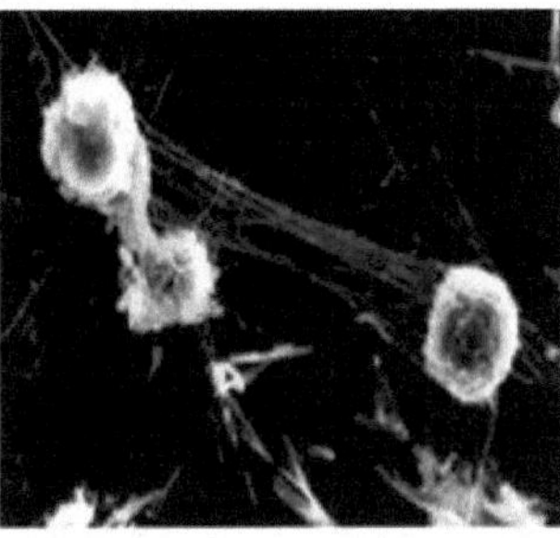

Fases da libertação NET

Fase 1-- Formação de ERO através da NADPH oxidase.

Saturação **2**-- Ativação da enzima peptidil Arginina Deiminase. Esta enzima é necessária para a substituição dos resíduos de arginina A.A por citrulina A.A, o que pode levar à descondensação do ADN.

Fase 3-- Formação de NET, expansão da membrana nuclear, perda da membrana granular dos neutrófilos, libertação de proteínas granulares, mistura de NET com péptido antimicrobiano e preenchimento do espaço citoplasmático.

Fase 4 - **Fuchs et al.** utilizaram o corante **azul de calceína** e observaram que os núcleos perderam a sua morfologia, perderam a membrana granular dos neutrófilos e misturaram-se com material cromatínico. 1st vez, observou a NET e as células tornaram-se positivas para a Anexina V. Em seguida, as células perderam o corante vital que indica a rutura da membrana dos neutrófilos. Se a célula tivesse sido apoptótica, ter-se-ia tornado positiva à anexina V. No entanto, concluiu que as NET são libertadas durante o novo programa de morte celular, que é distinto da necrose e da apoptose.

Fase 5- 1) Impedir a invasão do agente patogénico no tecido

2) Neutralização do fator de virulência por degranulação de proteases

3) Matar finalmente através do seu AMP

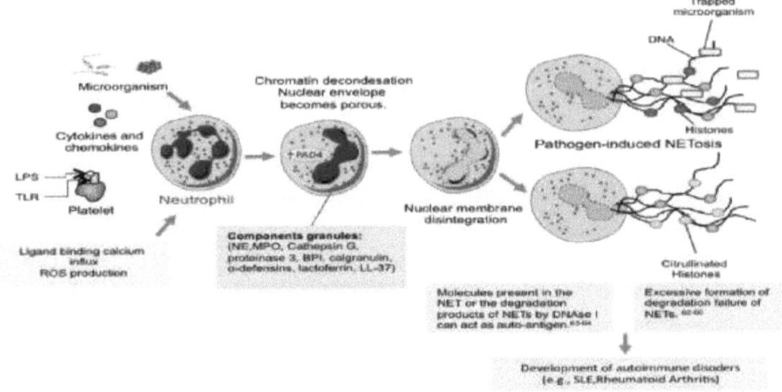

Papel dos neutrófilos na periodontite

- É uma doença inflamatória crónica que provoca a perda de dentes, destruindo o periodonto.
- A destruição periodontal pode ser causada por diferentes factores, incluindo a acumulação de biofilme dentário, uma higiene oral deficiente e a perda de equilíbrio entre a microbiota oral e o sistema imunitário
resposta.
- Bactérias da placa bacteriana - recrutamento constante de neutrófilos no sulco gengival (>95%), causa a doença periodontal.
- A saúde periodontal é mantida pela homeostase dos neutrófilos.

(Hajishengallis E et al 2014)

Homeostase dos neutrófilos [54]

Os neutrófilos activados produzem uma variedade de quimiocinas e citocinas, orientando as respostas inflamatórias e imunitárias. Infelizmente, se não houver uma eliminação adequada dos neutrófilos após uma infeção, as proteases libertadas pelos neutrófilos no tecido circundante podem causar danos ao hospedeiro. O biofilme bacteriano depositado nos dentes induz um recrutamento constante de neutrófilos (>95%) para o sulco gengival. Por conseguinte, a homeostase dos neutrófilos é importante para evitar danos colaterais no hospedeiro devido aos potentes efeitos pró-inflamatórios e antimicrobianos destas células. Como os neutrófilos são os leucócitos mais abundantes, o seu excesso ou ausência na boca leva a danos nos tecidos periodontais. Além disso, a distribuição e o número de neutrófilos são essenciais para a manutenção da saúde oral.

Ocorre em 3 fases-

1) produção
2) tráfico
3) eliminação de neutrófilos

(Von Vietinghoff S et al 2004)

1) Produção

Milhares de neutrófilos são produzidos diariamente na medula óssea e libertados na circulação. Existem três grupos de população de neutrófilos na medula óssea:

1) reserva de células estaminais,
2) pool mitótico, e
3) piscina pós-mitótica.

O primeiro reservatório é constituído por células estaminais hematopoiéticas pluripotentes indiferenciadas (HSC), o segundo reservatório é constituído por células progenitoras granulocíticas que proliferam e se diferenciam e o terceiro reservatório é constituído por neutrófilos totalmente diferenciados, que se formam na medula óssea. As HSCs se diferenciam em mieloblastos, um tipo de célula em desenvolvimento comprometido com a formação de granulócitos. O fator estimulador de colónias de granulócitos (G-CSF) regula a produção ou a granulopoiese e a libertação de neutrófilos da medula óssea. O G-CSF regula a granulopoiese ao induzir a proliferação de precursores granulocíticos na medula óssea.

Uma grande reserva pós-mitótica é retida na medula óssea pela interação do recetor de quimiocina CXC 4 (CXCR4) nos neutrófilos com a quimiocina CXCL12 (fator derivado do estroma-1/SDF-1) produzida pelas células estromais da medula óssea. O G-CSF regula a libertação de neutrófilos maduros da medula óssea ao interferir com a interação CXCR4-CXCL12.

2) Tráfico de seres humanos

Os neutrófilos circulantes podem ser rapidamente mobilizados para locais de infeção ou inflamação através de um processo sistematicamente controlado, conhecido como cascata de adesão leucocitária, que permite a transmigração dos neutrófilos. O processo inicia-se quando as células endoteliais são activadas e aumentam a expressão de receptores de adesão, como as selectinas E e P. Os neutrófilos reconhecem estas selectinas e as células endoteliais são activadas. Os neutrófilos reconhecem estas selectinas e começam a rolar sobre as células endoteliais. Este rolamento depende de interações transitórias das selectinas com ligandos de glicoproteínas nos neutrófilos. Depois, os neutrófilos são activados por quimiocinas, que induzem um estado de alta afinidade nas integrinas. A interação das selectinas e das integrinas com os seus ligandos correspondentes leva a um rolamento lento dos neutrófilos, seguido de uma adesão firme que faz com que os neutrófilos parem completamente. Por fim, os neutrófilos arrastam-se no endotélio e transmigram para os locais de infeção ou inflamação. Este último processo é regulado principalmente por в2
integrinas. Esta cascata de adesão de leucócitos é regulada positivamente por citocinas e quimiocinas derivadas dos tecidos. As citocinas controlam a expressão das moléculas de adesão endotelial e as quimiocinas induzem as integrinas a mudar a sua conformação para um estado de elevada afinidade. Uma vez que os neutrófilos se deslocam para os tecidos, seguem gradientes de quimioatracção para chegar aos locais de infeção ou inflamação.

3) Apuramento

Os neutrófilos são eliminados principalmente nos tecidos e possivelmente também na medula óssea. Nos tecidos, quando os neutrófilos completam a sua atividade antimicrobiana, sofrem apoptose. Os fagócitos residentes, como os macrófagos e as células dendríticas, eliminam os neutrófilos localmente. A fagocitose dos neutrófilos apoptóticos reprograma os macrófagos para iniciarem uma resposta anti-inflamatória, caracterizada pela síntese do fator de crescimento tumoral (TGF)-e e da IL-10, e por uma redução da síntese da IL-23. A citocina IL-23 induz a síntese de IL-17; assim, os níveis reduzidos de IL-17 levam a uma menor produção de G-CSF e, consequentemente, a uma menor produção de neutrófilos. Este processo é um ciclo de controlo que tem sido descrito como um "neutrostato" (reostato de neutrófilos) e mantém os níveis de neutrófilos em estado estacionário. A apoptose e a remoção correta das células apoptóticas são aspectos fundamentais da resolução da inflamação. A eliminação dos neutrófilos depende de sinais que os neutrófilos apoptóticos expressam na sua superfície. Esses sinais permitem que os macrófagos reconheçam e ingiram os neutrófilos. A não eliminação destas células apoptóticas resulta em necrose secundária e libertação de produtos que geram sinais pró-inflamatórios.

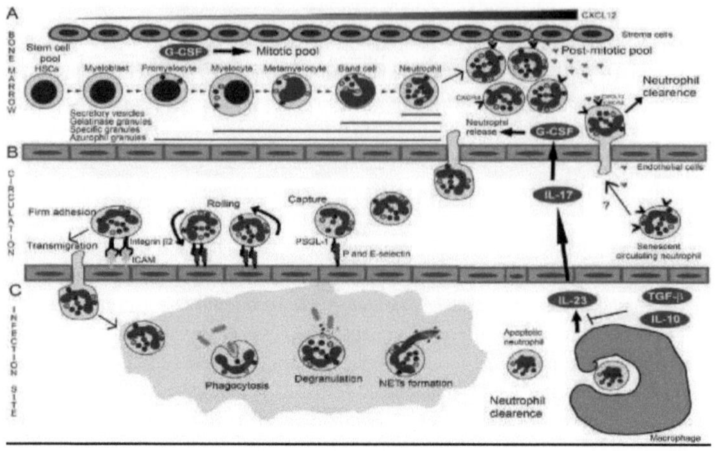

Destruição de tecidos mediada por neutrófilos [55]

A natureza inflamatória da resposta dos neutrófilos ao biofilme oral pode promover um desequilíbrio homeostático que é fundamental para o início e progressão da doença periodontal. Existem três mecanismos proeminentes que têm sido propostos para explicar o papel dos neutrófilos no desenvolvimento da doença periodontal. Estes são:

1) A deficiência dos neutrófilos
2) O neutrófilo hiperativo
3) Recrutamento crónico e ativação do neutrófilo normal

Os defeitos evidentes dos neutrófilos conduzem geralmente a uma predisposição para formas agressivas de periodontite. O comprometimento das funções dos neutrófilos nesses casos é frequentemente determinado geneticamente (ou intrinsecamente). No entanto, a importância do fenótipo deficiente ou defeituoso na progressão da doença é muitas vezes exacerbada por factores ambientais, sobretudo pelo consumo de tabaco. A hiperatividade dos neutrófilos tem sido descrita na literatura periodontal como significando "função elevada", por exemplo, aumento da atividade enzimática, particularmente, um aumento da explosão respiratória. O termo hiperativo é frequentemente utilizado como sinónimo de "preparado", embora não seja totalmente claro que isto seja sempre apropriado. Todos os neutrófilos podem ser "primados" por vários mediadores pró-inflamatórios, mas alguns autores aplicam um significado variante - uma predisposição específica e intrínseca para uma função elevada nos neutrófilos em pessoas predispostas a doenças periodontais inflamatórias. Por conseguinte, é necessário distinguir claramente entre neutrófilos que foram activados, ou preparados, como consequência do extravasamento e neutrófilos que são hiperactivos antes da ativação por estímulos periodontais locais.

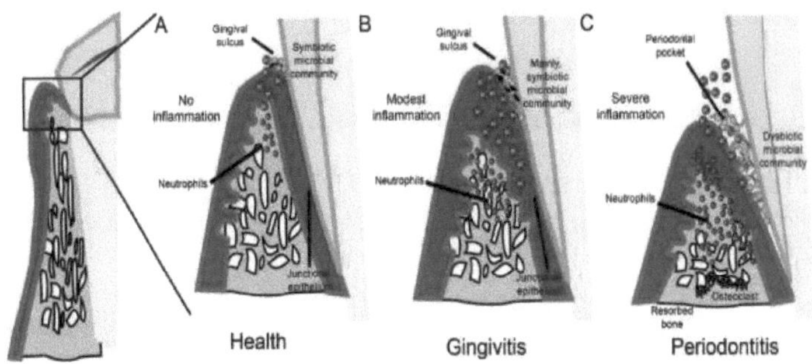

Defeitos dos neutrófilos[55]

A importância de neutrófilos totalmente funcionais para a manutenção de uma boa saúde periodontal é dramaticamente destacada pelo grande número de defeitos genéticos de neutrófilos associados à doença periodontal inflamatória grave. As caraterísticas periodontais de alguns defeitos de neutrófilos bem definidos são as seguintes

- **Neutropenias** (< 1500 neutrófilos por ml de sangue), incluindo **a síndrome de Kostmann** (neutropenia com catelicidina reduzida e HNP1-3): suscetibilidade a infecções bacterianas recorrentes e periodontite agressiva
- **Síndrome de Chediak-Higashi** (mutação LYST [lysosmal trafficking regulator] que resulta numa formação deficiente dos fagolisossomas): periodontite agressiva
- **Síndroma de Papillon-Lefevre/Deficiência de diptidil peptidase I** (mutação da catepsina C): periodontite agressiva

Deficiência de A1AT: periodontite.

- **Deficiência de adesão de leucócitos** (integrina CD18 ou mutação sialil-LewisX): infecções bacterianas recorrentes e periodontite agressiva.
- **Doença granulomatosa** (sistema NADPH oxidase defeituoso): suscetibilidade a infecções bacterianas e periodontite.
- **Polimorfismo NA2 no Fc RIIIb**, um recetor de anticorpos específicos de neutrófilos: periodontite agressiva.
- **Polimorfismos múltiplos de nucleótido único da fMLP-R**: periodontite agressiva

Taxa de migração de orogranulócitos

Em 1963, Klinkhamer introduziu uma técnica de recolha de saliva que preserva os leucócitos e permite o cálculo do número de leucócitos que migram ativamente para a cavidade oral, a que chamou "taxa migratória orogranulocítica" (OMR). Em artigos posteriores, Klinkhamer' tentou relacionar a RMO com a saúde oral geral e, especificamente, com a saúde clínica da gengiva.

A Taxa Migratória Orogranulocítica (OMR) demonstrou ser um índice laboratorial não subjetivo para a doença periodontal inflamatória, não exigindo manipulações intra-orais e independente do julgamento do investigador. Está atualmente descrito um método bioquímico para a determinação do índice OMR que mostra uma sensibilidade, exatidão e reprodutibilidade comparáveis, utilizando um baixo Este trabalho foi apoiado pelo USPHS Grant DEO 2232 do National Institute of Dental Research, National Institutes of Health, Bethesda, Md. Recebido para publicação em 2 de junho de 1978. Aceite para publicação em 5 de julho de 1978. espetrofotómetro de banda larga de baixo custo. A determinação quantitativa da atividade da mieloperoxidase é obtida com uma mistura de reagentes que contém dicloridrato de benzidina (BDDH) e dimetilsulfóxido (DMSO).

MACRÓFAGOS (CÉLULAS FAGOCÍTICAS):

Originalmente descrito por Metchinkoff em 1833. Os macrófagos são células tecidulares derivadas de

1. MEDULA ÓSSEA (CÉLULAS ESTAMINAIS HEMATOPOIÉTICAS)
2. YOLK SAC
3. FÍGADO FETAL (fases de desenvolvimento)

A semi-vida dos monócitos do sangue é de cerca de 1 dia e a dos macrófagos dos tecidos é de vários meses ou anos (Van Furth R. 1968). Exprimem os receptores CR1, CR3, CR4 e C5aR.[56]

Os macrófagos desempenham uma função importante na imunidade mediada por células. São grandes células altamente fagocíticas que fazem parte do sistema reticuloendotelial. A sua atividade fagocítica é reforçada por receptores de superfície para a porção Fc da imunoglobulina (IgG), o que proporciona um maior contacto dos antigénios com o macrófago após a reação antigénio-anticorpo. Participam com os linfócitos T no auxílio à resposta dos linfócitos B a muitos imunogénios. Pensa-se que os macrófagos processam o antigénio para os linfócitos B. Nas lesões inflamatórias, os macrófagos são formados pela diferenciação de monócitos que são transportados para a lesão pelo sangue. As células mononucleares são atraídas para os locais de inflamação pelas linfocinas (substâncias solúveis libertadas pelos linfócitos, como os interferões-g e o fator C5a do complemento).

Os macrófagos também são importantes, uma vez que segregam IL-1, IL-6, IL-8, IL-10, fator de necrose tumoral (TNF)-g, prostaglandinas, adenosina monofosfato cíclica e colagenase, podendo desempenhar um papel significativo na destruição do colagénio nas doenças periodontais. Estas são as células efectoras importantes na reação de hipersensibilidade retardada. Os macrófagos sanguíneos (monócitos) são a maior das
células linfóides. Eles são cerca de 12-15ɥ. Os macrófagos teciduais (histiócitos 15-20 ɥ). [57]

O processamento e a apresentação do antigénio pelo macrófago às células T requerem que ambas as células possuam determinantes de superfície codificados pelo mesmo complexo principal de histocompatibilidade.

Desenvolvimento de macrófagos[50]

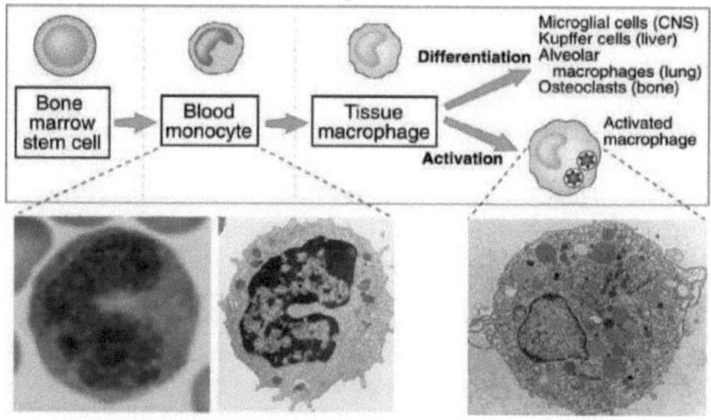

Factores responsáveis pelo desenvolvimento dos macrófagos-

1) Fator estimulador de colónias de granulócitos e macrófagos
2) Fator estimulador de colónias de macrófagos
3) Fator estimulador de colónias-

Tipos de macrófagos[50]

Localização específica	Tipo
Circulação	Monócitos
Fígado	Células de Kupffer
Baço, gânglios linfáticos	Histiócitos do seio
CNS Pulmões	Microglia Macrófagos alveolares
Pele	Células de Langerhans/células dendríticas

2 tipos (Sicca A et al 2007) [58]

Macrófago M1	**Macrófago M2**
- apresentar Ag às células B - induz uma resposta Th1 - produzem IL-12, IL-23 e outras citocinas inflamatórias	-Macrófago associado ao tumor - Resposta Th2 -IL-4, IL-10, TGFp

Fagocitose [59]

Os macrófagos têm a capacidade de ingerir e destruir o organismo invasor (intracelularmente). Ocorre em 3 fases-

1. Reconhecimento e vinculação.
2. Vacúolo fagocítico de engolfamento.
3. Morte ou degradação do material ingerido.

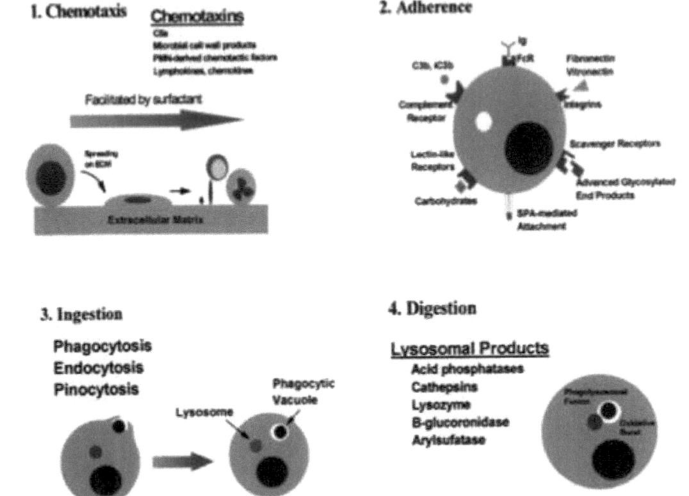

Quatro componentes básicos da fagocitose: (1) quimiotaxia, (2) adesão, (3) ingestão, (4) digestão.[60]

1) Reconhecimento e vinculação

Os macrófagos têm 2 tipos de receptores (Ravetch JV et al 1998)

Receptores opsónicos	**Receptores não opsonicos**
Receptores -Fc Recetor do complemento	- Dectina-1 - DC SIGN
TLR 1,2, 4, 5, 6 e 10 Receptores -Fc	- Recetor de sequestro - MARCO

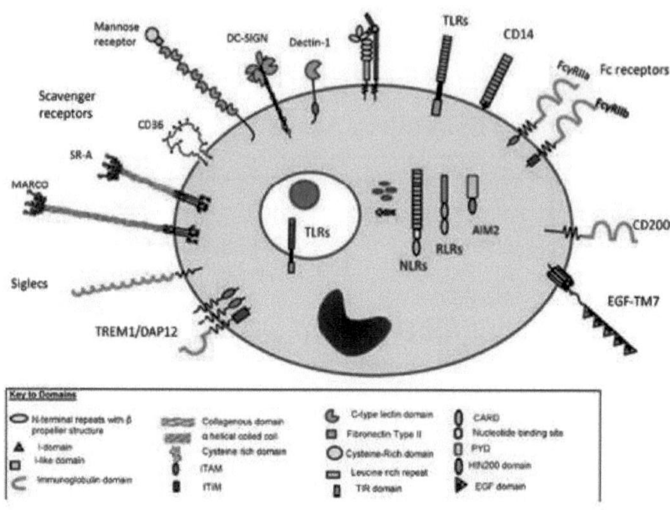

Fagocitose mediada pelo recetor Fc

2 classes

- envolvidos na função efectora - fagocitose (FcγR) - FcγR I, FcγR II, FcγR III	- transporte de <u>IgS</u> através de

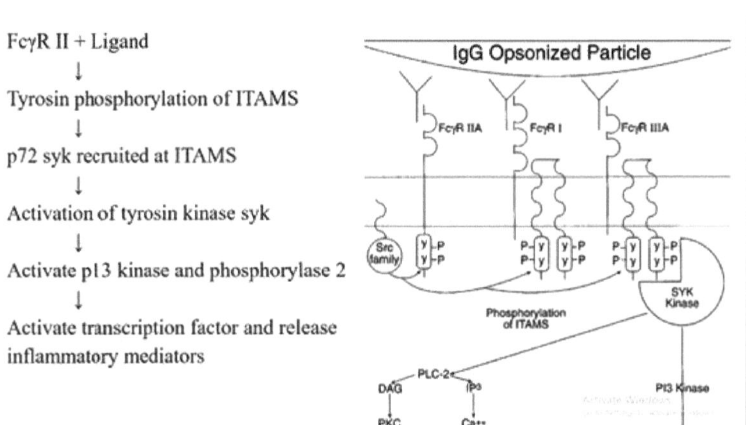

FcyR II + Ligando
Fosforilação do ITAMS pela tirosina
p72 syk recrutado no ITAMS
Ativação da tirosina quinase syk
Ativar a p 13 quinase e a fosforilase 2
Ativar o fator de transcrição e libertar mediadores inflamatórios

Fagocitose mediada por receptores de manose

Domínio extracelular - domínio de ligação aos hidratos de carbono	Domínio intracelular -Cauda citoplasmática curta

Fagocitose mediada por receptores do complemento (Brown EJ. 1991)

CR1, CR3 e CR4 presentes nos macrófagos

CR-1 -Transmembrana de cadeia simples proteína, tem um domínio extracelular de ligação ao complemento e um domínio citosólico curto de 43 A. A.	CR-3 e CR-4 - ligam-se especificamente ao C3bi e responsável pela intmalização das partículas. - induzida por TNF-a, GM-CSF

Liga-se a C3b, C4b e C3bi

2) ENGULFMENT

A membrana plasmática dos macrófagos é comprimida para formar uma vesícula (fagossoma) que envolve a partícula. O fagossoma funde-se então com um grânulo lisossómico, resultando na descarga do conteúdo do grânulo no fagolisossoma.

3) ABATE E DEGRADAÇÃO

Oxidativo - Por explosão respiratória através da via da NADP oxidase.	Não oxidativo - Pela formação de péptidos antimicrobianos (defensina, catalicidina e outras proteases degradativas)

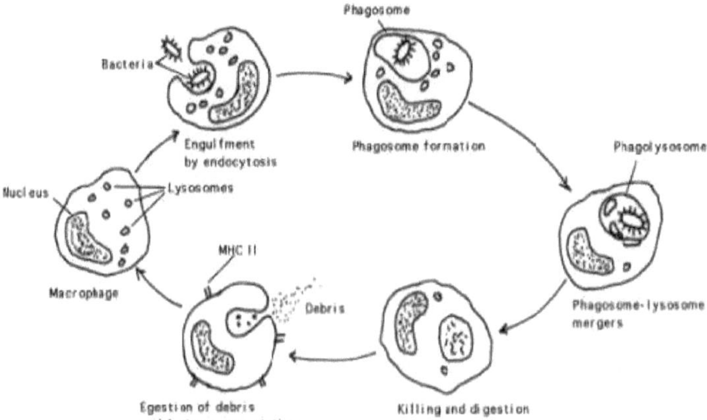

Papel dos Macrófagos na Inflamação (Kasahara T et al 2001)[61]

Sequência de acontecimentos que podem ser provocados por uma variedade de estímulos, incluindo agentes patogénicos, agentes nocivos mecânicos e químicos e respostas auto-imunes, o que corresponde a um aumento do calibre microvascular, a uma maior permeabilidade vascular, ao recrutamento de leucócitos e à libertação de mediadores inflamatórios. A inflamação é o principal processo através do qual o corpo repara os danos nos tecidos e se defende contra estímulos.

No estado fisiológico, a inflamação regula a resposta protetora contra novas lesões e limpa o tecido danificado. Em situações patológicas, a inflamação pode resultar na destruição dos tecidos.

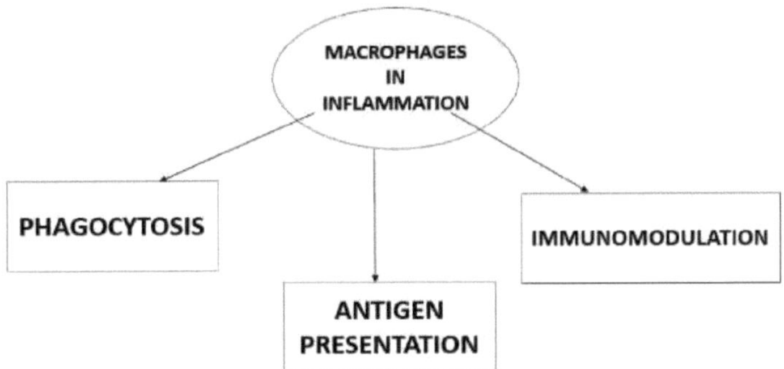

Apresentação do antigénio

As células apresentadoras de antigénios têm como função exibir os antigénios para serem reconhecidos pelos linfócitos e promover a ativação dos linfócitos. As células apresentadoras de antigénios incluem as células dendríticas e os monócitos/macrófagos. Os macrófagos que contêm micróbios ingeridos apresentam antigénios microbianos a linfócitos T efectores diferenciados. As células T efectoras activam então os macrófagos para matar os micróbios em associação com citocinas. O eixo macrófago-citocina-linfócito T desempenha um papel fundamental no desenvolvimento da imunidade mediada por células contra agentes patogénicos intracelulares. Os macrófagos ingeridos desempenham um papel na ativação/diferenciação de linfócitos T ingénuos para induzir respostas primárias a antigénios microbianos, embora seja provável que as células dendríticas actuem como indutores mais eficazes da resposta.

ASPECTO IMUNOLÓGICO DA INTERACÇÃO MICROBIANA COM O HOSPEDEIRO E A SUA RESPOSTA NA DOENÇA PERIODONTAL DOENÇA

INTRODUÇÃO:

A palavra imunidade deriva da palavra latina IMMUNIS, que significa proteção contra agentes estranhos. O termo imunidade refere-se à resistência do hospedeiro às lesões causadas por microrganismos e seus produtos. (American Heritage stedman's Medical Dictionary). O sistema imunitário refere-se a um conjunto de células, substâncias químicas e processos que funcionam para proteger a pele, as vias respiratórias, o trato intestinal e outras áreas de antigénios estranhos, tais como micróbios (organismos como bactérias, fungos e parasitas), vírus, células cancerígenas e toxinas. Para além das barreiras estruturais e químicas que nos protegem das infecções, o sistema imunitário pode ser visto de forma simplista como tendo duas "linhas de defesa": [45]

3) Imunidade inata e

4) Imunidade adaptativa.

A imunidade inata representa a primeira linha de defesa contra um agente patogénico intruso. Trata-se de um mecanismo de defesa independente do antigénio (inespecífico) que é utilizado pelo hospedeiro imediatamente ou poucas horas após o encontro com um antigénio. A resposta imune inata não tem memória imunológica e, por isso, é incapaz de reconhecer ou "memorizar" o mesmo agente patogénico se o corpo for exposto a ele no futuro. O sistema imunitário inato depende de receptores limitados para detetar os agentes patogénicos invasores, mas compensa ao visar componentes microbianos conservados que são partilhados pelos grandes grupos de agentes patogénicos. Várias células envolvidas nas respostas imunitárias inatas incluem neutrófilos, macrófagos, células dendríticas, mastócitos, células assassinas naturais e eosinófilos. É a primeira linha de defesa contra os agentes patogénicos invasores. São também necessárias para iniciar respostas imunitárias adaptativas específicas.[46]

A imunidade adaptativa é dependente do antigénio e específica do antigénio e, por conseguinte, envolve um período de atraso entre a exposição ao antigénio e a resposta máxima. A caraterística distintiva da imunidade adaptativa é a capacidade de memória, que permite ao hospedeiro montar uma resposta imunitária mais rápida e eficiente aquando da exposição subsequente ao antigénio. A imunidade inata e a imunidade adaptativa não são mecanismos de defesa do hospedeiro que se excluem mutuamente, mas sim complementares, sendo que os defeitos de qualquer um dos sistemas resultam em vulnerabilidade do hospedeiro ou em respostas inadequadas.

A imunidade adaptativa desenvolve-se ao longo da vida. Utiliza duas estratégias básicas [47]

3) A imunidade humoral, que elimina os antigénios extracelulares e

4) imunidade celular, que trata do antigénio que reside numa célula hospedeira.

Os linfócitos T e B são as principais armas de auto-defesa do sistema imunitário adaptativo. A imunidade adaptativa assenta num sistema clonal em que cada célula T e cada célula B exprime o seu próprio recetor único.

O tecido periodontal está constantemente sujeito ao desafio bacteriano. Os factores do mecanismo de defesa proporcionam resistência a esta ação. O tecido gengival é capaz de lidar com desafios externos sem progredir para um estado de doença devido a vários factores de defesa, sugerindo que se observam elevações na resposta humoral ou mediada por células a determinados microrganismos associados à placa bacteriana com a presença e/ou aumento da gravidade da doença periodontal.

É reconhecido que a resposta do hospedeiro desempenha um papel na maioria das formas de doença periodontal.

Por exemplo,

Na gengivite e na periodontite, o desenvolvimento da doença depende da interação entre o microbiota residente e a resposta do hospedeiro.

Em resposta a estímulos específicos, as células inflamatórias migram quimiotacticamente e concentram-se em áreas localizadas onde fagocitam bactérias e componentes bacterianos. Algumas destas células, como os linfócitos T e B, dividem-se e aumentam em número por blastogénese e outras libertam produtos vasoactivos. Os plasmócitos e os macrófagos causam ou ajudam na lise de outras células do hospedeiro. As células envolvidas são os mastócitos, os neutrófilos, os macrófagos, os linfócitos e os plasmócitos. [48]

DEFINIÇÃO

O termo imunidade refere-se à resistência do hospedeiro às lesões causadas por microrganismos e seus produtos. A imunidade contra doenças infecciosas é de diferentes tipos,

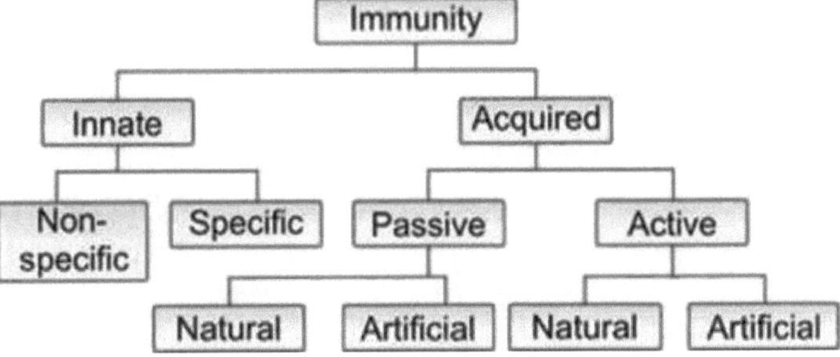

Imunidade inata ou nativa:

É a resistência às infecções que um indivíduo possui em virtude da sua constituição genética e constitucional. Não é afetada pelo contacto prévio com microrganismos ou pela imunização.

A imunidade inata pode ser vista como compreendendo quatro tipos de barreiras defensivas: anatómicas (pele e membrana mucosa), fisiológicas (temperatura, pH baixo e mediadores químicos), endocíticas e fagocíticas e inflamatórias. As células e os processos que são críticos para uma imunidade inata eficaz contra os agentes patogénicos que escapam às barreiras anatómicas têm sido amplamente estudados. A imunidade inata aos agentes patogénicos assenta em receptores de reconhecimento de padrões (PRRs) que permitem a uma gama limitada de células imunitárias detetar e responder rapidamente a uma vasta gama de agentes patogénicos que partilham estruturas comuns, conhecidas como padrões moleculares associados aos agentes patogénicos (PAMPs). Exemplos destes incluem componentes da parede celular bacteriana, como os lipopolissacáridos (LPS) e o ácido ribonucleico (ARN) de cadeia dupla produzido durante a infeção viral.[49]

Estruturas que contribuem para a imunidade inata

Tipo	Mecanismo
Barreiras anatómicas	

Pele	Actua como barreira mecânica. Retarda a entrada de micróbios. O ambiente ácido do suor (pH 3-5) retarda o crescimento dos micróbios
Membranas mucosas	O muco retém os microrganismos estranhos. Os cílios expulsam os micróbios para fora do corpo. A flora normal compete com os micróbios pelos locais de fixação e pelos nutrientes.
Barreiras fisiológicas	
Temperatura	A temperatura normal do corpo inibe o crescimento de alguns agentes patogénicos. A resposta à febre inibe o crescimento de alguns agentes patogénicos.
pH baixo	A acidez do conteúdo estomacal mata a maioria dos microrganismos ingeridos.
Mediadores químicos	A lisozima cliva a parede celular bacteriana. O interferão induz um estado antiviral nas células não infectadas. O complemento lisa os microrganismos ou facilita a fagocitose
Barreiras fagocíticas/ endocíticas	Várias células internalizam (endocitose) e decompõem macromoléculas estranhas. Células especializadas (monócitos do sangue, neutrófilos, macrófagos dos tecidos) internalizam, matam e digerem todos os microrganismos.
Barreiras inflamatórias	Os danos nos tecidos e a infeção induzem a fuga de fluido vascular, contendo proteínas séricas com atividade antibacteriana, e o influxo de células fagocíticas para a área afetada.

1. **Imunidade não específica:**

É o grau de resistência às infecções em geral.

II Imunidade específica:

É o grau de resistência a um determinado agente patogénico.

Também pode ser classificada como imunidade de espécie. É a refractariedade total ou relativa a um agente patogénico demonstrada por todos os membros de uma espécie.

Por exemplo, todos os seres humanos são insusceptíveis aos agentes patogénicos das plantas (isto pode dever-se a perturbações fisiológicas e bioquímicas entre os tecidos das diferentes espécies hospedeiras).

a. Dentro das espécies, as diferentes raças podem apresentar diferenças na suscetibilidade às infecções. Este facto é conhecido como imunidade racial.

b. As diferenças na imunidade inata exibidas pelos diferentes indivíduos de uma raça são conhecidas como imunidade individual.

Os factores que influenciam o nível de imunidade inata são:

1. Idade
2. Influências hormonais

3. Nutrição

ANATOMIA DO SISTEMA IMUNITÁRIO:

1. TÍMUS
2. LYMPHNODES
3. SPLEEN
4. TECIDOS LINFÓIDES ASSOCIADOS À MUCOSA
5. RECIRCULAÇÃO DE LINFÓCITOS

I. TÍMUS: As células T dependem de um timo intacto. Como órgão linfoide primário, o timo não desempenha qualquer papel na indução de uma resposta imunitária a antigénios específicos. As suas funções são totalmente independentes do antigénio e são desempenhadas quase exclusivamente durante a vida fetal ou o período neonatal precoce.

Sabe-se que a ausência congénita do timo produz uma deficiência quase completa da função das células T. No entanto, por volta do nascimento, o timo exporta um grande número de células T para a periferia e desempenha um papel reduzido após a puberdade, quando a maior parte da imunidade mediada por células é efectuada por células T periféricas de longa duração.

II. NÓDULOS LÍFICOS: A principal função dos nódulos linfáticos é a interceção e remoção de material estranho na corrente linfática que passa através deles.

III. SPLEEN: O baço ocupa-se principalmente de antigénios transportados pelo sangue e não tem linfáticos aferentes, mas sim vénulas endoteliais altas. As células T encontram-se na arteríola central, denominada bainha linfática periarteriolar, e as células B encontram-se nos folículos periféricos.

IV. TECIDOS LINFÓIDES ASSOCIADOS À MUCOSA (MALTE):

A maioria dos antigénios que o indivíduo encontra chega através das superfícies mucosas. Por conseguinte, estes locais desenvolveram um aparelho linfoide grande e complexo para proteger as suas funções fisiológicas. Alguns dos tipos de células e mecanismos imunitários são únicos. O MALT encontra-se no TGI, no trato respiratório, no sistema urogenital e nas glândulas exócrinas, como a salivar e a lacrimal.

5. RECIRCULAÇÃO DE LINFÓCITOS:

Os diferentes componentes do sistema linfoide não devem ser considerados estáticos, uma vez que existe uma troca contínua de células linfóides entre os diferentes locais. Isto aumenta a possibilidade de o número de linfócitos específicos do antigénio encontrar o antigénio em qualquer parte do corpo. Também permite que os linfócitos estimulados sigam as suas vias de diferenciação programadas em órgãos discretos e especializados.

Os pequenos linfócitos do sangue entram nos gânglios linfáticos passando pelas vénulas endoteliais altas (HEV) que se encontram em todos os tecidos linfóides, exceto no baço. O reconhecimento das HEV pelos linfócitos é provavelmente mediado por receptores específicos de homing tanto nos linfócitos como nas HEV.

<u>Mecanismo imunitário específico</u>:

I. Mecânica: A pele intacta e as camadas epiteliais das membranas mucosas formam uma barreira simples mas eficaz à invasão microbiana.

A maioria das mucosas também utiliza mecanismos que ajudam a expulsar os agentes patogénicos do tecido. Isto inclui actividades reflexas como a tosse, os espirros e os vómitos, bem como um movimento ascendente constante do muco no trato respiratório, provocado pelo batimento dos cílios na superfície das células epiteliais.

No intestino, uma função semelhante é desempenhada pela propulsão para baixo do conteúdo luminal provocada pelo peristaltismo, enquanto a força constante da urina serve para limpar o trato urinário e a mesma função é desempenhada pelas lágrimas do olho. 50

II. Imunidade humoral:

O desenvolvimento das células B pode ser dividido em duas fases: Dependente de antigénio e independente de antigénio. Os linfócitos B têm sido classicamente definidos pela presença ou ausência de imunoglobulina ligada à membrana na superfície externa da sua membrana. Enquanto as células B maduras expressam predominantemente imunoglobulina ligada à membrana na sua membrana celular, as células plasmáticas (ou de memória) produzem predominantemente imunoglobulina secretora. Um dos aspectos mais fascinantes dos linfócitos B é a sua heterogeneidade; diferem em termos da especificidade dos seus locais de combinação de anticorpos e, consequentemente, da especificidade antigénica[51]

A imunidade humoral, ou mediada por anticorpos, é essencial para a defesa do hospedeiro contra os agentes patogénicos bacterianos. Os doentes com defeitos na imunidade humoral são principalmente susceptíveis a infecções bacterianas sinopulmonares recorrentes[52] Os fluidos segregados pela maioria dos tecidos corporais contêm factores que podem matar ou inibir o crescimento de microrganismos. O sebo libertado pelas glândulas sebáceas da pele é antibacteriano, enquanto o sangue e as secreções internas são ricos em enzimas, lisozima e outras substâncias antibacterianas, como as poliaminas. As proteínas protectoras presentes no sangue e nos fluidos corporais são os componentes do complemento, as proteínas C-reactivas e os interferões.

O método de defesa contra a infeção viral é a produção de interferões pelas células estimuladas por vírus vivos ou mortos ou por outros indutores.

A resposta imunitária humoral, especialmente a IgG e a IgA, é considerada protetora na patogénese da doença periodontal, mas os mecanismos precisos são ainda desconhecidos. As imunoglobulinas que chegam à lesão periodontal provêm tanto de fontes sistémicas como de fontes tecidulares locais.

III. Imunidade celular (imunidade mediada por células):

A imunidade celular é mediada pelos linfócitos T ou células T. O seu nome reflecte o facto de amadurecerem no timo. As células T envolvidas na eliminação do antigénio incluem dois subconjuntos: as células T citotóxicas e as células Th. Ambas possuem várias cópias de uma molécula de superfície denominada recetor de células T, que é funcionalmente análoga ao recetor de células B, permitindo que a célula reconheça um antigénio específico.51

O linfócito T foi associado a dois tipos distintos de funções imunológicas: Efectoras e reguladoras. As funções efectoras incluíam actividades como a morte de células infectadas por vírus e tumores. Em contrapartida, as funções reguladoras serviam para amplificar ou suprimir a resposta imunitária através de citocinas e/ou interações recetor-ligando de moléculas coestimuladoras que actuam sobre outros linfócitos efectores, incluindo as células B e T. [51]

Muitos tipos de células contribuem para a defesa não específica do organismo. Estes incluem leucócitos, como os neutrófilos, eosinófilos e macrófagos, que podem fagocitar e matar microrganismos infecciosos.

A defesa natural contra a invasão do sangue e dos tecidos por organismos e outras partículas estranhas é mediada, em grande parte, pelas células fagocíticas (descobertas por Metchinkoff em 1883), que se classificam em micrófagos (leucócitos polimorfonucleares) e macrófagos (histiócitos, células reticuloendoteliais fixas e monócitos).

2) A função das células reticuloendoteliais é a remoção de partículas estranhas.

2) As células fagocíticas chegam ao local da inflamação atraídas por substâncias quimiotácticas e ingerem as partículas.

6) As bactérias capsuladas são fagocitadas na presença de opsoninas.

Uma classe de linfócitos designada por células assassinas naturais (NK) é importante na defesa inespecífica contra infecções virais. Matam seletivamente as células infectadas por vírus e as células tumorais. São activadas por interferões.

CÉLULAS

Cell	Image	% in adults	Nucleus	Functions	Lifetime	Main targets
Macrophage*		Varies	Varies	• Phagocytosis • Antigen presentation to T cells	Months – years	• Various
Neutrophil		40-75%	Multi-lobed	• Phagocytosis • Degranulation (discharge of contents of a cell)	6 hours – few days	• Bacteria • Fungi
Eosinophil		1-6%	Bi-lobed	• Degranulation • Release of enzymes, growth factors, cytokines	8-12 days (circulate for 4-5 hours)	• Parasites • Various allergic tissues
Basophil		< 1%	Bi- or tri-lobed	• Degranulation • Release of histamine, enzymes, cytokines	Lifetime uncertain; likely a few hours – few days	• Various allergic tissues
Lymphocytes (T cells)		20-40%	Deeply staining, eccentric	T helper (Th) cells (CD4+): immune response mediators Cytotoxic T cells (CD8+): cell destruction	Weeks to years	• Th cells: intracellular bacteria • Cytotoxic T cells: virus infected and tumour cells • Natural killer cells: virus-infected and tumour cells
Monocyte		2-6%	Kidney shaped	Differentiate into macrophages and dendritic cells to elicit an immune response	Hours – days	• Various

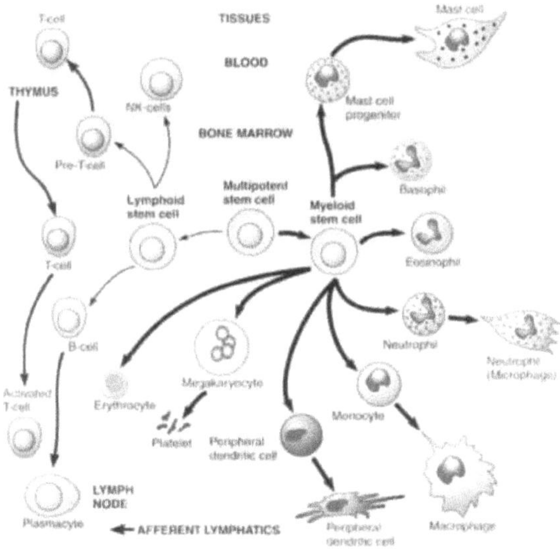

As principais células do sistema imunitário são derivadas dos ramos linfoide e mieloide do sistema hematopoiético. Na medula óssea

NEUTRÓFILO [51]

No final da década de 1880, Paul Ehrlich descreveu pela primeira vez os neutrófilos como leucócitos polimorfonucleares Cerca de 60% do total de leucócitos (1-2 x 10^{11}). A semi-vida no sangue é de 67 horas e nos tecidos estima-se que varie entre 1-4 dias. Os neutrófilos são assim designados devido à sua coloração neutra com o corante de Wright. Também são conhecidos como PMNs ou polys ou microfagos

Possuem receptores CR1, CR3, CR4, C5aR e receptores para anticorpos IgG (FCYR). Tem um núcleo multilobulado que contribui para a extrema elasticidade da célula. É um dos leucócitos mais abundantes (4000-10.000 uL). Na infeção a sua contagem aumenta no sangue (20.000gL)

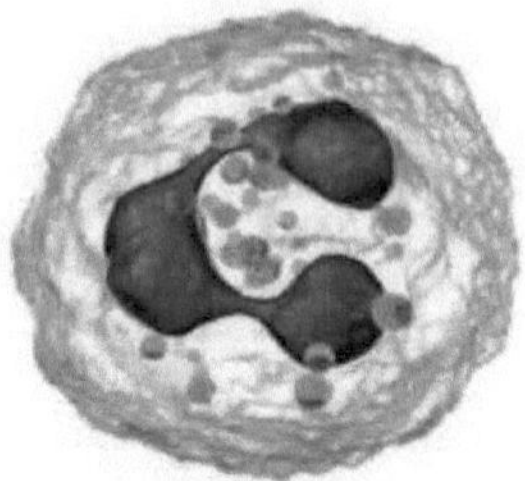

São importantes na defesa do hospedeiro contra lesões e infecções e pensa-se que desempenham um papel importante na doença periodontal.

a. Estas células encontram-se em todas as lesões inflamatórias, sobretudo nas lesões agudas (onde se concentram no local da lesão).

b. Os neutrófilos engolfam (fagocitose) e subsequentemente matam e digerem a maioria dos microrganismos e neutralizam outras substâncias nocivas.

c. A fagocitose é reforçada imunologicamente pela presença de receptores de superfície de C3b.

d. Os neutrófilos podem também causar a destruição dos tecidos, uma vez que os seus grânulos contêm substâncias capazes de matar, digerir e neutralizar os microrganismos. Contêm também lisozima, hidrolase ácida, mieloperoxidase, colagenase I e II, catepsina D e G, elastase e lactoferrina. Os danos localizados nos tecidos na reação de Arthus devem-se aos neutrófilos.

Desenvolvimento [50]

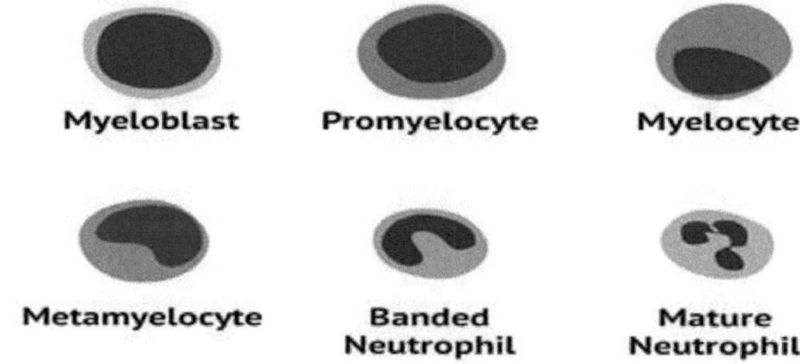

Factores responsáveis pelo desenvolvimento dos neutrófilos

1) células estromais
2) Componentes do ECM
3) Moléculas de adesão
4) Factores de crescimento

Grânulos de neutrófilos [51]

Os neutrófilos são granulócitos e os seus grânulos foram descobertos por **Arneth em 1994.** A sua formação inicia-se na fase de maturação dos neutrófilos (de mieloblastos a promilócitos). Estes grânulos são agregados de vesículas imaturas do complexo trans golgi.

Desenvolvimento

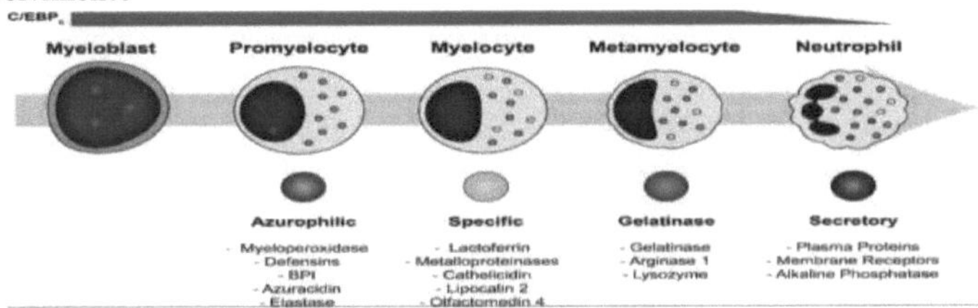

<u>Classificação -</u> com base no seu tamanho, morfologia e proteínas

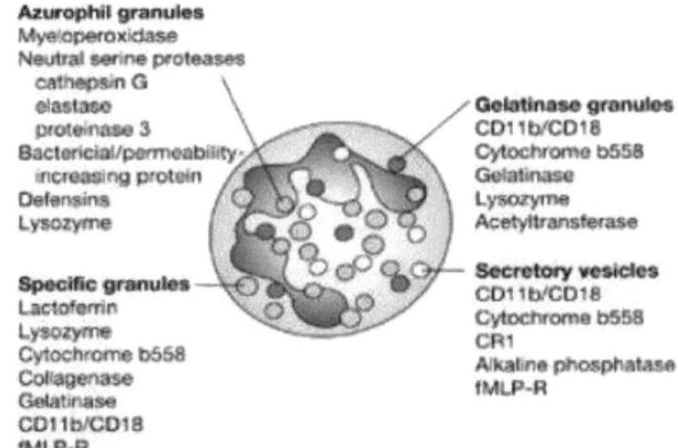

Os grânulos foram descritos por Spicer SS em 1969.

<u>1) Azurofílico</u>

Azurófilo, assim chamado devido ao facto de o seu mucopolissacárido ácido se apresentar com um corante básico azul

A.

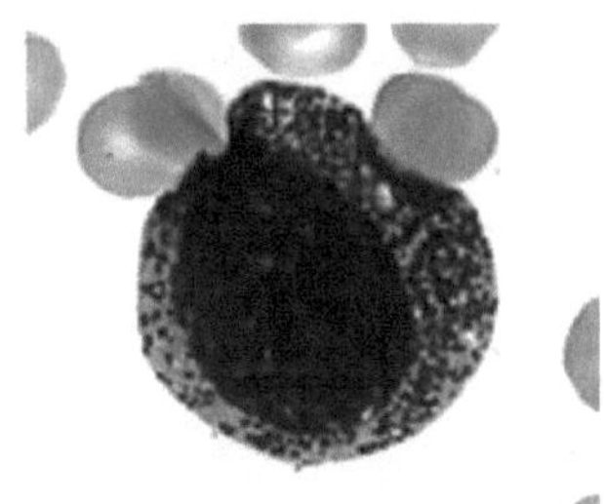

O desenvolvimento de grânulos azurófilos começa na fase promielocítica. Têm forma esférica e de bola de pé e são caracterizados pelo seu conteúdo (proteínas hidrolíticas e bactericidas, por exemplo, elastase, BPIP, defensina e MPO). Digerem o material fagocitado.

<u>2) Grânulos secundários/específicos-</u>

São irregulares e de forma alongada. Iniciam a resposta inflamatória

- NGAL- (Lipocalina associada à gelatinase neutrofílica)

- É um membro da família de proteínas lipocalina (Flower 1991), também designada por retinol proteína de ligação

- Formam complexos com a gelatinase. **(Ttriebel S.1992)**
- E encontrado em carcinoma mamário de rato transformado em neu **(Gould M N 1995)**
- Iniciam a resposta inflamatória ligando-se a pequenos mediadores inflamatórios lipofílicos. (PAF, LT4, LPS, FMLP)

Cathelicidin-

- hCAP-18/ FALL-39 são da família das catelicidinas e formam o péptido antimicrobiano/bactericida (Agerberth B 1996)
- Foi 1st descoberto por Romeo D 1988 em neutrófilos de ruminantes

2 partes (Renko M 1993)

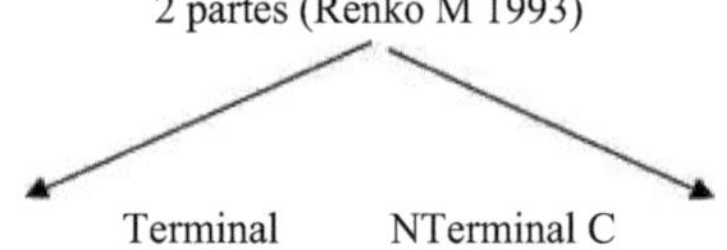

Terminal NTerminal C

- Homólogo da catelina - altamente diversificado, variando de 12-100 A.A
- rico em prolina e arginina

Durante a sua desgranulação, a parte C-terminal é exposta à elastase, resultando na formação de AMP (Scoop DM 1993)

3) Gelatinase/grânulos terciários

Os grânulos de gelatinase formam-se durante a maturação mieloide dos neutrófilos. Normalmente, o BM contém fibras de colagénio do tipo IV e o tecido intersticial contém fibras de colagénio do tipo V. Durante a exocitose dos grânulos de gelatinase, ocorre a migração dos neutrófilos (Declanx C 1996) e a fagocitose e a morte intercelular através destes grânulos ocorre através do flavocitocromo b558, gp 91 e 22 phox, que é um componente essencial da NADPH oxidase. (Bainton DF 1993)

4) Vesículas secretoras-

Os neutrófilos ligam-se ao endotélio através da selectina e enviam sinais às vesículas. Em seguida, as vesículas são mobilizadas e ocorre o rolamento dos neutrófilos. (Von Andrian UH 1991)

Estas são as proteínas proteolíticas/bactrocidas que actuam como um reservatório de proteínas da membrana do neutrófilo. Estas vesículas fundem-se com a membrana e exocitam o seu conteúdo.

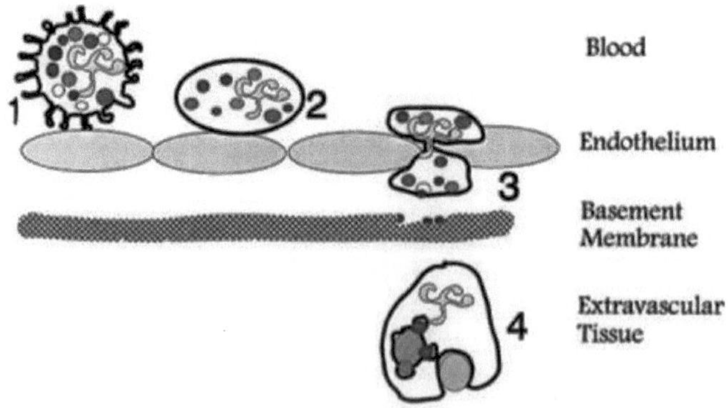

Propriedades do neutrófilo

1. Diapedese	5. Fagocitose

2. Movimento ameboide	6. Digestão enzimática
3. Quimiotaxia	7. Morte dos neutrófilos
4. Marginação	

Mecanismos de desgranulação

Os compartimentos intracelulares mobilizáveis do neutrófilo diferem em termos de disponibilidade para exocitose. As vesículas secretoras têm a maior propensão para a libertação extracelular, seguidas dos grânulos de gelatinase, dos grânulos específicos e dos grânulos azurófilos. Assim, a estimulação in vitro com concentrações nanomolares de mediadores inflamatórios, como a fMLP, leva a uma descarga rápida e quase completa das vesículas secretoras sem libertação significativa de grânulos. A estimulação com agonistas mais potentes, como o acetato de miristato de forbol (PMA), induz a libertação exaustiva de grânulos de gelatinase, a libertação moderada de grânulos específicos e a exocitose de baixo grau de grânulos azurófilos.

As vias de sinalização que ligam a ligação dos receptores de superfície à degranulação são complicadas e apenas parcialmente mapeadas. A mobilização hierárquica dos grânulos de neutrófilos e das vesículas secretoras acima descrita pode ser reproduzida in vitro por aumentos graduais do nível de Ca2+ intracelular. Foi demonstrado que vários estímulos induzem aumentos na concentração de Ca2+ citosólico, incluindo a ligação da L-selectina, do CD11b/CD18 e do recetor fMLP. A ligação das b2-integrinas induz a ativação de proteínas citoplasmáticas tirosina-quinases, que fosforilam e activam uma série de proteínas, incluindo a fosfolipase Cc2 e a fosfolipase D. As fosfolipases activadas catalisam a degradação do fosfatidilinositol e da fosfatidilcolina e a produção de inositol P3, diacilglicerol e ácido fosfatídico. Por sua vez, estes metabolitos activam a proteína quinase C e desencadeiam a libertação de Ca2+ das reservas intracelulares e o influxo de Ca2+ através da membrana plasmática. Do mesmo modo, a estimulação através do recetor fMLP acoplado à proteína G aumenta rapidamente a concentração citosólica de inositol P3 para níveis suficientes para mobilizar Ca2+ das reservas intracelulares. Os mecanismos que ligam o turnover lipídico e os transientes de Ca2+ à degranulação não são totalmente compreendidos.

As anexinas são proteínas de ligação a fosfolípidos que medeiam a agregação de vesículas e a fusão de membranas quando expostas a concentrações elevadas de Ca2+. Foram identificadas várias anexinas nos neutrófilos que parecem promover eventos de fusão dependentes do cálcio in vitro. Estas incluem a anexina I, a anexina XI e a lipocortina III. A grancalcina é uma proteína citosólica abundante de ligação ao Ca2+ com penta EFhand que pode participar na reorganização da actina durante a exocitose, a diapedese e a fagocitose. Além disso, o Ca2+ pode promover a desgranulação dos neutrófilos através da regulação das interações entre as proteínas receptoras SNAP (SNARE). As SNAREs são componentes de uma maquinaria proteica ubíqua e altamente conservada de brotamento e fusão de vesículas. Esta maquinaria é constituída por proteínas SNARE específicas das vesículas e das membranas-alvo (v- e t-SNARES), para além do fator solúvel sensível à N-etilmaleimida (NSF) e das proteínas solúveis de ligação ao NSF (SNAPs).

De acordo com a hipótese SNAP/SNARE, as vesículas exocíticas reguladas (e os grânulos) fundem-se com as membranas alvo quando os v-SNARES emparelham com os t-SNARES cognatos num processo mediado por NSF, SNAP, Ca2+ e proteínas de ligação ao cálcio (revisto em: Uma gama de proteínas SNARE foi recentemente identificada nos neutrófilos. Estas incluem a proteína de membrana associada à vesícula-2 (VAMP-2) e a proteína de membrana transportadora secretora (SCAMP), que se encontram nas membranas das vesículas secretoras, grânulos de gelatinase e grânulos específicos, a sintaxina-4 e -6, que residem na membrana plasmática, e a proteína associada ao sinaptossoma (SNAP)-23 e -25, que se encontram principalmente nos grânulos peroxidase-negativos. A VAMP-2 está presente predominantemente na membrana das vesículas secretoras e, em menor grau, nas membranas dos grânulos de gelatinase e dos grânulos específicos. Assim, as densidades membranares de VAMP-2 correspondem ao potencial exocítico das diferentes vesículas de armazenamento, sugerindo fortemente um papel funcional para esta proteína SNARE na degranulação de neutrófilos. A importância funcional da SNAP-23 e da sintaxina 6 é indicada pelo facto de a secreção de grânulos específicos induzida por Ca2+ ser inibida por anticorpos anti-SNAP-23, enquanto os anticorpos contra a sintaxina 6 inibem a exocitose de grânulos azurófilos e específicos

Conteúdo dos grânulos de neutrófilos[53]

	Vesículas secretoras	Granulado de gelatinase	Granulado especifico	Grânulos azurófilos 1
Tamanho relativo	Mais pequeno	Intermediário	Intermediário	Maior
Componentes solúveis	Proteínas plasmáticas	Gelatinase Acetiltransferase	Gelatinase MMP-3 MMP-8 MMP-9 Lactoferrina p2 Microglobulina	Mieloperoxidase Glucuronidase Elastase Lisozima Proteinase 3 cd Anti-tripsina Defen si ns Catepsina BPI
Componentes associados à membrana	Recetor de FMLP CDHb/CDIB Citocromo b_{558} Fosfatase alcalina Ativador do uroplasminogénio CD10, CD13, CD16, CD45 CR1 Fator de aceleração do decaimento	Recetor de FMLP CDI1b/CD18 Enzima de desacilação	Recetor de FMLP CDHb/CDI8 Citocromo b_{Jss} CD66.CD67 Recetor de fibronectina Recetor de TNF	CD63, CD68

Perturbações hereditárias da função dos neutrófilos[53]

Perturbação	Defeito	Herança	Apresentação	Terapia	Típico Prognóstico I
Neutropenia Neutropenia congénita grave (síndrome de Kostmann)	Paragem da maturação (<05 x 10' PMN/L)	AR (mutações HAX1)	Infecções bacterianas (onfalite, abcessos, gengivite, infecções do trato urinário)	RhG-CSF	Melhorou com o tratamento
Neutropenia congénita benigna	Múltiplas etiologias (0,2-2 x 10^9 PMN/L)	Variável	Infecções ligeiras	Nenhum	Bom
Neutropenia cíclica	Defeito das células estaminais deficiência do gene da elastase (nadir de 21 em 21 dias)	AD (mutações ELA2)	Infeção durante os nadires	RhG<SF	Melhorou com o tratamento
Deficiência de adesão Adesão de leucócitos deficiência de tipo 1	CD18 ausente ou anormal; deficiência na cadeia p2-integrina das moléculas de adesão dos leucócitos	AR	Leucocitose; infecções recorrentes (mucosas da pele, membranas, trato gastrointestinal)	Transplante de medula	Razoável-pobre
Deficiência de adesão de leucócitos tipo 2	Ausência de sialil-Lewis*	AR	Neutrofilia; infeção; atraso de crescimento, baixa estatura		Pobres
Deficiência de adesão de leucócitos tipo 3	Ativação deficiente da Rapl GTPase	AR	Leucocitose, infecções recorrentes; tendência para hemorragias		Pobres
Deficiência de quimiotaxia Síndrome hiper-IgE	Defeito de quimiotaxia	AD	Eczema; infecções recorrentes; níveis séricos elevados de IgE	Cuidados com a pele; antibióticos	Bom
Distúrbios dos grânulos Síndrome de Chediak-Higashi	Gene regulador do tráfico lisossomal defeituoso	AR	Albinismo; infeção	Transplante de medula; antibióticos	Pobres
Deficiência de grânulos específicos	Grânulos específicos e azurófilos anormais/reduzidos (deficiência de lactoferrina)	AR?	Infeção da pele, membranas mucosas, pulmões		Razoável-bom
Deficiência de mieloperoxidase	Ausência de mieloperoxidase	Variável (maioritariamente AR)	Nenhum	Transfusão de leucócitos HLA-idênticos se for grave	Excelente
pl 4 deficiência	Gene defeituoso da proteína adaptadora endossomal	Recessivo	Albinismo; infeção; baixa estatura	Nenhum conhecido até à data	?
Defeitos da oxidase Doença granulomatosa crónica (vários tipos)	gp91'*IU ausente p22*" ausente p47^A<" ausente p67^" ausente pДO'1 "' ausente	Ligado ao X 50% AR 5% AR 35% AR 5% AR 5%	Infecções da primeira infância, especialmente da pele e das mucosas, abcessos	Interferão-y	Melhorou com o tratamento

Funções do neutrófilo [52]

Fegocitose-

Exsudação de leucócitos

Laminagem e aderência

Emigração

Quimiotaxia

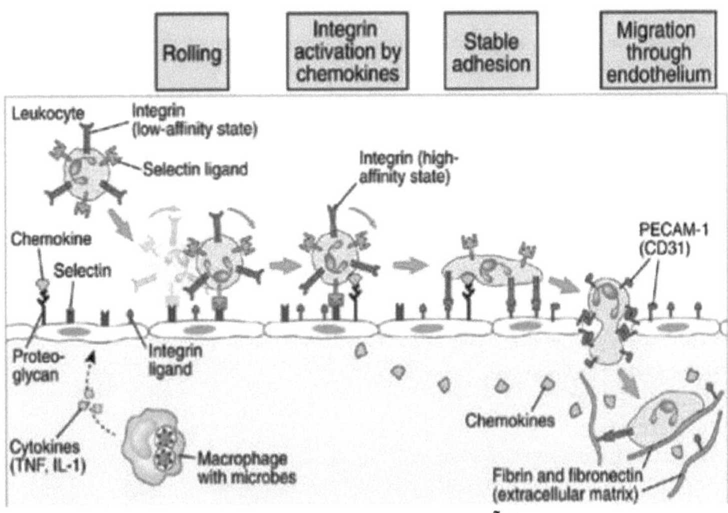

LAMINAGEM E MARGINAÇÃO:

- É a aderência do neutrófilo à parede capilar.
- Normalmente, os monócitos aderem à parede capilar devido ao seu grande tamanho.
- Ao mesmo tempo, os poros dos capilares abrem-se mais amplamente para permitir uma diapedese rápida.

Movimento ameboide:

Rastejam através dos tecidos a uma velocidade de 400uni por hora.

DIAPEDESIS:

- É a capacidade do neutrófilo de se espremer através dos poros dos vasos sanguíneos.
- Existem duas fases de adesão dos leucócitos ao endotélio.

1. Fase dependente da selectina.
2. Fase dependente de integrina.

4. **FASE DEPENDENTE DA SELECTINA:**

São conhecidas como LECCAMS (lectin cellular adhesion molecules). São partículas ligadas à membrana, que permitem a interação de uma célula com a outra. Possuem lectina e fator de crescimento epidérmico.

2. Têm atividade selectiva, pelo que são designadas selectinas (ligam-se a resíduos de hidratos de carbono e são ligandos. Os ligandos transportam porções de hidratos de carbono) A selectina P&E reforça a ligação entre o leucócito e a célula endotelial.

5. Integrinas (dos grânulos) (adesão dependente do endotélio).

Trata-se de um grupo de moléculas de adesão. Contêm duas cadeias polipeptídicas (a & b e têm três subfamílias b1, b2, b3). b1 para ligação a toda a matriz extracelular. b2 para ligação dos leucócitos ao endotélio. b3/ citoadesão - plaquetas e neutrófilos no local da inflamação.

6. As integrinas são identificadas:
4. LFA-1
5. MAC-
6. P150, 95

QUIMIOTAXE:

É o movimento direcionado da célula ao longo de um gradiente químico. Uma substância química presente nos tecidos faz com que os neutrófilos se movam em direção à fonte da substância química ou para longe dela. Este fenómeno é conhecido como quimiotaxia. Estes sinais químicos são conhecidos como quimiotaxinas.

Por exemplo, I. toxinas bacterianas

IV. Produtos degenerativos dos tecidos inflamados.

V. Produtos de reação do complexo do complemento.

A quimiotaxia é muito eficaz até 100 microns de distância de um tecido inflamado.

RECEPTORES DE QUIMIOTAXINA:

por exemplo, leucotrieno b4, IL-8, fator de ativação plaquetária, IL-1, FPR (recetor do péptido metionil de formilo).

Fagocitose: [52]

Ocorre em 3 fases-

Reconhecimento e vinculação

Engolfamento

Matança e degradação

Depende de três processos selectivos:

d) A superfície da partícula é rugosa; a probabilidade de fagocitose é maior.

e) As substâncias naturais do organismo possuem revestimentos proteicos protectores que repelem os fagócitos.

f) O corpo tem meios específicos para reconhecer certos materiais estranhos? Sim.

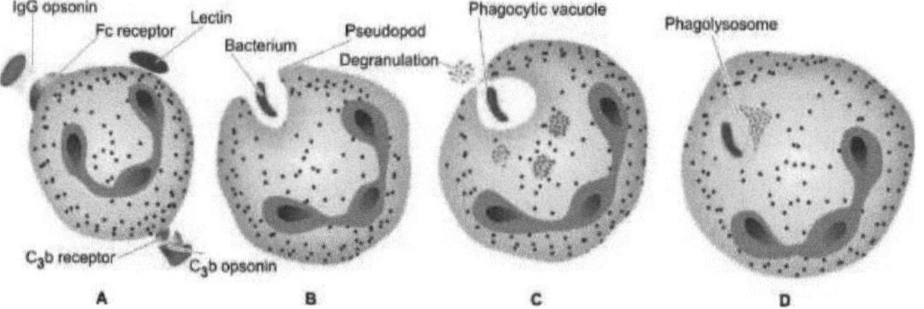

RECONHECIMENTO

A fagocitose é iniciada pela expressão de receptores de superfície nos neutrófilos que reconhecem os microrganismos: o recetor de manose e o recetor scavenger. O processo de fagocitose é reforçado quando os microrganismos são revestidos com proteínas específicas, opsoninas, do soro ou são opsonizados. As opsoninas estabelecem uma ligação entre as bactérias e a membrana celular da célula fagocítica.

OPSONIZAÇÃO:

É o processo de revestimento de uma partícula com moléculas reconhecíveis para permitir a ingestão fagocitária.

O sistema imunitário desenvolve anticorpos contra agentes infecciosos; estes anticorpos aderem à membrana das bactérias e tornam-nas susceptíveis de serem fagocitadas.

O complemento pode também ligar-se a algumas bactérias, mesmo na ausência de anticorpos, o que leva à opsonização.

2 tipos de opsoninas são

3 Complementar metobolito ic3b

4 . IgG

Receptores C3:

Existem 3 produtos de C3 que se ligam à membrana das células alvo (ou) (chamados fragmentos de opsonina). São eles o C3b, o Ic3b e o C3dg. Quatro receptores para estes

fragmentos são conhecidos como CR (receptores do complemento) CR1, CR2, CR3, CR4.
IgG: Têm receptores de superfície conhecidos coletivamente como receptores Fc.
3 tipos: Fcr RI de alta afinidade (macrófagos)
Fcr RII de baixa afinidade (neutrófilos)
Fcr RIII Baixa afinidade (neutrófilos)

ENGENHARIA

A partícula opsonizada ligada à superfície do fagócito está pronta para ser engolida. Isto é conseguido através da formação de pseudópodes citoplasmáticos à volta da partícula devido à ativação de filamentos de actina sob a parede celular, envolvendo-a num vacúolo fagocítico. Por fim, a membrana plasmática que envolve a partícula separa-se da superfície celular, de modo que o vacúolo fagocítico revestido de membrana ou fagossoma fica internalizado e livre no citoplasma da célula. O fagossoma funde-se com um ou mais lisossomas da célula e forma um vacúolo maior chamado fagolisossoma.

MORTE E DEGRADAÇÃO

Segue-se a fase de morte e degradação do microrganismo para o eliminar, o que justifica a função dos fagócitos como células necrófagas. Os microrganismos, depois de mortos por substâncias antibacterianas, são degradados por enzimas hidrolíticas. A eliminação dos microrganismos pode ser efectuada através dos seguintes mecanismos

C. Mecanismos intracelulares:
iv) Mecanismo bactericida oxidativo por radicais livres de oxigénio
c) Dependente de MPO
d) Independente de MPO
v) Mecanismo bactericida oxidativo dos grânulos lisossomais
vi) Mecanismo bactericida não oxidativo
D. Mecanismos extracelulares:

A. MECANISMOS INTRACELULARES.

Existem vias metabólicas intracelulares que matam mais frequentemente os micróbios por mecanismo oxidativo e menos frequentemente por vias não oxidativas.

iv) Mecanismo bactericida oxidativo por radicais livres de oxigénio.

Um mecanismo importante de morte microbicida é o dano oxidativo através da produção de metabolitos de oxigénio reactivos (O'2 H2O2, OH', HOCl, HOI, HOBr). Uma fase de aumento do consumo de oxigénio ("explosão respiratória") por leucócitos fagocíticos activados requer a presença essencial de NADPH oxidase. A NADPH-oxidase presente na membrana celular do fagossoma reduz o oxigénio a ião superóxido (O'2)

$$2O2+ \ NADPH \longrightarrow 2O2 + NADP+ + H^{+}$$

O superóxido é convertido em peróxido de hidrogénio

$$O2+2H+ \ H2O2 \longrightarrow$$

Este tipo de atividade bactericida é realizado quer através da enzima mieloperoxidase (MPO) presente nos grânulos azurófilos dos neutrófilos e monócitos, quer independentemente da enzima MPO, como se segue:

c) Morte dependente de MPO.

Neste mecanismo, a enzima MPO actua sobre o H2O2 na presença de halogenetos (cloreto, iodeto ou brometo) para formar ácido hipohaloso (HOCl, HOI, HOBr). Este *sistema* é designado por sistema H2O2-MPO-halogeneto e é um sistema antibacteriano mais potente em polimorfos do que o H2O2 isolado:

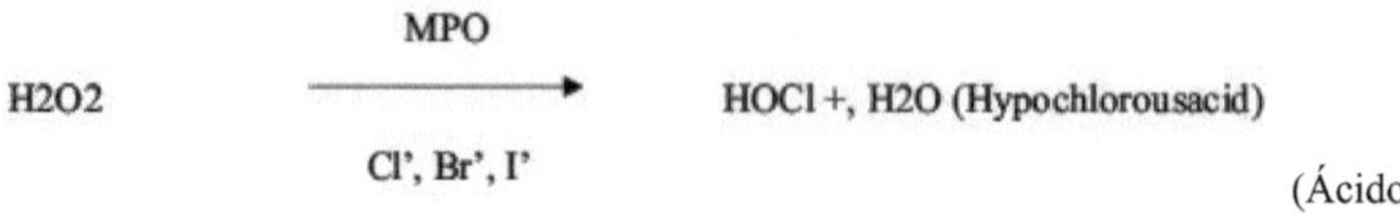

(Ácido hipocloroso)

d) Morte independente de MPO. Os neutrófilos maduros não possuem a enzima MPO e exercem a sua atividade bactericida produzindo iões OH- e oxigénio singlete superóxido (O') a partir de H2O2 na presença de O'2 (reação de Haber-Weiss) ou na presença de Fe++ (reação de Fenton):

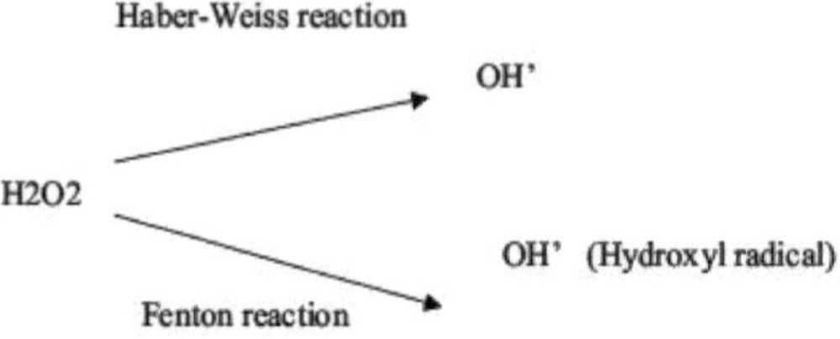

Reação de Haber-Weiss
OH
H2O2
OH' (radical hidroxilo)
Reação de Fenton

v) Mecanismo bactericida oxidativo por grânulos lisossómicos.

Neste mecanismo, os produtos pré-formados armazenados nos grânulos dos neutrófilos e macrófagos são descarregados ou segregados no fagossoma e no ambiente extracelular. Embora o papel da MPO já tenha sido salientado acima, outros produtos libertados pela desgranulação dos neutrófilos são a protease, a tripsinase, a fosfolipase e a fosfatase alcalina. A degranulação progressiva dos neutrófilos, juntamente com os radicais livres de oxigénio, degrada as proteínas, ou seja, induz a proteólise.

vi) Mecanismo bactericida não oxidativo.

Alguns agentes libertados pelos grânulos das células fagocíticas não necessitam de oxigénio para a sua atividade bactericida. Estes incluem os seguintes:

c) Grânulos - Alguns dos grânulos lisossomais libertados não matam por danos oxidativos mas causam lise no fagossoma. Estes são hidrolases lisossomais, factores de aumento da permeabilidade, proteínas catiónicas (defensinas), lipases, ptoteases, DNAases.

d) Óxido nítrico - Os radicais livres reactivos do óxido nítrico, semelhantes aos radicais livres do oxigénio, são formados pela óxido nítrico sintase e constituem um potente mecanismo de destruição microbiana. O óxido nítrico é produzido pelas células endoteliais, bem como pelos neutrófilos activados.

B. MECANISMOS EXTRACELULARES.

Os seguintes mecanismos explicam a atividade bactericida a nível extracelular:

iii) Grânulos - A desgranulação de macrófagos e neutrófilos exerce os seus efeitos de proteólise também fora das células.

iv) Mecanismos imunitários - a lise imunitária dos micróbios ocorre fora das células através de mecanismos de citólise, lise mediada por anticorpos e citotoxicidade mediada por células.

Armadilha extracelular de neutrófilos [53]

- 1st descoberto por **Brinkmann et al. 2004**
- 30-50nm de diâmetro

- Contêm ADN nuclear, histonas, péptido antimicrobiano cahtelicidina.
- Natureza pegajosa e com carga eletrostática.
- Aprisionar eficazmente os microrganismos.
- A formação de NETs tem sido descrita como um novo programa de morte celular.
- **Steinberg e Grinstein** denominaram esta nova morte celular, morfologicamente distinta do programa clássico de morte celular (apoptose e necrose), de "NETose"

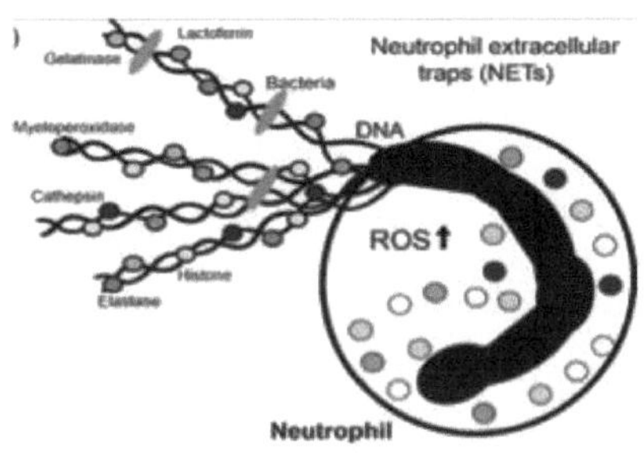

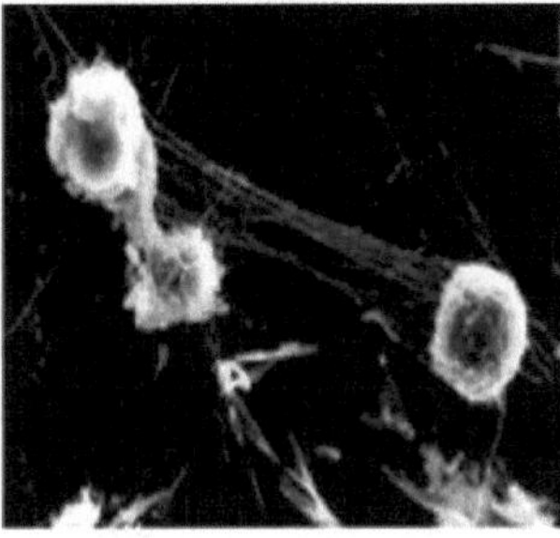

Fases da libertação NET

Fase 1-- Formação de ERO através da NADPH oxidase.

Saturação **2**-- Ativação da enzima peptidil Arginina Deiminase. Esta enzima é necessária para a substituição dos resíduos de arginina A.A por citrulina A.A, o que pode levar à descondensação do ADN.

Fase 3-- Formação de NET, expansão da membrana nuclear, perda da membrana granular dos neutrófilos, libertação de proteínas granulares, mistura de NET com péptido antimicrobiano e preenchimento do espaço citoplasmático.

Fase 4 - **Fuchs et al.** utilizaram o corante **azul de calceína** e observaram que os núcleos perderam a sua morfologia, perderam a membrana granular dos neutrófilos e misturaram-se com material cromatínico. 1st vez, observou a NET e as células tornaram-se positivas para a Anexina V. Em seguida, as células perderam o corante vital que indica a rutura da membrana dos neutrófilos. Se a célula tivesse sido apoptótica, ter-se-ia tornado positiva à anexina V. No entanto, concluiu que as NET são libertadas durante um novo programa de morte celular que é distinto da necrose e da apoptose.

Fase 5- 1) Impedir a invasão do agente patogénico no tecido

2) Neutralização do fator de virulência por degranulação de proteases

3) Matar finalmente através do seu AMP

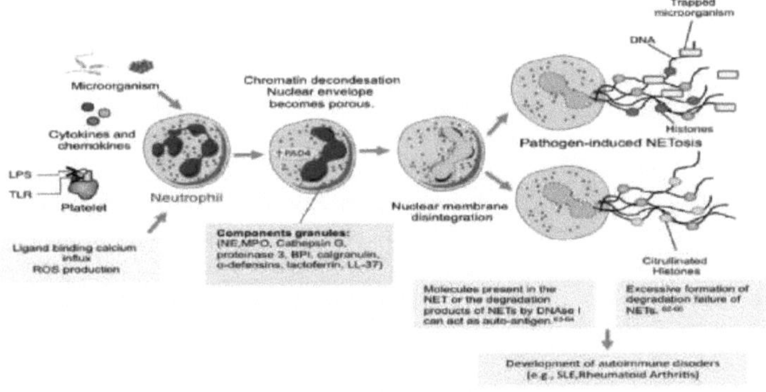

Papel dos neutrófilos na periodontite

- É uma doença inflamatória crónica que provoca a perda de dentes, destruindo o periodonto.
- A destruição periodontal pode ser causada por diferentes factores, incluindo a acumulação de biofilme dentário, uma higiene oral deficiente e a perda de equilíbrio entre a microbiota oral e o sistema imunitário
resposta.
- Bactérias da placa bacteriana - recrutamento constante de neutrófilos no sulco gengival (>95%), causa a doença periodontal.
- a saúde periodontal é mantida pela homeostase dos neutrófilos.

(Hajishengallis E et al 2014)

Homeostase dos neutrófilos [54]

Os neutrófilos activados produzem uma variedade de quimiocinas e citocinas, orientando as respostas inflamatórias e imunitárias. Infelizmente, se não houver uma eliminação adequada dos neutrófilos após uma infeção, as proteases libertadas pelos neutrófilos no tecido circundante podem causar danos ao hospedeiro. O biofilme bacteriano depositado nos dentes induz um recrutamento constante de neutrófilos (>95%) para o sulco gengival. Por conseguinte, a homeostase dos neutrófilos é importante para evitar danos colaterais no hospedeiro devido aos potentes efeitos pró-inflamatórios e antimicrobianos destas células. Como os neutrófilos são os leucócitos mais abundantes, o seu excesso ou ausência na boca leva a danos nos tecidos periodontais. Além disso, a distribuição e o número de neutrófilos são essenciais para a manutenção da saúde oral.

Ocorre em 3 fases-

4) produção
5) tráfico
6) eliminação de neutrófilos

(Von Vietinghoff S et al 2004)

4) Produção

Milhares de neutrófilos são produzidos diariamente na medula óssea e libertados na circulação. Existem três grupos de população de neutrófilos na medula óssea:

4) pool de células estaminais,
5) pool mitótico, e
6) piscina pós-mitótica.

O primeiro reservatório é constituído por células estaminais hematopoiéticas pluripotentes indiferenciadas (HSC), o segundo reservatório é constituído por células progenitoras granulocíticas que proliferam e se diferenciam e o terceiro reservatório é constituído por neutrófilos totalmente diferenciados, que se formam na medula óssea. As HSCs se diferenciam em mieloblastos, um tipo de célula em desenvolvimento comprometido com a formação de granulócitos. O fator estimulador de colónias de granulócitos (G-CSF) regula a produção ou a granulopoiese e a libertação de neutrófilos da medula óssea. O G-CSF regula a granulopoiese ao induzir a proliferação de precursores granulocíticos na medula óssea.

Uma grande reserva pós-mitótica é retida na medula óssea pela interação do recetor de quimiocina CXC 4 (CXCR4) nos neutrófilos com a quimiocina CXCL12 (fator derivado do estroma-1/SDF-1) produzida pelas células estromais da medula óssea. O G-CSF regula a libertação de neutrófilos maduros da medula óssea ao interferir com a interação CXCR4-CXCL12.

5) Tráfico de seres humanos

Os neutrófilos circulantes podem ser rapidamente mobilizados para locais de infeção ou inflamação através de um processo sistematicamente controlado, conhecido como cascata de adesão leucocitária, que permite a transmigração dos neutrófilos. O processo inicia-se quando as células endoteliais são activadas e aumentam a expressão de receptores de adesão, como as selectinas E e P. Os neutrófilos reconhecem estas selectinas e as células endoteliais são activadas. Os neutrófilos reconhecem estas selectinas e começam a rolar sobre as células endoteliais. Este rolamento depende de interações transitórias das selectinas com ligandos de glicoproteínas nos neutrófilos. Depois, os neutrófilos são activados por quimiocinas, que induzem um estado de alta afinidade nas integrinas. A interação das selectinas e das integrinas com os seus ligandos correspondentes leva a um rolamento lento dos neutrófilos, seguido de uma adesão firme que faz com que os neutrófilos parem completamente. Por fim, os neutrófilos arrastam-se no endotélio e transmigram para os locais de infeção ou inflamação. Este último processo é regulado principalmente por B2
integrinas. Esta cascata de adesão de leucócitos é regulada positivamente por citocinas e quimiocinas derivadas dos tecidos. As citocinas controlam a expressão das moléculas de adesão endotelial e as quimiocinas induzem as integrinas a mudar a sua conformação para um estado de elevada afinidade. Quando os neutrófilos se deslocam para os tecidos, seguem gradientes de quimioatracção para chegarem aos locais de infeção ou inflamação.

6) Libertação

Os neutrófilos são eliminados principalmente nos tecidos e possivelmente também na medula óssea. Nos tecidos, quando os neutrófilos completam a sua atividade antimicrobiana, sofrem apoptose. Os fagócitos residentes, como os macrófagos e as células dendríticas, eliminam os neutrófilos localmente. A fagocitose dos neutrófilos apoptóticos reprograma os macrófagos para iniciarem uma resposta anti-inflamatória, caracterizada pela síntese do fator de crescimento tumoral (TGF)-e e da IL-10, e por uma redução da síntese da IL-23. A citocina IL-23 induz a síntese de IL-17; assim, os níveis reduzidos de IL-17 levam a uma menor produção de G-CSF e, consequentemente, a uma menor produção de neutrófilos. Este processo é um ciclo de controlo que tem sido descrito como um "neutrostato" (reostato de neutrófilos) e mantém os níveis de neutrófilos em estado estacionário. A apoptose e a remoção correta das células apoptóticas são aspectos fundamentais da resolução da inflamação. A eliminação dos neutrófilos depende de sinais que os neutrófilos apoptóticos expressam na sua superfície. Esses sinais permitem que os macrófagos reconheçam e ingiram os neutrófilos. A não eliminação destas células apoptóticas resulta em necrose secundária e libertação de produtos que geram sinais pró-inflamatórios.

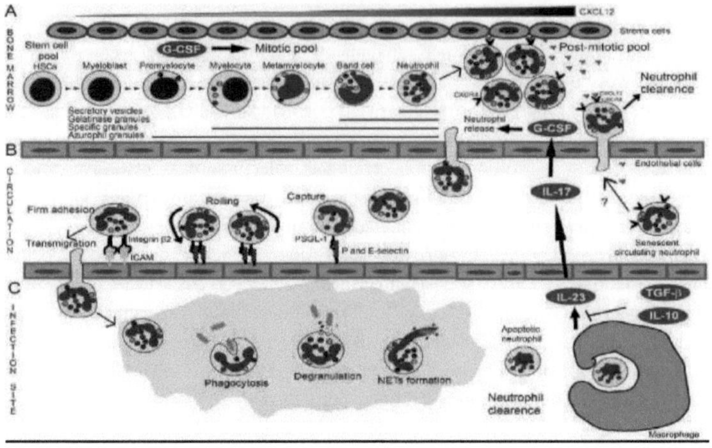

Destruição de tecidos mediada por neutrófilos [55]

A natureza inflamatória da resposta dos neutrófilos ao biofilme oral pode promover um desequilíbrio homeostático que é fundamental para o início e progressão da doença periodontal. Existem três mecanismos proeminentes que têm sido propostos para explicar o papel dos neutrófilos no desenvolvimento da doença periodontal. Estes são:

4) A deficiência dos neutrófilos
5) O neutrófilo hiperativo
6) Recrutamento crónico e ativação do neutrófilo normal

Os defeitos evidentes dos neutrófilos conduzem geralmente a uma predisposição para formas agressivas de periodontite. O comprometimento das funções dos neutrófilos nesses casos é frequentemente determinado geneticamente (ou intrinsecamente). No entanto, a importância do fenótipo deficiente ou defeituoso na progressão da doença é muitas vezes exacerbada por factores ambientais, sobretudo pelo consumo de tabaco. A hiperatividade dos neutrófilos tem sido descrita na literatura periodontal como significando "função elevada", por exemplo, aumento da atividade enzimática, particularmente, um aumento da explosão respiratória. O termo hiperativo é frequentemente utilizado como sinónimo de "preparado", embora não seja totalmente claro que isto seja sempre apropriado. Todos os neutrófilos podem ser "primados" por vários mediadores pró-inflamatórios, mas alguns autores aplicam um significado variante - uma predisposição específica e intrínseca para uma função elevada nos neutrófilos em pessoas predispostas a doenças periodontais inflamatórias. Por conseguinte, é necessário distinguir claramente entre neutrófilos que foram activados, ou preparados, como consequência do extravasamento e neutrófilos que são hiperactivos antes da ativação por estímulos periodontais locais.

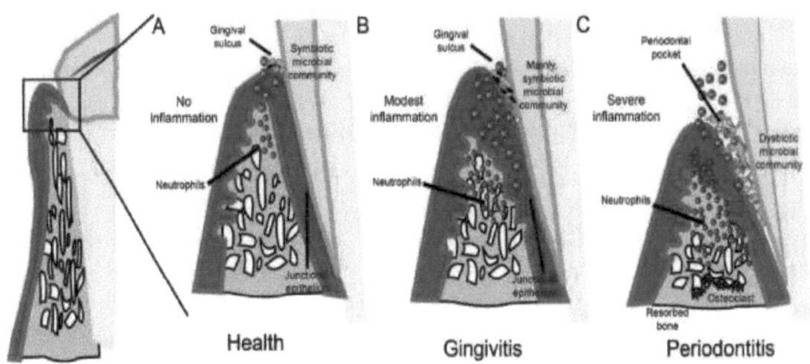

Defeitos dos neutrófilos[55]

A importância de neutrófilos totalmente funcionais para a manutenção de uma boa saúde periodontal é dramaticamente destacada pelo grande número de defeitos genéticos de neutrófilos associados à doença periodontal inflamatória grave. As caraterísticas periodontais de alguns defeitos de neutrófilos bem definidos são as seguintes

- **Neutropenias** (< 1500 neutrófilos por ml de sangue), incluindo **a síndrome de Kostmann** (neutropenia com catelicidina reduzida e HNP1-3): suscetibilidade a infecções bacterianas recorrentes e periodontite agressiva
- **Síndrome de Chediak-Higashi** (mutação LYST [lysosmal trafficking regulator] que resulta numa formação deficiente dos fagolisossomas): periodontite agressiva
- **Síndroma de Papillon-Lefevre/Deficiência de diptidil peptidase I** (mutação da catepsina C): periodontite agressiva

Deficiência de A1AT: periodontite.

- **Deficiência de adesão de leucócitos** (integrina CD18 ou mutação sialil-LewisX): infecções bacterianas recorrentes e periodontite agressiva.
- **Doença granulomatosa** (sistema NADPH oxidase defeituoso): suscetibilidade a infecções bacterianas e periodontite.
- **Polimorfismo NA2 no Fc RIIIb**, um recetor de anticorpos específicos de neutrófilos: periodontite agressiva.
- **Polimorfismos múltiplos de nucleótido único da fMLP-R**: periodontite agressiva

Taxa de migração de orogranulócitos

Em 1963, Klinkhamer introduziu uma técnica de recolha de saliva que preserva os leucócitos e permite o cálculo do número de leucócitos que migram ativamente para a cavidade oral, a que chamou "taxa migratória orogranulocítica" (OMR). Em artigos posteriores, Klinkhamer' tentou relacionar a RMO com a saúde oral geral e, especificamente, com a saúde clínica da gengiva.

A Taxa Migratória Orogranulocítica (OMR) demonstrou ser um índice laboratorial não subjetivo para a doença periodontal inflamatória, não exigindo manipulações intra-orais e independente do julgamento do investigador. Está atualmente descrito um método bioquímico para a determinação do índice OMR que mostra uma sensibilidade, exatidão e reprodutibilidade comparáveis, utilizando um baixo Este trabalho foi apoiado pelo USPHS Grant DEO 2232 do National Institute of Dental Research, National Institutes of Health, Bethesda, Md. Recebido para publicação em 2 de junho de 1978. Aceite para publicação em 5 de julho de 1978. espetrofotómetro de banda larga de baixo custo. A determinação quantitativa da atividade da mieloperoxidase é obtida com uma mistura de reagentes que contém dicloridrato de benzidina (BDDH) e dimetilsulfóxido (DMSO).

MACRÓFAGOS (CÉLULAS FAGOCÍTICAS):

Originalmente descrito por Metchinkoff em 1833. Os macrófagos são células tecidulares derivadas de

4. MEDULA ÓSSEA (CÉLULAS ESTAMINAIS HEMATOPOIÉTICAS)
5. YOLK SAC
6. FÍGADO FETAL (fases de desenvolvimento)

A semi-vida dos monócitos do sangue é de cerca de 1 dia e a dos macrófagos dos tecidos é de vários meses ou anos (Van Furth R. 1968). Exprimem os receptores CR1, CR3, CR4 e C5aR.[56]

Os macrófagos desempenham uma função importante na imunidade mediada por células. São grandes células altamente fagocíticas que fazem parte do sistema reticuloendotelial. A sua atividade fagocítica é reforçada por receptores de superfície para a porção Fc da imunoglobulina (IgG), o que proporciona um maior contacto dos antigénios com o macrófago após a reação antigénio-anticorpo. Participam com os linfócitos T no auxílio à resposta dos linfócitos B a muitos imunogénios. Pensa-se que os macrófagos processam o antigénio para os linfócitos B. Nas lesões inflamatórias, os macrófagos são formados pela diferenciação de monócitos que são transportados para a lesão pelo sangue. As células mononucleares são atraídas para os locais de inflamação pelas linfocinas (substâncias solúveis libertadas pelos linfócitos, como os interferões-g e o fator C5a do complemento).

Os macrófagos também são importantes, uma vez que segregam IL-1, IL-6, IL-8, IL-10, fator de necrose tumoral (TNF)-g, prostaglandinas, adenosina monofosfato cíclica e colagenase, podendo desempenhar um papel significativo na destruição do colagénio nas doenças periodontais. Estas são as células efectoras importantes na reação de hipersensibilidade retardada. Os macrófagos sanguíneos (monócitos) são a maior das

células linfóides. Eles são cerca de 12-15ц. Os macrófagos teciduais (histiócitos 15-20 ц).[57]

O processamento e a apresentação do antigénio pelo macrófago às células T exigem que ambas as células possuam determinantes de superfície codificados pelo mesmo complexo principal de histocompatibilidade.

Desenvolvimento de macrófagos[50]

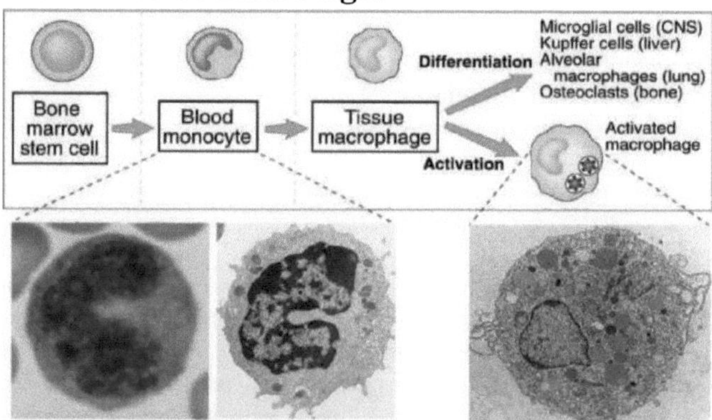

Factores responsáveis pelo desenvolvimento dos macrófagos-

4) Fator estimulador de colónias de granulócitos e macrófagos
5) Fator estimulador de colónias de macrófagos
6) Fator estimulador de colónias-

Tipos de macrófagos[50]

Localização específica	Tipo
Circulação	Monócitos
Fígado	Células de Kupffer
Baço, gânglios linfáticos	Histiócitos do seio
CNS Pulmões	Microglia Macrófagos alveolares
Pele	Células de Langerhans/células dendríticas

2 tipos (Sicca A et al 2007) [58]

Macrófago M1	**Macrófago M2**
- apresentar Ag às células B - induz uma resposta Th1 - produzem IL-12, IL-23 e outras citocinas inflamatórias	-Macrófago associado ao tumor - Resposta Th2 -IL-4, IL-10, TGFp

Fagocitose [59]

Os macrófagos têm a capacidade de ingerir e destruir o organismo invasor (intracelularmente).

Ocorre em 3 fases-

1. Reconhecimento e vinculação.
2. Vacúolo fagocítico de engolfamento.
3. Morte ou degradação do material ingerido.

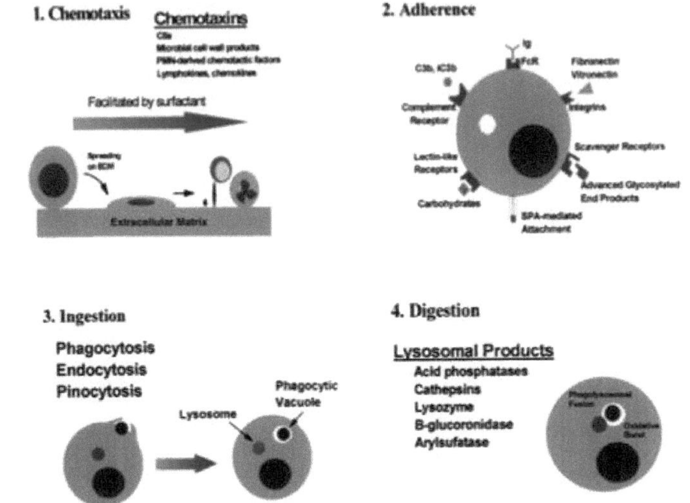

Quatro componentes básicos da fagocitose: (1) quimiotaxia, (2) adesão, (3) ingestão, (4) digestão.[60]

1) Reconhecimento e vinculação

Os macrófagos têm 2 tipos de receptores (Ravetch JV et al 1998)

Receptores opsónicos	**Receptores não opsonicos**
Receptores -Fc Recetor do complemento	- Dectina-1 - DC SIGN
TLR 1,2, 4, 5, 6 e 10 Receptores -Fc	- Recetor de sequestro - MARCO

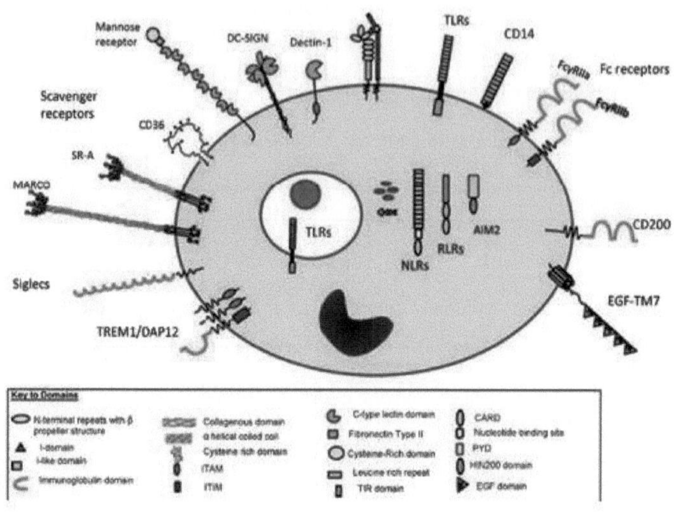

Fagocitose mediada pelo recetor Fc

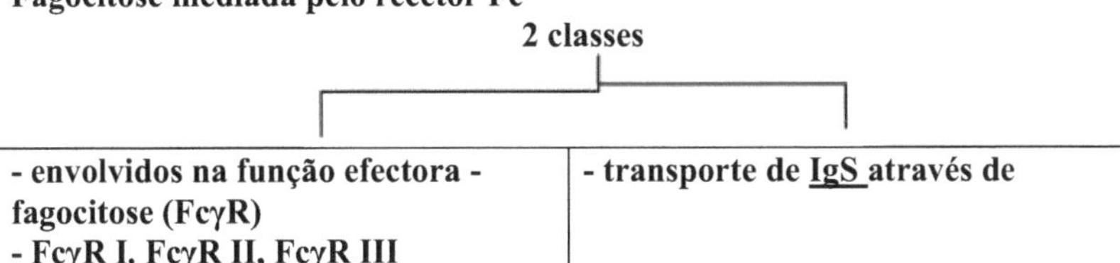

2 classes

- envolvidos na função efectora - fagocitose (FcγR) - FcγR I, FcγR II, FcγR III	- transporte de IgS através de

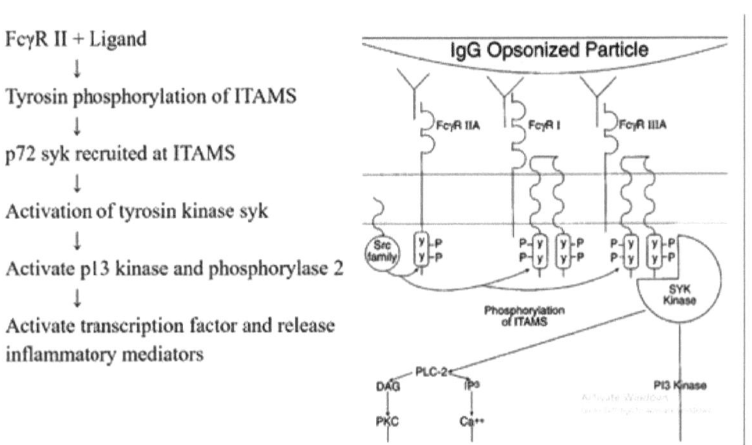

FcyR II + Ligando
Fosforilação do ITAMS pela tirosina
p72 syk recrutado no ITAMS
Ativação da tirosina quinase syk
Ativar a p 13 quinase e a fosforilase 2
Ativar o fator de transcrição e libertar mediadores inflamatórios

Fagocitose mediada por receptores de manose

Domínio extracelular - domínio de ligação aos hidratos de carbono	Domínio intracelular -Cauda citoplasmática curta

Fagocitose mediada por receptores do complemento (Brown EJ. 1991)

CR1, CR3 e CR4 presentes nos macrófagos

CR-1 -Transmembrana de cadeia simples proteína, tem um domínio extracelular de ligação ao complemento e um	CR-3 e CR-4 - ligam-se especificamente ao C3bi e responsável pela intmalização das partículas. - induzida por TNF-a, GM-

domínio citosólico curto de 43 A. A.	CSF

Liga-se a C3b, C4b e C3bi

2) ENGULHAMENTO

A membrana plasmática dos macrófagos é comprimida para formar uma vesícula (fagossoma) que envolve a partícula. O fagossoma funde-se então com um grânulo lisossómico, resultando na descarga do conteúdo do grânulo no fagolisossoma.

3) MORTE E DEGRADAÇÃO

Oxidativo	Não oxidativo
- Por explosão respiratória através da via da NADP oxidase.	- Pela formação de péptidos antimicrobianos (defensina, catalicidina e outras proteases degradativas)

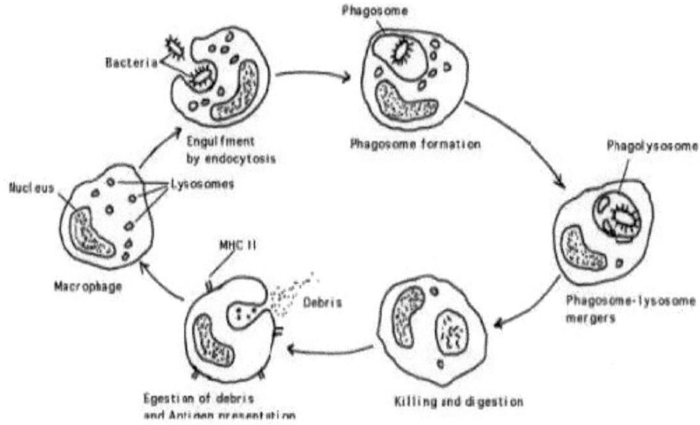

Papel dos Macrófagos na Inflamação (Kasahara T et al 2001)[61]

Sequência de eventos que podem ser provocados por uma variedade de estímulos, incluindo agentes patogénicos, agentes nocivos mecânicos e químicos e respostas auto-imunes, o que corresponde a um aumento do calibre microvascular, a uma maior permeabilidade vascular, ao recrutamento de leucócitos e à libertação de mediadores inflamatórios. A inflamação é o principal processo através do qual o corpo repara os danos nos tecidos e se defende contra estímulos.

No estado fisiológico, a inflamação regula a resposta protetora contra novas lesões e limpa o tecido danificado. Em situações patológicas, a inflamação pode resultar na destruição dos tecidos.

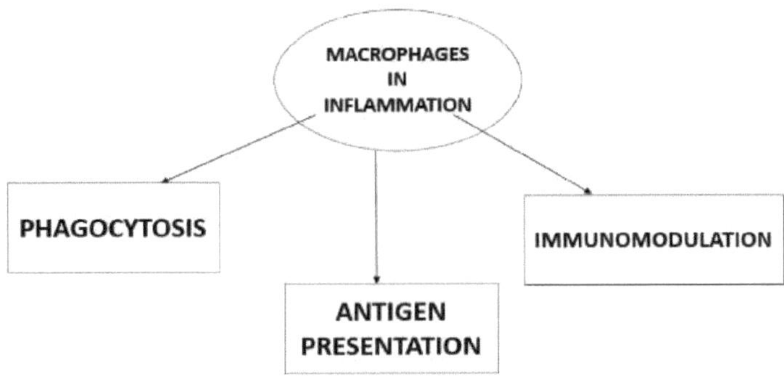

Apresentação do antigénio

As células apresentadoras de antigénios têm como função exibir os antigénios para serem reconhecidos pelos linfócitos e promover a ativação dos linfócitos. As células apresentadoras de antigénios incluem as células dendríticas e os monócitos/macrófagos. Os macrófagos que contêm micróbios ingeridos apresentam antigénios microbianos a linfócitos T efectores diferenciados. As células T efectoras activam então os macrófagos para matar os micróbios em associação com citocinas. O eixo macrófago-citocina-linfócito T desempenha um papel fundamental no desenvolvimento da imunidade mediada por células contra agentes patogénicos intracelulares. Os macrófagos ingeridos desempenham um papel na ativação/diferenciação de linfócitos T naive para induzir respostas primárias a antigénios microbianos, embora seja provável que as células dendríticas actuem como indutores mais eficazes da resposta.

Respostas das células B ao antigénio[80]

As células B maduras do FO recirculam entre os órgãos linfóides secundários em busca de antigénio. Após o encontro do Ag cognato, as células B que recebem ajuda das células T podem entrar num par de diferentes possibilidades de desenvolvimento. Em primeiro lugar, as células podem sofrer uma diferenciação plasmocítica, formar plasmablastos extrafoliculares e formar plasmócitos secretores de IgM. Estas células não têm genes de Ig com mutação somática e têm uma vida curta, mas dão uma resposta inicial rápida ao antigénio. A segunda possibilidade de desenvolvimento é o estabelecimento de um centro germinal, uma estrutura especializada no interior da qual as células B são submetidas a ciclos de proliferação acompanhados de maturação da afinidade: um processo iterativo de mutação e seleção do gene da Ig que resulta num conjunto de células B capazes de se ligarem ao Ag com a maior afinidade. As células também são submetidas a recombinação de interruptores de classe. As células B de memória e os plasmócitos que expressam BCRs somaticamente mutados e geralmente de elevada afinidade de isótipos comutados saem do GC.

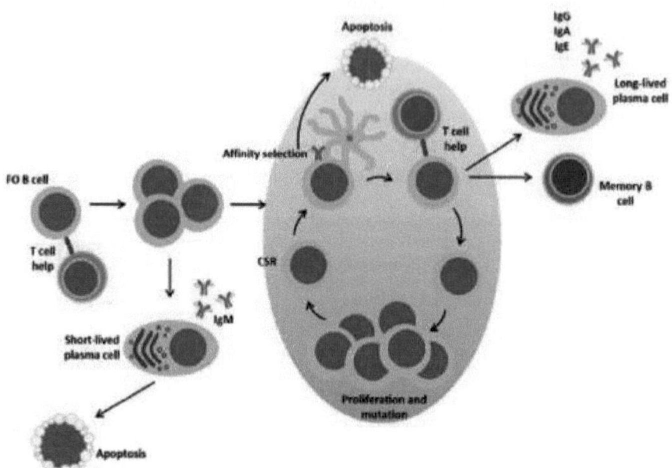

Respostas das células B ao antigénio

Células B reguladoras

As células B têm um papel positivo na preparação das células T CD4+ adaptativas, mas não das células T CD8+. A magnitude das respostas das células T CD4+ é reduzida após um desafio patogénico em ratinhos com deficiência ou depleção de células B. As células B também são capazes de atenuar as respostas imunitárias conduzidas pelas células T, dando origem ao conceito de células B reguladoras (Breg). As células B secretoras de interleucina (IL-)10 com funções supressoras são designadas por Bregs B10. As Bregs B10 reduzem a gravidade da doença em modelos animais, por exemplo, durante a encefalomielite autoimune experimental (EAE), a secreção de IL-10 em ratinhos tem o efeito de contrariar esta doença autoimune mediada por células T do sistema nervoso central. As Bregs que segregam IL10 ou o fator de crescimento transformador e (TGFe) foram identificadas noutros modelos animais de autoimunidade, cancro e infeção, apoiando o conceito de que estas células têm um papel importante na manutenção da tolerância periférica.

Ativação de células B [81]

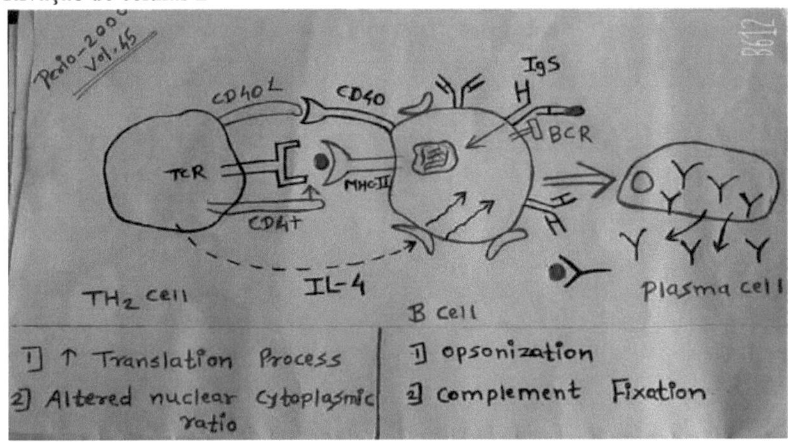

Os receptores de células B/ moléculas de IgS estão presentes na superfície das células B. Os BCR reconhecem o antigénio e engolfam-no. Após o engolfamento, as células B fragmentam o antigénio e carregam-no nas moléculas MHC II. As moléculas MHC II transportam o antigénio para as células Th2. No entanto, a ativação das células T ocorre através de uma grande interação entre as células T e as moléculas MHC II e uma segunda ativação por moléculas coestimuladoras que confirmam a interação entre as células T e as células B. Após toda a interação, as células B são submetidas a um mecanismo de sinalização e iniciam dois processos

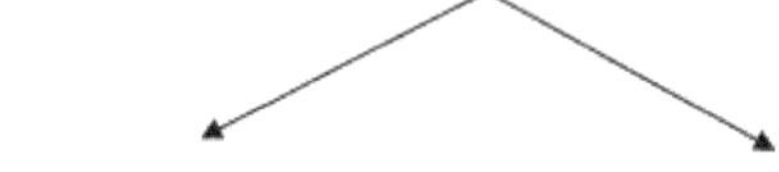

Aumento da tradução alteração do rácio citoplasmático nuclear

↓ ↓

Mais síntese proteica aumenta o conteúdo do citosol e diminui o tamanho do núcleo

↓ ↓

Aumento da síntese de IgS nas células plasmáticas

Após a síntese dos plasmócitos, estes libertam anticorpos que se ligam ao antigénio e eliminam o antigénio através da opsonização ou da fixação do complemento.

CÉLULAS PLASMA	CÉLULAS DE MEMÓRIA B
- Chamadas células secretoras de anticorpos. - Forma oval e duas vezes o tamanho dos linfócitos pequenos. - Núcleo colocado excentricamente e com aspeto de roda de carroça. - Citoplasma grande e contém RER abundante e aparelho de golgi bem	- Mostrar resposta secundária. (Reinfeção com o mesmo antigénio, o anticorpo já formado tem informação relacionada com esta infeção - na exposição secundária ao mesmo antigénio a resposta é rápida e imediata.

desenvolvido - Estas são células terminais e têm um tempo de meia-vida curto, ou seja, 2-3 dias.	

Subconjuntos de células B e o seu papel na patogénese da periodontite [82]

As células B iniciam a proteção imunitária produzindo moléculas de anticorpos, também conhecidas como imunoglobulinas, que podem reconhecer o antigénio através de domínios de ligação de baixa ou alta afinidade. Os precursores das células B da medula óssea geram diversidade de reconhecimento de imunoglobulinas através da recombinação dos genes V(D)J, um processo independente do antigénio que utiliza as endonucleases do gene ativador da recombinação (RAG) para justapor fragmentos não contíguos de genes variáveis (V), de diversidade (D) e de junção (J) em genes V(D)J funcionais que codificam a região V de ligação ao antigénio das moléculas de imunoglobulina.

Após outros eventos de maturação, vários subconjuntos de células B maduras que co-expressam IgM e IgD emergem da medula óssea e colonizam diferentes compartimentos dos órgãos linfóides secundários. Os antigénios iniciam as respostas de anticorpos nos folículos dos órgãos linfóides secundários, um microambiente que favorece a interação das células B e T entre si, bem como com as células dendríticas apresentadoras de antigénios. Depois de interagirem com o antigénio através do recetor de células B, que inclui IgM e IgD, as células B naive migram para a fronteira entre o folículo e a zona externa de células T. As células T CD4+ que residem no folículo das células B e que exprimem o recetor 5 de quimiocinas com motif CXC eram anteriormente designadas por células T auxiliares B foliculares, mas são agora mais frequentemente conhecidas por células auxiliares T foliculares. Neste local, as células B de conjugados dinâmicos com células T auxiliares foliculares, que fornecem ajuda às células B cognatas através de um mecanismo que envolve o membro da família do fator de necrose tumoral, CD40L, e citocinas, como o interferão gama e a interleucina-4. Posteriormente, as células B diferenciam-se segundo uma de duas vias. A via folicular gera células B do centro germinal Bcl6-positivas que se diferenciam em células B de memória de longa duração e em células plasmáticas que produzem anticorpos de elevada afinidade, enquanto a via extra folicular gera blastos Bcl6-negativos que se diferenciam em células plasmáticas de curta duração que segregam anticorpos de baixa afinidade. Além disso, as células B activadas podem servir como células apresentadoras de antigénios para as células T CD4+ e CD8+. Em contraste com as células dendríticas, as células B podem apresentar seletivamente o antigénio cognato recolhido através de moléculas de imunoglobulina de superfície, o que permite a apresentação mesmo de baixas concentrações de antigénio. Além disso, as células B podem melhorar indiretamente a apresentação de antigénios por outras células apresentadoras de antigénios através da produção de anticorpos específicos.

A relação entre as células apresentadoras de antigénio e as células T-helper 17 também foi analisada. Foi observada uma predominância de células semelhantes a monócitos CD68(+) e células B CD20(+) e uma forte infiltração de células T-helper 17 nas regiões inferiores das lesões de periodontite crónica, enquanto as células dendríticas CD1a(+) só foram detectadas nas regiões coronais, onde a infiltração de células T-helper 17 era baixa. A citocina indutora de T-helper 17, interleucina-23p19, foi produzida por células semelhantes a monócitos CD68(+), mas não por células B CD20(+). Em geral, as células B foliculares convencionais, as chamadas células B-2, participam predominantemente em respostas de anticorpos dependentes de células T a determinantes altamente específicos, normalmente associados a proteínas microbianas.

Ao contrário das células B foliculares, certos subconjuntos de células B extrafoliculares, como as células B-1, dão origem predominantemente a respostas rápidas de anticorpos independentes das células T a determinantes de hidratos de carbono e glicolípidos altamente conservados associados a micróbios. Estas respostas de anticorpos encontram-se normalmente na interface da mucosa e geram anticorpos poliespecíficos e de baixa afinidade através de vias independentes das células T que envolvem a interação das células B com células dendríticas, macrófagos e granulócitos. No entanto, apenas alguns estudos analisaram o papel funcional das células B e dos subconjuntos de células B na patogénese da periodontite. Uma sugestão inicial foi que tanto as células B circulantes como as locais em indivíduos susceptíveis à periodontite têm uma maior propensão para propriedades auto-reactivas do que as células B de pacientes com baixa suscetibilidade à periodontite. Mais recentemente, foi referido que o subtipo de células B, B-1a, apresenta propriedades auto-reactivas e é encontrado em proporções elevadas nas lesões de periodontite.

Foram obtidas biópsias gengivais de um local proximal doente selecionado aleatoriamente, com uma profundidade de bolsa de sondagem >6 mm e hemorragia à sondagem. As biópsias foram processadas para análises imunohistoquímicas, para identificar células inflamatórias e marcadores funcionais. Os autores verificaram que as células B (células B-1a e B-2) ocorriam em maiores proporções do que as células T. Cerca de 60% dos linfócitos B apresentavam caraterísticas auto-reactivas.

Interação das funções das células T e B na periodontite

Lymphocytes	Factors	Functions	Association
T-helper 1, T-helper 2, T-helper 17 and regulatory T-cells	T-bet, Trans-acting T-cell specific transcription factor-3, forkhead box P3, retinoic acid receptor-related orphan receptor C2, interleukin-1β, interleukin-10, interleukin-17, RANKL, interferon gamma and transforming growth factor beta-1	mRNA of forkhead box P3, T-bet, RANKL, interleukin-17, interleukin-1β and interferon gamma significantly over-expressed in active lesions	Active and inactive periodontal lesions
T and B-cells	RANKL and osteoprotegerin	Reduction of soluble RANKL release or interference with RANKL expression by T/B-cells	Osteoclastic bone resorption
T-cells	RANKL	Expression of membrane-bound receptor activator of NF-kappaB ligand on T-cells is strictly limited, and the majority of RANKL protein produced by T-cells may be active in the soluble form after shedding	

CD3+ T-cells and CD4+ and CD8+ subpopulations, and CD19+ B-cells		More periodontal breakdown in smoking patients was associated with higher numbers of CD3+ T-cells, as well as with CD4+ and CD8+ T-cell subsets	Smoking and periodontitis
T-helper 17 cells	Interleukin-17 and RANKL	Interleukin-17 and RANKL were abundantly expressed in the alveolar bone of diseased patients, in contrast to low detection in controls	Chronic periodontitis
CD4+ T-cells	RANKL	RANKL mRNA levels were higher in patients with periodontitis than in healthy subjects, and spontaneous and lipopolysaccharide and phytohemagglutinine-stimulated RANKL synthesis were higher also in patients than controls. CD4(+) T lymphocytes were the predominant infiltrate cell subset present in gingival tissues of patients with periodontitis	Levels of RANKL with the CD4(+) T-cell activity present in gingival tissues of patients with chronic periodontitis
T and B-cells	CD86 and CD83 expression on B-cells	High levels of interferon gamma and minimal interleukin-5 produced by stimulated T-cells through B-cells activated with *Aggregatibacter actinomycetemcomitans or Porphyromonas gingivalis*	Severe periodontitis tissues

Células B-1 e autoimunidade[81]

As células B-1, que têm a capacidade de produzir auto-anticorpos com vários graus de afinidade, encontram-se em grande número no sangue periférico de indivíduos com síndrome de Sjogren ou artrite reumatoide. Foi observado um grande número de células B-1 em ratinhos com doenças auto-imunes naturais, bem como em estirpes de ratinhos geneticamente manipulados que desenvolvem doenças semelhantes. Foi demonstrado que as células B-1, após a ativação das células T, sofrem uma mudança de classe e uma mutação somática, o que resulta numa mudança da produção de auto-anticorpos de baixa afinidade para auto-anticorpos IgG de alta afinidade. Recentemente, foi também demonstrado que o ADN microbiano CpG (citosina-fosfato-guanina) libertado durante as infecções pode exacerbar a autoimunidade, estimulando as células B auto-reactivas a mudar de IgM para um isótipo de IgG mais patogénico, independentemente das células T.

As células B da resposta inata do hospedeiro também podem ser protectoras através da produção de auto-anticorpos IgM naturais, contribuindo assim para a eliminação de células apoptóticas e para a supressão de respostas patogénicas de auto-anticorpos IgG. Foi identificada uma população particular de células B humanas, as chamadas células B 9G4, com caraterísticas específicas relacionadas com esta função inata e a expressão do epítopo 9G4 das células B parece estar fortemente associada à auto-reatividade. A célula B 9G4 está bem representada na população de células de memória IgG em indivíduos com lúpus eritematoso sistémico e está envolvida na patogénese desta doença autoimune.

Os dados relatados em estudos sobre doentes com lúpus eritematoso sistémico revelaram proporções aumentadas de anticorpos IgG 9G4 em até 75% dos doentes. Na presença de lúpus eritematoso sistémico ativo, os anticorpos representam 10-40% do total de IgG sérica. Além disso, o número de células de memória IgG 9G4 e de células plasmáticas também está aumentado (10 a 25 vezes) em doentes com lúpus eritematoso sistémico e representa 10-33% e 1040% de todas as células B de memória IgG e células plasmáticas, respetivamente.

CÉLULAS PLASMA:

As células plasmáticas são as células terminais na progressão das células B. Contêm RNA citoplasmático abundante. As células plasmáticas encontram-se nos centros germinativos e nos tecidos, onde produzem imunoglobulinas, anticorpos e células efectoras para a imunidade humoral sistémica e local.

Complexo principal de histocompatibilidade (MHC):[83]

O complexo MHC é uma série de genes que codificam um grupo de glicoproteínas de membrana celular altamente polimórficas. Nos seres humanos, estes antigénios são denominados antigénios associados aos leucócitos humanos (HLA). Os HLA são antigénios de superfície presentes na superfície dos leucócitos, por exemplo, macrófagos. Estes desempenham um papel central no reconhecimento imunitário. O complexo genético MHC está localizado na parte curta do cromossoma 6. Importância sobretudo em enxertos e transplantes de órgãos. A célula T só pode aceitar o antigénio processado se este for apresentado por um macrófago que tenha na sua superfície o determinante MHC próprio. Este é designado por antigénio associado ao sistema imunitário ou Ia. Quando o macrófago transporta um antigénio Ia diferente, não pode cooperar com as células T. Esta situação é conhecida como restrição do MHC. A eficiência funcional do macrófago pode ser aumentada ou activada por linfocinas, complementos e interferões. Um macrófago ativado segrega um certo número de substâncias biologicamente activas como a) IL-1, IL-2. Os micrófagos são leucócitos polimorfonucleares do sangue, por exemplo, neutrófilos e basófilos. Os leucócitos eosinófilos encontram-se em grande número na inflamação alérgica, na infeção parasitária e no complexo antigénio-anticorpo. O eosinófilo tem dois grânulos, um pequeno e redondo e outro ovoide. Estes grânulos contêm uma variedade de enzimas hidrolíticas, que podem contribuir para as manifestações da reação de hipersensibilidade.

MOLÉCULAS MHC CLASSE I [84]

Estruturalmente, as moléculas MHC de classe I são heterodímeros. São constituídas por duas cadeias polipeptídicas, a e e2-microglobulina (b2m) como cadeia pesada e leve, respetivamente. As duas cadeias estão ligadas de forma não covalente através da interação dos domínios b2m e a3. A cadeia a tem carácter polimórfico e é codificada por um gene HLA, enquanto a subunidade b2m não é polimórfica e é codificada pelo gene b2m. O domínio a3 atravessa a membrana plasmática e interage com o coreceptor CD8 das células T e esta interação mantém a molécula MHC I no seu lugar. O outro tipo de recetor, denominado TCR, encontra-se na superfície das células T citotóxicas e liga-se ao seu ligando heterodimérico a1-a2, verificando a antigenicidade do péptido acoplado. Os domínios a1 e a2 dobram-se de modo a formar uma ranhura para a ligação de péptidos (próprios ou não próprios). As moléculas MHC de classe I ligam-se a péptidos com 8-10 aminoácidos de comprimento. A translocação dos péptidos (próprios ou não próprios) do citosol para o lúmen do retículo endoplasmático (RE) é realizada pelo transportador associado ao processamento de antigénios (TAP), que é um membro da família dos transportadores ABC e é um polipéptido heterodimérico multimembranar constituído por TAP1 e TAP2. As duas subunidades do TAP são o local de ligação ao péptido e dois locais de ligação ao ATP que estão virados para o citosol. Os péptidos antigénicos ou não antigénicos ligam-se agora ao TAP no lado citoplasmático e são translocados para o lúmen do RE através do consumo de ATP, pelo que a molécula MHC de classe I é, por sua vez, carregada com péptidos no lúmen do RE. Este fenómeno complexo de carregamento de péptidos envolve várias outras moléculas que formam um grande complexo multimérico constituído por TAP, tapasina, calreticulina, calnexina e Erp57.

A calnexina actua para estabilizar as cadeias a do MHC de classe I antes da ligação de B2T. Após a montagem completa da molécula de MHC, a calnexina dissocia-se. A molécula de MHC sem um péptido ligado é inerentemente instável e requer a ligação das chaperonas calreticulina e Erp.[57]

O transporte das moléculas de MHC de classe I através da via secretora envolve várias modificações pós-tradução da molécula de MHC, que envolvem alterações das regiões N-glicanas da proteína, seguidas de alterações extensas dos N-glicanos no aparelho de Golgi. A forma dos N-glicanos é a forma completamente madura antes de atingirem a superfície celular.

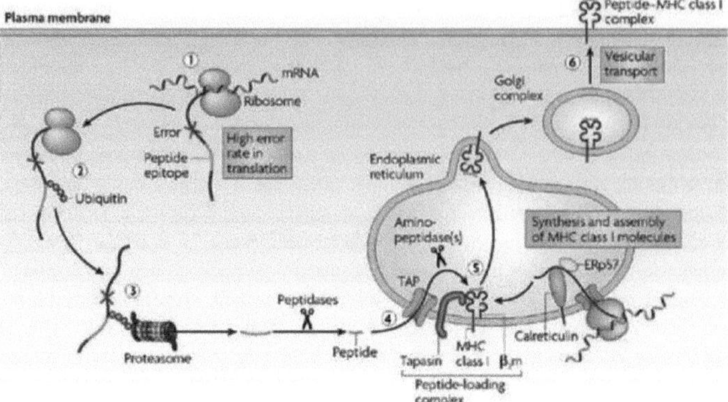

Processamento e apresentação de antigénios pela molécula de classe I do complexo principal de histocompatibilidade

MOLÉCULAS MHC CLASSE II [84]

O MHC de classe II é constituído por duas cadeias polipeptídicas, a e B, cada uma com dois domínios al e a2 e Bl e p2- Cada cadeia tem um domínio transmembranar, a2 e B2, respetivamente, para ligar a molécula de MHC de classe II à membrana celular. O sulco de ligação ao péptido é constituído pelo heterodímero de al e Bl. As moléculas MHC de classe II ocorrem normalmente apenas em APCs profissionais, como macrófagos, células B e, especialmente, células dendríticas (DCs). Embora possam ser expressas condicionalmente por todos os tipos de células. Uma APC absorve um antigénio, procede ao seu processamento e devolve uma fração molecular do mesmo, denominada epítopo, à superfície da APC, acoplada a uma molécula MHC de classe II. Este processo é conhecido como apresentação do antigénio. Nesta apresentação única, os epítopos são reconhecidos pelas células Th. Os receptores CD4, bem como os TCR, estão presentes nas superfícies das células T auxiliares. Quando uma molécula CD4 de uma célula T auxiliar ingénua se liga a uma molécula MHC de classe II de uma APC, o seu TCR pode encontrar o epítopo acoplado no MHC de classe II, um fenómeno semelhante ao acoplamento de Tc com células citotóxicas. Este acontecimento prepara a célula T auxiliar naive. A combinação variada de citocinas segregadas pelas APCs no microambiente faz com que a célula T auxiliar ingénua se polarize numa célula Th de memória ou numa célula Th efectora.

Assim, o MHC de classe II medeia a imunização das APCs, diferencia as células T em células de memória e células efectoras para que, no futuro, se o mesmo antigénio invadir o organismo, as células de memória sejam activadas e desencadeiem a resposta imunitária. A polarização durante a exposição primária a um antigénio é fundamental na determinação de uma série de doenças crónicas, incluindo doenças inflamatórias intestinais e asma, ao induzir a resposta imunitária que as células Th de memória coordenam quando a sua recordação é desencadeada após exposição secundária a antigénios semelhantes.

Na fase de processamento e apresentação do antigénio, os fagócitos, como os macrófagos e as células dendríticas imaturas, absorvem as entidades antigénicas por fagocitose em fagossomas. As células B exibem a endocitose mais geral em endossomas. Estes fagossomas ou endossomas fundem-se com lisossomas. As suas enzimas ácidas clivam a proteína absorvida em muitos péptidos diferentes. De entre estes, um determinado péptido apresenta imunodominância e carrega-se para moléculas MHC de classe II. As APCs expressam ambos os tipos de moléculas MHC I e II. Contudo, na célula, existe um sistema muito avançado que impede as moléculas de classe II de se ligarem ao mesmo conjunto de péptidos antigénicos que as moléculas de classe I. No decurso da síntese do MHC II no ER, três pares de cadeias a B da classe II associam-se a uma proteína pré-montada (trimérica) denominada cadeia invariante, que interage com a fenda de ligação dos péptidos das moléculas MHC de classe II, bloqueando a ligação de qualquer péptido endógeno à fenda. O complexo da cadeia invariante com a molécula de classe II é agora transportado do RER através do complexo de golgi para o conjunto endossoma-lisossoma. Durante a viagem do RER para o conjunto endossoma-lisossoma, a cadeia invariante é degradada sob a influência de enzimas proteolíticas e um pequeno fragmento CLIP (péptido de cadeia invariante associado à classe II) permanece ligado à fenda da classe II. Para a troca do CLIP com o péptido antigénico, é necessária uma molécula de classe II não clássica, denominada HLA-DM. Trata-se de um heterodímero, mas não é polimórfico e não é expresso na membrana celular. O HLA-DM encontra-se predominantemente no compartimento endossómico. A reação entre o HLA-DM e o complexo CLIP da classe II facilita a troca do CLIP por outro péptido. Agora, a molécula MHC de classe II carregada com o péptido antigénico é transportada para a superfície celular e exteriorizada

ANTICORPOS (imunoglobulinas):[50]

Os anticorpos são moléculas de glicoproteínas que reconhecem um determinado epítopo num antigénio, ligam-se especificamente a ele e, por fim, facilitam a eliminação desse antigénio. Reagem com os antigénios especificamente e de forma observável. Também são designados por aglutininas e precipitinas, dependendo das reacções com os antigénios.

Anteriormente, os termos beta 2 microglobulina e gamaglobulina 19S eram confusos. Assim, em 1964, a OMS aprovou o termo genérico imunoglobulina, que foi aceite internacionalmente. As imunoglobulinas são sintetizadas por células plasmáticas e, em certa medida, por linfócitos. Todos os anticorpos são imunoglobulinas, mas nem todas as imunoglobulinas são anticorpos. As imunoglobulinas constituem 20-25% do total de proteínas do soro.

As imunoglobulinas são classificadas em cinco classes com base em diferenças físico-químicas e antigénicas:

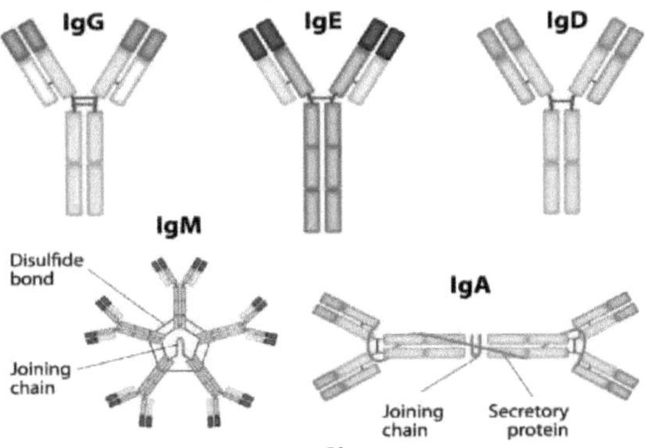

ESTRUTURA DAS IMUNOGLOBULINAS:[50]

Contém um fragmento solúvel e um fragmento insolúvel. Fc (cristalizável) e FAB (ligação ao antigénio). Cada molécula de imunoglobulina é dividida pela papaína, na presença de cisteína, em três partes (1 molécula de Fc e 2 moléculas de FAB).

As imunoglobulinas são glicoprotenos. Cada molécula é constituída por dois pares de cadeias polipeptídicas de tamanhos diferentes. As cadeias mais pequenas são designadas por cadeias leves (L) e as maiores por cadeias pesadas (H). A cadeia mais pequena tem um peso molecular de 25000 e a cadeia H tem 50000.

A cadeia L está ligada à cadeia H por uma ligação dissulfureto e as duas cadeias H estão unidas por ligações S-S. As cadeias H são estruturalmente e antigenicamente distintas para cada classe e são designadas por cada classe:

aIgG, IgA (alfa, gama, delta, épsilon)

As cadeias L ocorrem como kappa e lambda.

O local de combinação de antigénios da molécula encontra-se no seu terminal amino. É composta pelas cadeias L e H. Ambas as cadeias L e H têm duas porções de cada um dos 214 resíduos de aminoácidos que compõem a cadeia L, cerca de metade dos quais no terminal carboxi ocorrem numa sequência constante denominada região constante.

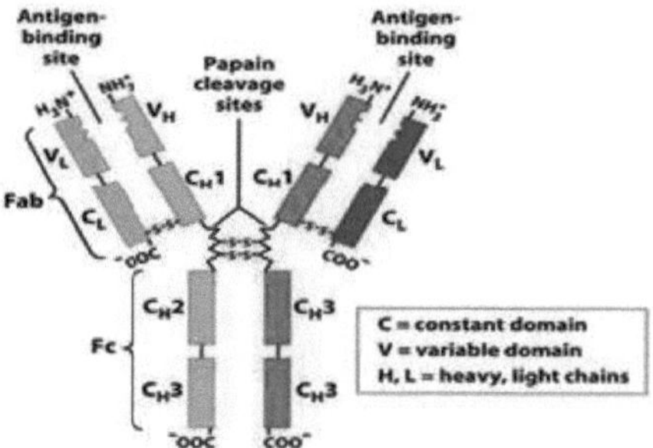

A sequência de aminoácidos na metade amino-terminal da cadeia é a variável. A gama infinita da especificidade dos anticorpos das imunoglobulinas depende da variabilidade das sequências de aminoácidos. As zonas altamente variáveis, numeradas 3 em L e 4 em H, são conhecidas como regiões hipervariáveis (hot spots). Estas estão envolvidas na célula de ligação ao antigénio. O fragmento FC é composto pelo terminal carboxi da cadeia H. Determina as propriedades biológicas da molécula de imunoglobulina.

A. FIXAÇÃO DE ELOGIOS

B. TRANSFERÊNCIA DE PLACENTA

Cada cadeia peptídica de imunoglobulina tem ligações dissulfureto internas, para além das ligações dissulfureto entre cadeias. Estas ligações dissulfureto inter-cadeias formam laços nas cadeias peptídicas.

Os domínios da região variável são responsáveis pelo local de ligação ao antigénio; por exemplo, a região CH 2 da IgG liga-se à sequência complementar C1q. O domínio CH3 medeia a adesão à superfície dos monócitos

	IgG	IgA	IgM	IgD	IgE
Sedimentação Coeff	7	7	19	7	8
Molecular Peso	150 000	160 000	900 000	180 000	190 000
Concentração no soro	12	2	1.2	0.03	0.00004

Meia-vida	23	6	5	2-8	1-5
Produção diária	34	24	3.3	0.4	0.0023
Intravascular Distribuição	45	42	80	75	50
Hidratos de carbono	3	8	12	13	12
Placentário transporte	+	-	-	-	-
Apresentação leite	+	-	-	-	-
Secreção selectiva Por sero glândula mucosa	-	+	-	-	-
Estabilidade térmica a 56 c	+	+	+	+	-

IgG: é a principal imunoglobulina do soro e é a única imunoglobulina que é transferida através da placenta. Isto aumenta a fagocitose, a fixação de complementos, a neutralização da precipitação de toxinas e vírus.

A IgG administrada passivamente suprime a síntese de anticorpos homólogos através de um processo de retroação. A IgA tem duas formas - a IgA sérica é um monómero principal que se encontra nas superfícies das mucosas e é segregada por células plasmáticas situadas perto do epitélio mucoso e glandular. Tem uma parte secretora. Promove a fagocitose, formando uma pasta de anticorpos e produz imunidade local.

A IgM é a imunoglobulina mais antiga e a primeira Ig sintetizada pelo feto. Não é transportada através da placenta. A IgM é 500-1000 vezes mais eficaz do que a IgG na opsonização.

As IgD assemelham-se estruturalmente às IgG e encontram-se na superfície dos linfócitos B não estimulados e servem como receptores de reconhecimento de antigénios.

A IgE é normalmente produzida no revestimento do trato respiratório e encontra-se elevada em condições alérgicas como a asma e a febre dos fenos, sendo a principal responsável pelo tipo de hipersensibilidade anafilática.

Função dos anticorpos

- Impedir a fixação de micróbios na superfície da mucosa.
- Reduzir a virulência dos micróbios através da neutralização de toxinas e vírus.
- Facilitam a fagocitose através da opsonização de micróbios.
- Ativar actividades mediadas pelo complemento-complemento contra os micróbios.
- Citotoxicidade mediada por células dependente de anticorpos.

IgG	Proteger os fluidos corporais
IgA	Encontrado na superfície do corpo e protege-o.
IgM	Proteção contra a invasão do sangue por microrganismos
IgD	Molécula de reconhecimento na superfície dos linfócitos B
IgE	Hipersensibilidade

ANTIGENOS: [50]

É definida como qualquer substância que, quando introduzida parentericamente no organismo, estimula a produção de um anticorpo, com o qual reage especificamente e de forma observável. Mas este conceito tradicional mudou, uma vez que alguns antigénios podem não induzir anticorpos. Mas podem sensibilizar linfócitos específicos, conduzindo a uma imunidade mediada por células.

A especificidade é a caraterística principal de todas as reacções imunológicas. Um antigénio introduzido no organismo reage apenas com esses imunócitos específicos (linfócitos B ou linfócitos T). O antigénio tem um marcador específico para esse antigénio e produz anticorpos complementares apenas a esse antigénio. Assim, o anticorpo assim libertado reagirá com o antigénio específico.

Dois atributos da antigenicidade são:

A. Indução de resposta imunitária (imunogenicidade)

B. Reacções específicas com anticorpos ou células sensibilizadas (reatividade imunológica)

HAPTENS: São substâncias incapazes de induzir a formação de anticorpos por si só, mas que podem reagir especificamente com anticorpos. Tornam-se imunogénicas depois de se combinarem com moléculas maiores. Podem ser classificadas em simples e complexas.

A unidade mais pequena de antigenicidade é conhecida como determinante antigénico ou **epítopo**. O epítopo é a pequena área no antigénio que possui uma estrutura química específica e uma configuração estérica capaz de sensibilizar um imunócito e reagir com o seu local complementar no anticorpo. A área de combinação na molécula do anticorpo correspondente ao epítopo é designada por **parátopo.**

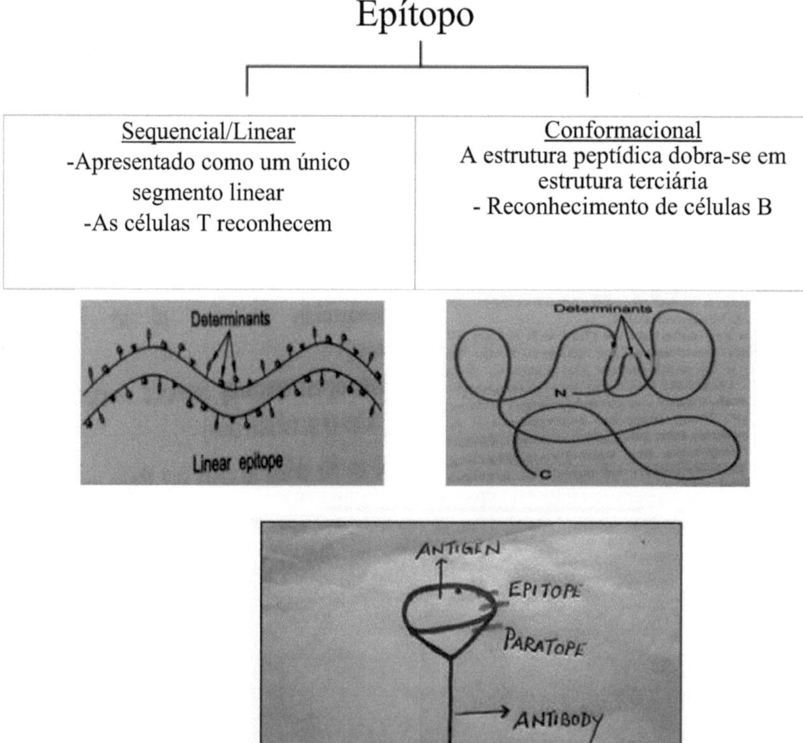

DETERMINANTES DA ANTIGENICIDADE:

A. Tamanho

B. Natureza química.

C. Suscetibilidade às enzimas dos tecidos.

D. Estrangeirismo

E. Especificidade antigénica - 1. Especificidade da espécie

2. especificidade iso

3. Auto-especificidade.

Consoante a capacidade de induzir a formação de anticorpos, os antigénios são classificados em

1. Dependente de células T (TD) - requer a cooperação de células T para a formação de anticorpos.

2. Independente das células T - não requer a cooperação das células T para a formação de anticorpos

COMPLEMENTO:[50]

Uma consequência importante da interação antigénio-anticorpo é a ativação do complemento. Os complementos são proteínas séricas, que se encontram em maior concentração no plasma. Estas proteínas não são imunoglobulinas. A sua função no sistema imunitário é mediar uma série de reacções biológicas, todas elas de diferença contra agentes microbianos. Estas reacções biológicas incluem:

a) Aumento da permeabilidade vascular

b) Quimiotaxia

c) Opsonização

d) Lise do organismo

O sistema do complemento é constituído por sequências activadoras e efectoras. A ativação ocorre rápida e eficazmente através da via clássica e mais lentamente através da via alternativa.[50]

EFEITOS BIOLÓGICOS DOS COMPLEMENTOS:[50]

ACTIVIDADE	COMPONENTES COMPLEMENTARES
Danos citolíticos e citotóxicos nas células	C1-9
Atividade quimiotáctica	C3a, C5a, C567
Libertação de histamina	C3a, C5a
Aumento da permeabilidade vascular	C3a, C5a
Atividade cinínica	C2 e C3a
Libertação de enzimas lisossomais	C5a
Fagocitose	C3, C5
Reforço da coagulação sanguínea	C6
Promoção da lise do coágulo	C3, C4
Inativação dos lypopolysaccharides bacterianos	C5, C6

A via clássica é activada pela reação de um antigénio com anticorpos IgG ou IgM e por imunoglobulinas agregadas. A sequência é C1, C4, C2, C3, C5, C6, C7, C8 e C9. O C3 é clivado pelo complexo C42 em C3b (que se liga à membrana celular) e C3a (que tem atividade biológica).[50]

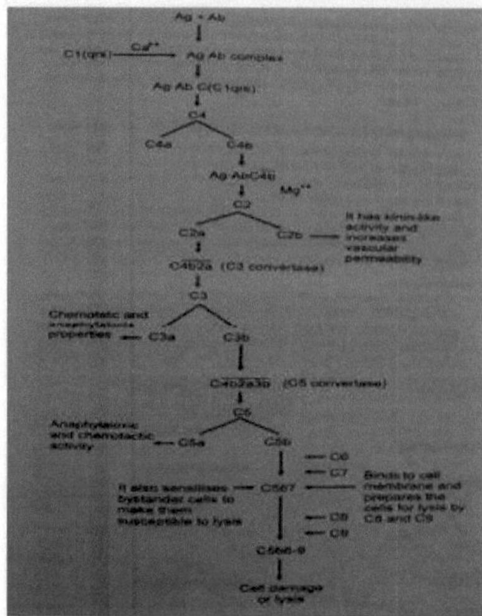

Percurso clássico

Existe também uma via alternativa para a ativação do complemento nos anticorpos, tais como as classes IgG e IgE, as endotoxinas e os vírus e parasitas. Esta pode ativar ou iniciar a sequência do complemento através da ativação direta de C3 sem desencadear C1. A via alternativa começa com a clivagem de C3 após a conversão do proactivador de C3. A sequência após a ativação de C3 é idêntica à da via clássica.[50]

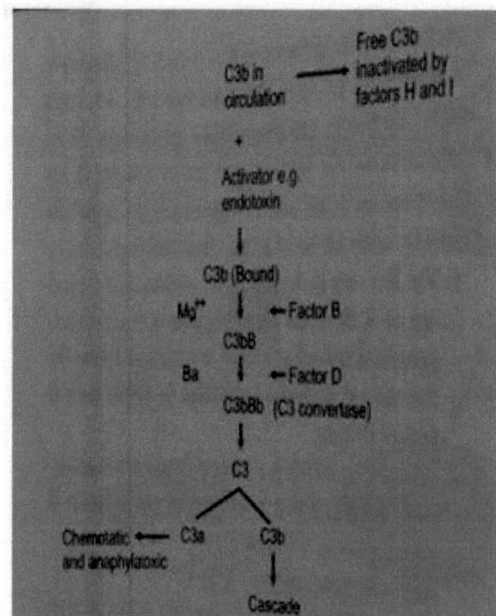

Via alternativa

A placa dentária e as culturas puras de bactérias também podem ativar o complemento pela via alternativa na ausência de um anticorpo. Para além dos factores quimiotácticos do complemento, certas espécies de bactérias produzem péptidos de baixo peso molecular que são diretamente quimiotácticos e não requerem complementos. Estes produtos podem contribuir para a acumulação de células inflamatórias nas lesões periodontais.

IMUNIDADE ADQUIRIDA:

A resistência que um indivíduo adquire durante a vida é denominada imunidade adquirida.

A. IMUNIDADE ACTIVA: É a resistência desenvolvida por um indivíduo em resultado de um estímulo antigénico. Implica o funcionamento ativo do aparelho imunitário do indivíduo, que leva à síntese de anticorpos e à produção de células imunologicamente activas.[50]

As caraterísticas da resposta imunitária específica que se distingue dos mecanismos não específicos são

1) Especificidade: Durante o desenvolvimento da imunidade ativa, existe frequentemente uma fase negativa durante a qual o nível de imunidade pode ser inferior ao que existia antes do estímulo antigénico. Isto deve-se ao facto de o antigénio se combinar com o anticorpo pré-existente. [50]

2) Memória: Uma vez que tenha ocorrido uma resposta imunitária contra um micróbio específico, a proteção contra o mesmo organismo é normalmente vitalícia, porque o sistema imunitário possui um sistema de recordação rápida conhecido como memória imunológica.[50]

B. IMUNIDADE PASSIVA: É definida como a resistência que é transmitida a um recetor numa forma pronta a usar e é conhecida como imunidade passiva. Neste caso, o sistema imunitário do recetor não desempenha qualquer papel ativo, não há qualquer estímulo antigénico. Em vez disso, são administrados anticorpos pré-formados.[50]

IMUNIDADE ACTIVA	IMUNIDADE PASSIVA
Produzido ativamente pelo sistema imunitário do hospedeiro	Recebido passivamente pelo hospedeiro. Sem participação do sistema imunitário do anfitrião
Induzida por infeção ou imunogénios com de contacto	Conferido pela introdução de anticorpos prontos a usar
Proporciona uma proteção duradoura e eficaz	A proteção é transitória e menos eficaz
A imunidade só é efectiva após um período de desfasamento	Imunidade com efeitos imediatos
Memória imunológica presente , Desafio subsequente mais eficaz (efeito de reforço)	Sem memória imunológica, a administração subsequente de anticorpos é menos eficaz.
Pode ocorrer uma fase negativa	Sem fase negativa
Não aplicável no hospedeiro imunodeficiente	Aplicável em hospedeiros imunodeficientes

IMUNIDADE NATURAL ACTIVA: Resulta de uma infeção clínica ou inaparente. Por exemplo, o sarampo.

IMUNIDADE ARTIFICIAL ACTIVA: É a resistência induzida pelas vacinas. As vacinas são preparações de microrganismos vivos ou mortos e seus produtos utilizados para imunização.[50]

1. Vacinas bacterianas	**2. Vacinas virais**
a. Viva -BCG para a tuberculose	a. Viva - vacina oral contra a poliomielite
b. Vacina contra a febre aftosa para	b. Poliomielite injetável morta Entérico vacina contra a febre

Imunidade passiva natural: é a resistência transferida passivamente da mãe para o bebé. É transmitida através da placenta. Através da imunização ativa da mãe durante a gravidez, é possível melhorar a qualidade da imunização passiva nos bebés.[50]

Imunidade passiva artificial: É a resistência transferida passivamente para um recetor através da administração de anticorpos. Os agentes utilizados são

a) Soros hiper-imunes de origem animal ou humana

b) Soros convalescentes de gamaglobulina humana

Por vezes, é utilizada a combinação de métodos activos e passivos de imunização, o que é conhecido como imunização combinada.

Mecanismos imunitários: São normalmente respostas protectoras do hospedeiro à presença

de substâncias estranhas, como as bactérias e os vírus. Podem, ao mesmo tempo, causar a destruição local dos tecidos, desencadeando vários tipos de reação excessiva ou hipersensibilidade. Foram descritos quatro tipos de reacções de hipersensibilidade,
As reacções de tipo I, II e III são humorais e são designadas reacções imediatas (porque ocorrem em minutos a horas). As reacções do tipo IV são chamadas celulares ou mediadas por células e são denominadas reacções retardadas (porque ocorrem em dias). Três destas reacções de hipersensibilidade são de potencial importância na doença periodontal. São elas,

1. Tipo I (anafilaxia ou hipersensibilidade imediata)
2. Tipo II (reacções citotóxicas)
3. Tipo III (Complexo imune ou reação artrítica).
4. Hipersensibilidade do tipo IV, mediada por células ou retardada[50]

MECANISMO DE HIPERSENSIBILIDADE ANAFILÁCTICA:[85]

A anafilaxia ocorre quando dois anticorpos IgE que estão fixados a um mastócito ou basófilo reagem com um antigénio sensibilizante através da porção Fab dos anticorpos. Esta reação antigénio-anticorpo provoca a libertação de uma substância farmacologicamente ativa das células sensibilizadas.
Estas substâncias causam a resposta e têm o potencial de induzir o dano tecidular na doença periodontal. Estas substâncias são a histamina, as cininas e a SRSA (substância de reação lenta - anafilaxia). A histamina é amplamente encontrada nos mastócitos, plaquetas e basófilos. Os níveis de histamina na gengiva cronicamente inflamada são significativamente mais elevados do que na gengiva normal.[85]

MEDIADOR	ACÇÃO FARMACOLÓGICA
Histamina	aumento da permeabilidade capilar, músculo liso contração, dilatação e aumento da permeabilidade das vénulas, resposta cutânea - pápula e eritema, reabsorção óssea.
SRS-A	Provoca a contração do músculo liso e o aumento da permeabilidade vascular.
Bradicinina	Contração do músculo liso, vasodilatação, migração de leucócitos.
Alfa-2-macroglobulina	Ativação da colagenase.

Tipo I (anafilaxia):

Embora tanto a IgE como a IgG estejam envolvidas na anafilaxia, apenas a IgE desempenha um papel na sua patogénese através da sua capacidade de sensibilizar a pele. O anticorpo IgG combina-se com o antigénio na circulação antes de se poder ligar à IgE nos mastócitos ou basófilos, impedindo a sensibilização. Estes anticorpos IgG são designados anticorpos bloqueadores.
Os anticorpos IgE envolvidos nas reacções anafilácticas ligam-se fortemente na porção Fc do anticorpo ao recetor que se encontra nos mastócitos. Um componente importante na hipersensibilidade anafilática é que os anticorpos IgE normalmente não fixam um complemento.
A bradicinina é um péptido formado pela ação enzimática da kallekrien sobre uma alfa-2-globulina do plasma. [86]

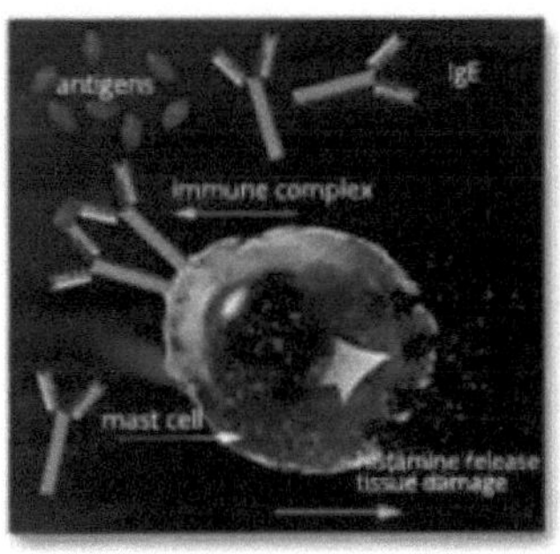

TIPO II OU REACÇÕES CITOTÓXICAS:

Aqui, os anticorpos reagem diretamente com os antigénios fortemente ligados às células. Estes antigénios podem ser componentes naturais da superfície da célula, por exemplo, membrana celular, antigénios polissacáridos dos glóbulos vermelhos. Uma reação citotóxica que envolva estas células pode resultar em hemólise. Os anticorpos citotóxicos também podem reagir com antigénios associados às células dos tecidos. Os anticorpos citotóxicos são da classe IgG ou IgM e fixam o complemento. Para além da lise celular, os anticorpos citotóxicos podem causar danos nos tecidos, aumentando a síntese e a libertação de enzimas lisossomais pelas células PMN.[86]

Por exemplo, reacções hemolíticas transfusionais, doenças hemolíticas do recém-nascido, anemia hemolítica auto-alérgica. As reacções citotóxicas são observadas nas doenças auto-imunes em que os anticorpos reagem com os componentes dos tecidos do próprio doente. Por exemplo, o pênfigo.[86]

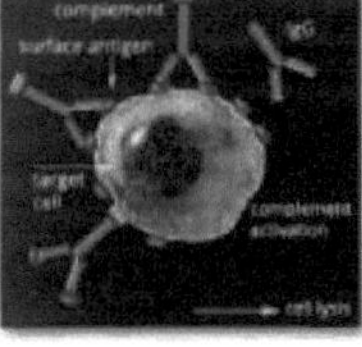

Tipo III ou complexo imune ou reação de Arthus:

Quando estão presentes níveis elevados de antigénio ao qual o hospedeiro foi sensibilizado e que persiste sem ser eliminado, os complexos antigénio-anticorpo precipitam nos pequenos vasos sanguíneos e à sua volta e, com a subsequente ativação do complemento, causam danos nos tecidos à vista da reação local. Os danos nos tecidos devem-se à libertação de enzimas lisossomais dos PMN, mastócitos, aglutinação de plaquetas e quimiotaxia de neutrófilos. Esta reação é designada por complexo imune e é mediada por anticorpos IgM ou IgG.[86]

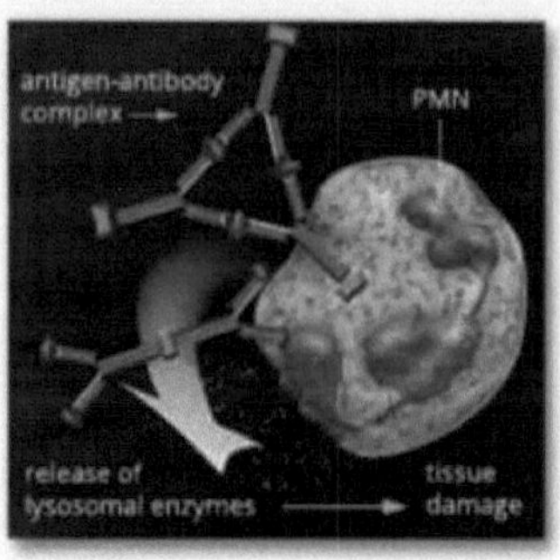

Hipersensibilidade do tipo IV, mediada por células ou retardada:

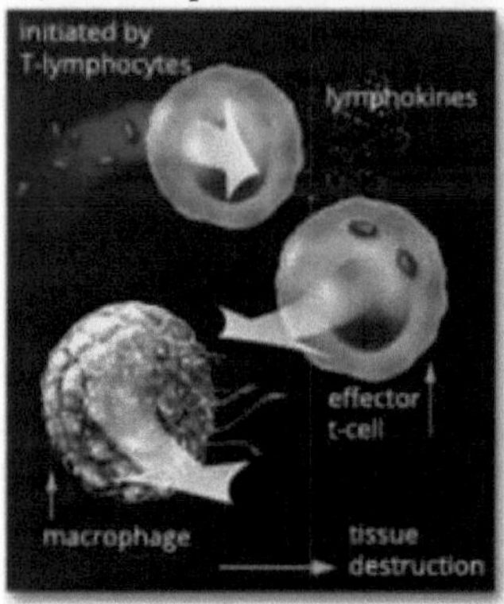

Deve-se à interação dos antigénios com a superfície dos linfócitos T. Existem dois tipos de linfócitos. Os linfócitos que podem evoluir para plasmócitos que produzem anticorpos ou denominados células B. Os linfócitos B produzem linfocinas biologicamente activas. Em contrapartida, as células T migram da medula óssea para o timo, onde se dividem e se tornam imunocompetentes. Do timo, migram para a zona pericortical do nódulo linfático e para a polpa branca do baço. Os linfócitos T ou os linfócitos B sensibilizados por um antigénio imunizante podem ser estimulados a sofrer blastogénese.[86]

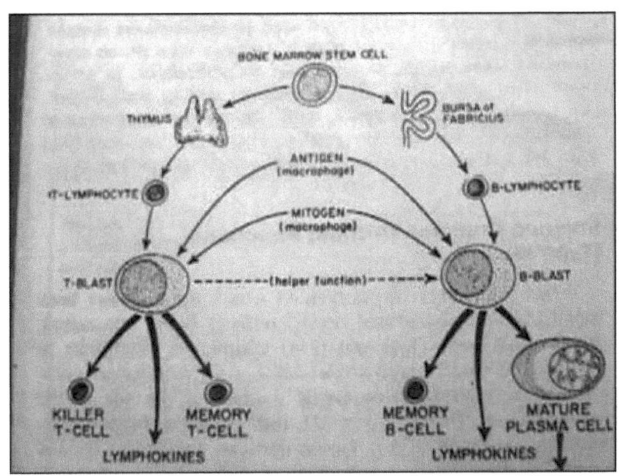

Papel de vários anticorpos, células efectoras e mediadores na anafilaxia em sujeitos humanos[87]

Mecanismos efectores	**Sujeitos humanos**
Isótipos de anticorpos	
IgE	- Os níveis aumentados de IgE estão presentes em doentes com doenças alérgicas.
	• A IgE purificada pode transferir a reatividade cutânea de um indivíduo humano sensibilizado para um hospedeiro ingénuo. • O anticorpo anti-IgE omalizumab pode diminuir os riscos de anafilaxia.
IgG	• Até à data, não existem provas definitivas. • Foram notificados casos de anafilaxia após tratamento com mAbs terapêuticos sem níveis detectáveis de IgE anti-droga.
Complemento	
Anafilatoxinas	• Injeção de doses baixas de C3a, C4a ou C5a na pele de • voluntários saudáveis induz reacções imediatas de erupção cutânea e de erupção cutânea. • Os níveis sanguíneos de C3a, C4a e C5a estão correlacionados com a gravidade da anafilaxia em seres humanos.
Células efectoras	
Mastócitos	• Foi detectado um aumento dos níveis de triptase durante a anafilaxia aguda em seres humanos. • Existe uma elevada ocorrência de anafilaxia em doentes com mastocitose

Basófilos	• Até à data, não existem provas definitivas. • Os testes de ativação de basófilos foram utilizados para diagnosticar ou confirmar a sensibilização aos alergénios
Neutrófilos	- Os níveis de MPO estão aumentados em doentes com anafilaxia em comparação com dadores saudáveis
Monocitos/Macrófagos	- Ainda não determinado
Plaquetas	• Até à data, não existem provas definitivas. • A anafilaxia em seres humanos está associada à ativação plaquetária
Mediadores	
Histamina	• A administração de histamina em aerossol induz a constrição do bronco em voluntários saudáveis. • A administração intravenosa de histamina em voluntários pode reproduzir muitos dos sintomas de anafilaxia. • Os anti-histamínicos são normalmente utilizados como terapêutica adjuvante na anafilaxia aguda e nas reacções anafilactóides.
PAF	• A injeção de PAF na pele de voluntários saudáveis induz reacções de pápulas e clarões. • Os níveis de PAF circulante aumentam e a actividadePAF-AH circulante diminui proporcionalmente à gravidade da Anafilaxia
Outros	- A anafilaxia induz o aumento dos níveis de muitos mediadores que podem contribuir (positiva ou negativamente) para os sinais e sintomas clínicos. Isto inclui várias citocinas e
	quimiocinas, prostaglandinas, triptase, bradicinina e serotonina.

ALTERAÇÃO DO TECIDO CONJUNTIVO - TECIDO DESTRUIÇÃO NA PERIODONTITE

1) MMP's

As metaloproteinases da matriz são uma importante família de endopeptidases dependentes do zinco e do cálcio, segregadas ou libertadas por uma variedade de células hospedeiras, tais como leucócitos polimorfonucleares, macrófagos, fibroblastos, células ósseas, epiteliais e endoteliais presentes no periodonto.[18] As metaloprotinases da matriz funcionam a pH neutro para degradar os vários constituintes da matriz extracelular (por exemplo, colagénio, gelatina, laminina, fibronectina e proteoglicanos) como seu substrato.[19]

PRODUÇÃO DE MMPs:

Estas enzimas podem ser produzidas por vários tipos diferentes de células, tais como fibroblastos, queratinócitos, macrófagos, células endoteliais, mastócitos e eosinófilos. Tanto os fibroblastos residentes da gengiva como os do ligamento periodontal produzem colagenases que se pensa estarem envolvidas na renovação normal dos tecidos. As células inflamatórias, como os neutrófilos e os macrófagos, produzem MMPs, sendo os neutrófilos a principal fonte de colagenase e gelatinase em doenças inflamatórias como a periodontite.[18]

As células epiteliais também podem produzir níveis elevados destas enzimas, o que pode facilitar a migração apical e a extensão lateral do epitélio juncional e a subsequente perda de tecido conjuntivo. **Uitto et al** relataram a capacidade da citocina pró-inflamatória TNF-a para induzir as células epiteliais da bolsa periodontal a produzir MMP-13 (colagenase).[20]

As metaloproteinases da matriz não são constitutivamente expressas na maioria dos tecidos, mas são induzidas temporariamente em resposta a sinais exógenos, como várias citocinas, factores de crescimento, interações da matriz celular e contactos célula-célula alterados.

CLASSIFICAÇÃO

Existem três grupos principais

i) **Colagenases específicas** - clivam os colagénios intersticiais. Estas são as MMP's - 1,2,8,9,13,14,18

ii) **Gelatinases** - degradam os colagénios dos tipos IV, V, VII e XI e actuam em sinergia com a colagenase, degradando os colagénios desnaturados (gelatinas). Estas são as MMP-2,9

iii) **Estromelisinas** - têm uma especificidade mais ampla e podem degradar os colagénios da membrana basal, bem como os proteoglicanos e as glicoproteínas da matriz. Estas são as MMP's-3, 10, 11

iv) **Outros** - incluem a matrilisina, a metaloelastase e a metaloelastase ligada à membrana, recentemente clonada, que inclui as MMPs- 14,15,16,17,24,25.[19]

FUNÇÕES

- A principal função das MMPs é catalisar a degradação de proteínas na membrana plasmática celular ou na matriz extracelular.
- Estas proteinases estão envolvidas numa série de **eventos fisiológicos**, como o desenvolvimento embrionário, a involução do útero pós-parto, a remodelação dos tecidos, a morfogénese das glândulas salivares e a erupção dentária.
- São também responsáveis por vários **processos patológicos**, tais como doenças periodontais, artrite, cancro, aterosclerose, diabetes, enfisema pulmonar e osteoporose.[20]

FONTE DE MMP's

COLAGENASE DE MAMÍFEROS E BACTÉRIAS

Vários agentes patogénicos periodontais, por exemplo, Porphyromonas gingivalis e Actinobacillus actinomycetem comitans, produzem MMPs, incluindo colagenase. Estas proteinases não são consideradas como as principais enzimas destrutivas associadas à progressão da doença. A principal contribuição das proteinases é derivada do hospedeiro.[18]

Diferentes modos de colagenólise

A. Colagenase de mamíferos - cliva a molécula de colagenase helicoidal tripla não desnaturada num único local, resultando em fragmentos % e % caraterísticos.

B. Colagenase bacteriana - ataca os substratos de colagénio em vários locais, resultando em mais de 200 fragmentos de péptidos.

Motivo -

1. Baixo teor de hidroxiprolina nesse local.
2. Estabilidade helicoidal reduzida nesse local.
3. Presença de ligações peptídicas glicol-leu e glicol-ileu susceptíveis de colagenase nesse local.[46]

ACTIVAÇÃO

Todas as MMP são sintetizadas em forma latente, ou seja, como proenzimas, e requerem ativação extracelular. Podem ser activadas por vários mecanismos.

Metaloproteinases de matriz produzidas por células periodontais

Na doença periodontal, as MMP desempenham um papel fundamental na degradação da matriz extracelular, da membrana basal e das serpinas protectoras, bem como na modificação da ação das citocinas e na ativação dos osteoclastos. A matriz extracelular é constituída não só por fibrilas de colagénio, mas também pelos proteoglicanos e fibronectina que lhes estão associados e que têm de ser removidos primeiro, para que a colagenase possa ter acesso ao substrato de colagénio. **A MMP-3** é eficaz na degradação dos proteoglicanos e da fibronectina.[18]

Uma hipótese relativa à patogénese da doença periodontal é que as células do hospedeiro, estimuladas direta ou indiretamente por componentes do biofilme da placa bacteriana, segregam MMPs que estão associadas a uma remodelação alterada do tecido conjuntivo e à reabsorção do osso alveolar.

PAPEL PATOLÓGICO DAS MMPs

A evidência do papel das MMPs na destruição periodontal é forte e apoiada por uma série de descobertas, tais como

1. Produção de níveis elevados de colagenase por tecidos gengivais doentes em cultura.
2. Deteção de níveis elevados de colagenase ativa em vez de latente no fluido da bolsa periodontal e em extractos do tecido gengival inflamado adjacente
3. A presença de ARN mensageiro da metaloproteinase da matriz em células das lesões periodontais, tais como fibroblastos do ligamento periodontal e gengivais, bem como queratinócitos, células endoteliais, osteoblastos e mesmo osteoclastos.[21,22]

Pensa-se que os neutrófilos desempenham um papel particularmente importante na lesão destrutiva periodontal mediada por MMP. A presença de proteínas MMP elevadas nas lesões periodontais é também apoiada por estudos imunohistoquímicos.[18]

A capacidade dos inibidores das MMP, como a doxiciclina (que são mais eficazes contra as metaloproteinases da matriz do tipo leucocitário do que do tipo fibroblástico), para retardar a degradação periodontal em seres humanos e em animais experimentais apoia ainda mais o papel patológico destas proteinases.[18]

Existe uma controvérsia relativamente à origem do excesso de colagenase e de outras MMPs na bolsa periodontal.

Será que esta surge principalmente a partir de neutrófilos infiltrados ou será que também envolve a expressão de MMPs de fibroblastos (MMP-1 e MMP-2) que são produzidas por células residentes (epiteliais e fibroblastos) e infiltradas (macrófagos).

Verificou-se que :

- A colagenase do tipo PMN (MMP-8) e a gelatinase (MMP-9) foram implicadas como a fonte de enzimas activas presentes no FGC de pacientes com periodontite adulta.
- A ativação oxidativa da pró-colagenase do tipo PMN é encontrada em doentes com periodontite.
- A proteína colagenase de tipo fibroblástico e o ARN mensageiro também foram detectados no FGC e nos tecidos, respetivamente, de doentes adultos com periodontite, mas esta MMP pode ser responsável principalmente pela renovação normal dos tecidos e não pela degradação patológica.
- Verifica-se a ativação proteolítica da pró-colagenase de tipo fibroblástico, o que é uma caraterística normal.[18]

Ambos respondem também de forma diferente aos seus inibidores endógenos.

Além disso, dados recentes indicam que a colagenase do tipo PMN pode não ter origem exclusivamente nos PMN. Os dados obtidos em culturas celulares sugerem que, após a exposição dos fibroblastos a lipopolissacáridos (LPS) e a citocinas como a IL-ie e o TNF-a, os genes para a produção de MMP destrutivas são activados. As células mesenquimatosas, como os fibroblastos, nestas condições, também são capazes de exprimir MMP-8.

As tiol proteinases bacterianas derivadas de P.gingivalis podem induzir a produção de MMPs destrutivas e o fenótipo de degradação do colagénio não só em fibroblastos mas também em células epiteliais.

Um estudo que utilizou o teste Western Blot detectou estas diferentes proteínas de colagenase, MMP-8, MMP-13 e MMP-1, que representaram 94-96%, 3-4% e 0-1%, respetivamente, do total de colagenase no FGC de doentes adultos com periodontite, o que indica que a MMP neutrofílica está maioritariamente implicada na doença.[18]

INIBIDORES DE MMP:

O papel dos inibidores é particularmente importante porque é o desequilíbrio entre as MMP activadas e os seus inibidores endógenos que leva à rutura patológica da matriz extracelular em doenças como a periodontite, a artrite, a invasão do cancro, etc.

Este raciocínio levou ao desenvolvimento de vários inibidores sintéticos, inibidores das MMP, não só para estudar os mecanismos envolvidos na patologia associada às MMP, mas também como potenciais agentes terapêuticos.[18]

O significado terapêutico consiste em compensar o défice de inibidores naturais das MMP, de modo a bloquear ou retardar a destruição proteolítica dos tecidos conjuntivos.

Isto pode ser conseguido através da utilização de medicamentos que podem -

- inibem a síntese e/ou a libertação destas enzimas.
- bloqueiam a ativação das formas precursoras (latentes) destas MMP.
- inibem a atividade das MMP maduras.
- estimulam a síntese de inibidores teciduláres endógenos das MMP.
- proteger os inibidores endógenos do hospedeiro da inativação proteolítica.[18]

Os inibidores das metaloproteinases da matriz são **endógenos** ou **exógenos** (sintéticos).

Inibidores endógenos

A regulação das funções das MMP envolve a ativação dos **inibidores teciduláres** endógenos **das MMP (TIMP)** e da **macroglobulina a2**, que se ligam de forma não covalente aos membros da família das MMP. Os TIMP controlam as actividades das MMPs a nível pericelular, enquanto a macroglobulina a2 funciona como regulador das MMPs nos fluidos corporais. Durante a inflamação, a macroglobulina a2, que é uma proteína de elevado peso molecular, pode escapar da vasculatura e funcionar também na matriz extracelular.[18]

Inibidores exógenos:

Os agentes quelantes de Zn^{2+} e Ca^{2+} (**EDTA e 1,10 fenantrolina**) são inibidores potentes da atividade da enzima metaloproteinase da matriz in vitro, mas são tóxicos e não são utilizados in vivo como agentes terapêuticos.

Foram formulados vários péptidos sintéticos para sintetizar quelantes mais específicos, tais como péptidos contendo fósforo, inibidores à base de enxofre e derivados de ácido peptídico hidroxâmico.

i) **Peptídeos contendo fósforo** - são inibidores potentes das metaloproteinases produzidos pela substituição de um átomo de fósforo tetraédrico pelo átomo de carbono carbonílico num substrato peptídico. Os análogos fosfonamidato e fosfinato do tripeptídeo podem inibir a colagenase de fibroblastos da pele humana in vitro.

ii) **Inibidores à base de enxofre -** Foram preparados através da substituição da ligação C(=O)-NH cindível do péptido por vários grupos funcionais contendo enxofre. Os derivados de mercaptano são os inibidores mais potentes de colagenases, gelatinases e estromelisinas de todos os inibidores de MMPs à base de enxofre in vitro.[19]

iii) **Derivados do ácido peptídico hidroxâmico** - São capazes de inibir as MMPs 1,2,3,7,8 e 9 in vitro com níveis muito baixos, nos quais a atividade da colagenase diminui em 50%. Estes são os péptidos sintéticos mais utilizados e estão a receber a maior atenção como potenciais agentes farmacêuticos.[19]

Ryan et al 2000[16] demonstraram a modulação da atividade da metaloproteinase da matriz na periodontite através do desenvolvimento de inibidores sintéticos da metaloproteinase da matriz. Isto permitiu o hospedeiro para restabelecer o equilíbrio enzimático-inibidor, que se revelou uma estratégia de tratamento útil para o tratamento da periodontite.

Assim, estas observações sugerem que a multiplicidade de MMPs não é redundante, mas sim sinérgica, e que a capacidade de reduzir a atividade de múltiplas MMPs pode ser uma caraterística crítica das intervenções mais eficazes do ponto de vista terapêutico.

Embora tenham sido desenvolvidos vários inibidores da metaloproteinase da matriz no passado, apenas alguns foram considerados seguros e eficazes, particularmente após administração oral.

Bjornsson et al 2004[23] estudaram o efeito do batimastat (inibidor das MMP à base de ácido hidroxâmico) na periodontite experimental induzida por ligadura no modelo do rato e concluíram que o batimastat não reduziu a progressão da periodontite experimental nos animais testados. Foi observado um aumento significativo da perda óssea nos animais tratados com batimastat em comparação com o placebo e o animal de controlo.

2) citocinas

As citocinas do hospedeiro são um segundo grupo de mediadores inflamatórios altamente implicados na doença periodontal e intensamente investigados como potenciais alvos quimioterapêuticos.

As citocinas, que significam "proteínas celulares" na etimologia, transmitem informações de uma célula para outra através de mecanismos autócrinos ou parácrinos. Após a ligação aos seus receptores complementares, as citocinas pró-inflamatórias como a interleucina-1 e o fator de necrose tumoral-a desencadeiam eventos de sinalização intracelular e comportamentos celulares catabólicos.[88]

Os constituintes do biofilme também estimulam as células do hospedeiro a produzir citocinas pró-inflamatórias, incluindo IL-1B e TNF-a, que podem induzir a destruição do tecido conjuntivo e do osso alveolar.[5] Estas citocinas estão presentes nos tecidos periodontais doentes e no fluido crevicular gengival (GCF).[6] As actividades catabólicas destas citocinas são controladas por inibidores endógenos que incluem antagonistas dos receptores de IL-1 e TNF. Quando administrados para fins terapêuticos, estes antagonistas podem reduzir a inflamação.[7] A utilização de antagonistas dos receptores de citocinas para inibir a progressão da doença periodontal foi investigada num modelo de primata não humano com periodontite induzida por ligadura.[8] Foi demonstrado que os bloqueadores de IL-1/TNF inibiram parcialmente a progressão da doença.[9] No entanto, a utilização de antagonistas de citocinas para tratar a doença periodontal humana precisa de ser avaliada.

As citocinas implicadas na supressão da resposta inflamatória destrutiva incluem a IL-4, a IL-10, a IL-11 e o Fator de Crescimento Transformador-B. Tanto a IL-4 como a IL-10 podem ter como alvo os macrófagos e inibir a libertação de IL-1, TNF, intermediários reactivos de oxigénio e óxido nitroso.[89] A IL-4 também induz a morte celular programada (apoptose), o que reduz o número de macrófagos inflamatórios infiltrados.[10] Pode também aumentar a produção de antagonistas do recetor de IL-1.[11] A evidência de que a IL-4 é deficiente nos tecidos periodontais doentes[12] e a constatação de que a administração exógena de IL-4 na artrite experimental reduz a inflamação sugerem que a utilização desta citocina pode proporcionar um benefício terapêutico no tratamento das doenças periodontais.[13]

O processo de doença inflamatória é caracterizado pelo domínio de mediadores de citocinas pró-inflamatórias. Por conseguinte, a neutralização externa de citocinas inflamatórias inapropriadas é uma estratégia terapêutica que tem sido tentada em muitas condições inflamatórias crónicas, visando sobretudo o fator de necrose tumoral-a, utilizando anticorpos monoclonais ou proteínas receptoras modificadas.[13]

Com os parâmetros, o bloqueio da produção de citocinas pró-inflamatórias através de antagonistas solúveis da IL-1 e do fator de necrose tumoral-a é uma abordagem potencialmente terapêutica para modular a resposta imunitária do hospedeiro.
Atualmente, a terapia anti-citocina utilizando **anticorpos monoclonais anti-IL-1** ou **anti-fator de necrose tumoral-a** e **receptores solúveis** do fator **de necrose tumoral** foi aprovada para o tratamento da artrite reumatoide, da doença de Crohn, da artrite juvenil e da artrite psoriática, prosseguindo a investigação no domínio da doença periodontal.[16]

Quimiocinas

As quimiocinas são uma subfamília de citocinas com semelhanças estruturais; têm a propriedade de recrutar células no espaço extravascular dos tecidos (quimiotaxia), quer em homeostasia quer durante processos inflamatórios.[88]

Receptores

Os receptores de citocinas permitem que as células respondam aos sinais emitidos pelas citocinas. Os receptores podem ser compostos por uma, duas ou três cadeias diferentes. A maioria das cadeias é constituída por um domínio extracelular, um domínio transmembranar e um domínio intracelular; as excepções são os receptores de quimiocinas, que são constituídos por sete domínios transmembranares.[88]

História[88]

Pode ser dividida em três fases principais.
- A primeira fase - do final dos anos 40 ao início dos anos 70 - identificação das actividades biológicas dos factores presentes em culturas celulares ou na corrente sanguínea.

- Segunda fase - dos anos 70 ao início dos anos 80 - a purificação e a caraterização bioquímica destes factores permitiram a definição de entidades moleculares.
- Fase final - final dos anos 90 - a descoberta de novas citocinas baseou-se na disponibilidade de diferentes sequências genómicas e de diferentes bancos de genes, tendo sido descobertas as bioactividades das citocinas recentemente identificadas.

Propriedades das citocinas[50]

- Ação pleiotrópica: Uma determinada citocina tem diferentes efeitos biológicos em diferentes células-alvo.
- Redundância: duas ou mais citocinas que desempenham funções semelhantes.
- Sinergia: o efeito combinado de duas citocinas ou da atividade celular é superior ao efeito aditivo das citocinas individuais.
- Antagonismo: O efeito de uma citocina inibe ou anula o efeito de outra citocina.
- Indução em cascata: quando a ação de uma citocina numa célula-alvo induz essa célula a produzir uma ou mais citocinas, que por sua vez induzem outras células-alvo a produzir outras citocinas.

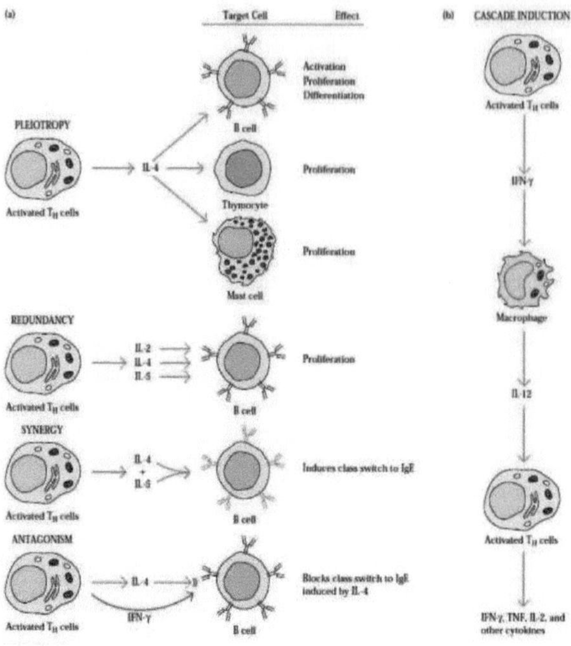

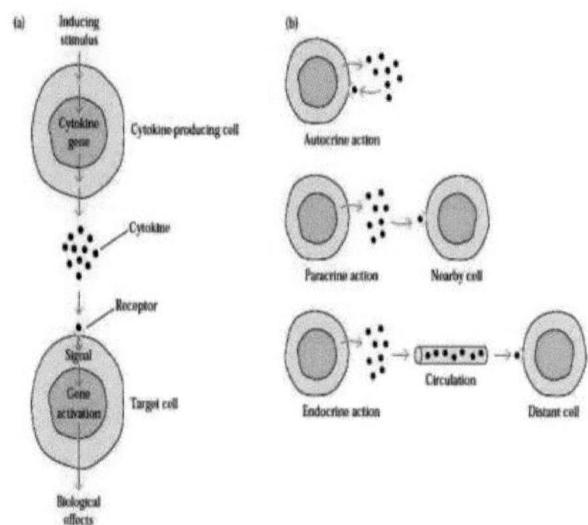

Recetor

Recetor de citocinas de tipo I[89]

- A maior família de citocinas.
- Expressar a sequência WSXWS.
- Cada citocina tem um motivo semelhante de 4 hélices e cada recetor tem um único

segmento transmembranar
--Extracelular (N-terminal)
-- Intracelular (C-terminal)

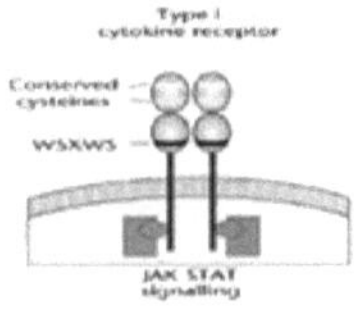

Recetor de citocinas de tipo II[89]

- Ligam-se a membros da família TNFa, в, Y e IL-10. (IL10, 19, 20, 22)
- Semelhante ao recetor de citocinas de tipo I - não expressa a sequência de assinatura WSXWS.
- Heterodímeros ou multímeros com cadeia de ligação ao ligando ou cadeia indutora de sinal.
- Associado à sinalização JAK/STAT
- Família de receptores TNF
- Tem um domínio extracelular trimérico, rico em cisteína.

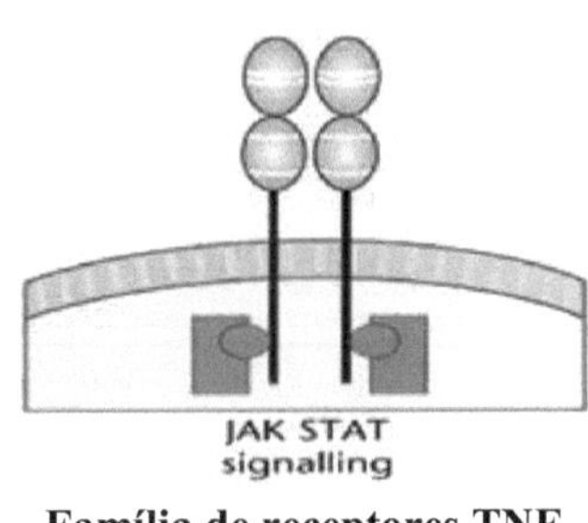

Família de receptores TNF

Domínio da morte Ex. domínio de morte associado ao Fas - Ativar a protease intracelular denominada caspase ↓ Apoptose ↓ O ligando apoptótico do TNF liga-se, pelo menos, à sinalização 5diferentes receptores e matam a célula-alvo Dentro de um minuto		**O recetor de ligação ao fator associado ao recetor de TNF** (recetor TRAF) é ativado através do NFkB (RANK) ↓ ativação do ligando da citocina RANK ↓ osteoclasto responsável pelo estado de doença.

Família de receptores de quimiocinas[89]

- Grande família de citocinas com estrutura molecular distinta mas com propriedades citocínicas únicas (quimiotácticas).
- Relativamente pequeno (7-10KDa) contém 70-80 A.A.
- Função - controlar a adesão celular, a quimiotaxia e a ativação dos leucócitos.
- Algumas induzidas durante a resposta imunitária e outras envolvidas na manutenção ou desenvolvimento dos tecidos.
- Promove a angiogénese e a cicatrização de feridas
- Os receptores expressam 7 hélices transmembranares e interagem com a proteína G.

↓

Proteína de ligação hepática - liga proteoglicanos de sulfato de heparina em células endoteliais.

↓

Libertação de elevadas concentrações de quimiocinas

↓

Proporcionam uma forte adesão e transmigração de células imunitárias

Respostas das células B ao antigénio[80]

As células B maduras do FO recirculam entre os órgãos linfóides secundários em busca de antigénio. Após o encontro do Ag cognato, as células B que recebem ajuda das células T podem entrar num par de diferentes possibilidades de desenvolvimento. Em primeiro lugar, as células podem sofrer uma diferenciação plasmocítica, formar plasmablastos extrafoliculares e formar plasmócitos secretores de IgM. Estas células não têm genes de Ig com mutação somática e têm uma vida curta, mas dão uma resposta inicial rápida ao antigénio. A segunda possibilidade de desenvolvimento é o estabelecimento de um centro germinal, uma estrutura especializada no interior da qual as células B são submetidas a ciclos de proliferação acompanhados de maturação da afinidade: um processo iterativo de mutação e seleção do gene da Ig que resulta num conjunto de células B capazes de se ligarem ao Ag com a maior afinidade. As células também são submetidas a recombinação de interruptores de classe. As células B de memória e os plasmócitos que expressam BCRs somaticamente mutados e geralmente de elevada afinidade de isótipos comutados saem do GC.

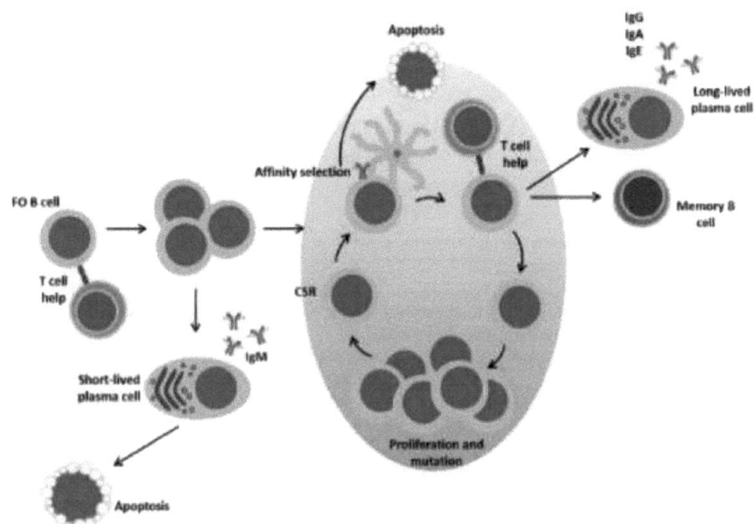

Respostas das células B ao antigénio

Células B reguladoras

As células B têm um papel positivo na preparação das células T CD4+ adaptativas, mas não das células T CD8+. A magnitude das respostas das células T CD4+ é reduzida após um desafio patogénico em ratinhos com deficiência ou depleção de células B. As células B também são capazes de atenuar as respostas imunitárias conduzidas pelas células T, dando origem ao conceito de células B reguladoras (Breg). As células B secretoras de interleucina (IL-)10 com funções supressoras são designadas por Bregs B10. As Bregs B10 reduzem a gravidade da doença em modelos animais, por exemplo, durante a encefalomielite autoimune experimental (EAE), a secreção de IL-10 em ratinhos tem o efeito de contrariar esta doença autoimune mediada por células T do sistema nervoso central. As Bregs que segregam IL-10 ou o fator de crescimento transformador e (TGFe) foram identificadas noutros modelos animais de autoimunidade, cancro e infeção, apoiando o conceito de que estas células têm um papel importante na manutenção da tolerância periférica.

Ativação de células B [81]

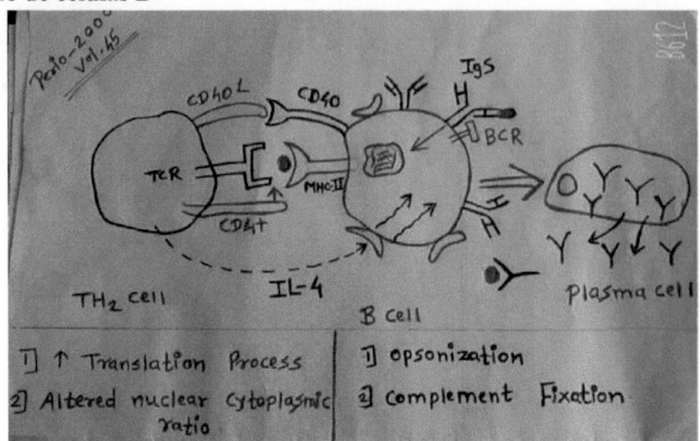

Os receptores das células B/ moléculas de IgS estão presentes na superfície das células B. Os BCR reconhecem o antigénio e engolfam-no. Após a ingestão, as células B fragmentam o antigénio e carregam-no nas moléculas MHC II. As moléculas MHC II transportam o antigénio para as células Th2. No entanto, a ativação das células T ocorre através de uma grande interação entre as células T e as moléculas MHC II e uma segunda ativação por moléculas coestimuladoras que confirmam a interação entre as células T e as células B. Após toda a interação, as células B são submetidas a um mecanismo de sinalização e iniciam dois processos

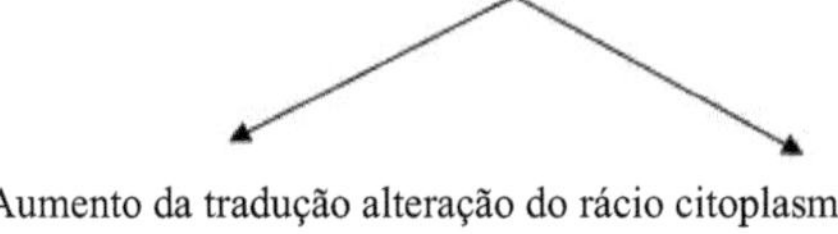

Aumento da tradução alteração do rácio citoplasmático nuclear

↓ ↓

Mais síntese proteica aumenta o conteúdo do citosol e diminui o tamanho do núcleo

↓ ↓

Aumento da síntese de IgS nas células plasmáticas

CÉLULAS PLASMA	CÉLULAS DE MEMÓRIA B
- Chamadas células secretoras de anticorpos. - Forma oval e duas vezes o tamanho dos linfócitos pequenos. - Núcleo colocado excentricamente e com aspeto de roda de carroça. - Citoplasma grande e contém RER abundante e aparelho de golgi bem desenvolvido	- Mostrar resposta secundária. (Reinfeção com o mesmo antigénio, o anticorpo já formado tem informação relacionada com esta infeção - na exposição secundária ao mesmo antigénio a resposta é rápida e imediata.

- Estas são células terminais e têm um tempo de meia-vida curto, ou seja, 2-3 dias.	

Subconjuntos de células B e o seu papel na patogénese da periodontite [82]

As células B iniciam a proteção imunitária produzindo moléculas de anticorpos, também conhecidas como imunoglobulinas, que podem reconhecer o antigénio através de domínios de ligação de baixa ou alta afinidade. Os precursores das células B da medula óssea geram diversidade de reconhecimento de imunoglobulinas através da recombinação dos genes V(D)J, um processo independente do antigénio que utiliza as endonucleases do gene ativador da recombinação (RAG) para justapor fragmentos não contíguos de genes variáveis (V), de diversidade (D) e de junção (J) em genes V(D)J funcionais que codificam a região V de ligação ao antigénio das moléculas de imunoglobulina.

Após outros eventos de maturação, vários subconjuntos de células B maduras que co-expressam IgM e IgD emergem da medula óssea e colonizam diferentes compartimentos dos órgãos linfóides secundários. Os antigénios iniciam as respostas de anticorpos nos folículos dos órgãos linfóides secundários, um microambiente que favorece a interação das células B e T entre si, bem como com as células dendríticas apresentadoras de antigénios. Depois de interagirem com o antigénio através do recetor das células B, que inclui IgM e IgD, as células B naive migram para a fronteira entre o folículo e a zona externa das células T. As células T CD4+ que residem no folículo das células B e que exprimem o recetor 5 de quimiocinas com motif CXC eram anteriormente designadas por células T auxiliares B foliculares, mas são agora mais frequentemente conhecidas por células auxiliares T foliculares. Neste local, as células B de conjugados dinâmicos com células T auxiliares foliculares, que fornecem ajuda às células B cognatas através de um mecanismo que envolve o membro da família do fator de necrose tumoral, CD40L, e citocinas, como o interferão gama e a interleucina-4. Posteriormente, as células B diferenciam-se segundo uma de duas vias. A via folicular gera células B do centro germinal Bcl6-positivas que se diferenciam posteriormente em células B de memória de longa duração e plasmócitos que produzem anticorpos de elevada afinidade, enquanto a via extra folicular gera blastos Bcl6-negativos que se diferenciam posteriormente em plasmócitos de curta duração que segregam anticorpos de baixa afinidade. Além disso, as células B activadas podem servir como células apresentadoras de antigénios para as células T CD4+ e CD8+. Em contraste com as células dendríticas, as células B podem apresentar seletivamente o antigénio cognato recolhido através de moléculas de imunoglobulina de superfície, o que permite a apresentação mesmo de baixas concentrações de antigénio. Além disso, as células B podem melhorar indiretamente a apresentação de antigénios por outras células apresentadoras de antigénios através da produção de anticorpos específicos.

A relação entre as células apresentadoras de antigénio e as células T-helper 17 também foi analisada. Foi observada uma predominância de células semelhantes a monócitos CD68(+) e de células B CD20(+) e uma forte infiltração de células T-helper 17 nas regiões inferiores das lesões de periodontite crónica, enquanto as células dendríticas CD1a(+) só foram detectadas nas regiões coronais, onde a infiltração de células T-helper 17 era baixa. A citocina indutora de T-helper 17, interleucina-23p19, foi produzida por células semelhantes a monócitos CD68(+), mas não por células B CD20(+). Em geral, as células B foliculares convencionais, as chamadas células B-2, participam predominantemente em respostas de anticorpos dependentes de células T a determinantes altamente específicos, normalmente associados a proteínas microbianas.

Ao contrário das células B foliculares, certos subconjuntos de células B extrafoliculares, como as células B-1, dão origem predominantemente a respostas rápidas de anticorpos independentes das células T a determinantes de hidratos de carbono e glicolípidos altamente conservados associados a micróbios. Estas respostas de anticorpos encontram-se normalmente na interface da mucosa e geram anticorpos poli-específicos e de baixa afinidade através de vias independentes das células T que envolvem a interação das células B com células dendríticas, macrófagos e granulócitos. No entanto, apenas alguns estudos analisaram o papel funcional das células B e dos subconjuntos de células B na patogénese da periodontite. Uma sugestão inicial foi que tanto as células B circulantes como as locais em indivíduos susceptíveis à periodontite têm uma maior propensão para propriedades auto-reactivas do que as células B de pacientes com baixa suscetibilidade à periodontite. Mais recentemente, foi referido que o subtipo de células B, B-1a, apresenta propriedades auto-reactivas e é encontrado em proporções elevadas nas lesões de periodontite.

Foram obtidas biópsias gengivais de um local proximal doente selecionado aleatoriamente, com uma profundidade de bolsa de sondagem >6 mm e hemorragia à sondagem. As biópsias foram processadas para análises imunohistoquímicas, para identificar células inflamatórias e marcadores funcionais. Os autores verificaram que as células B (células B-1a e B-2) ocorriam em maiores proporções do que as células T. Cerca de 60% dos linfócitos B apresentavam caraterísticas auto-reactivas.

Interação das funções das células T e B na periodontite

Lymphocytes	Factors	Functions	Association
T-helper 1, T-helper 2, T-helper 17 and regulatory T-cells	T-bet, Trans-acting T-cell specific transcription factor-3, forkhead box P3, retinoic acid receptor-related orphan receptor C2, interleukin-1β, interleukin-10, interleukin-17, RANKL, interferon gamma and transforming growth factor beta-1	mRNA of forkhead box P3, T-bet, RANKL, interleukin-17, interleukin-1β and interferon gamma significantly over-expressed in active lesions	Active and inactive periodontal lesions
T and B-cells	RANKL and osteoprotegerin	Reduction of soluble RANKL release or interference with RANKL expression by T/B-cells	Osteoclastic bone resorption
T-cells	RANKL	Expression of membrane-bound receptor activator of NF-kappaB ligand on T-cells is strictly limited, and the majority of RANKL protein produced by T-cells may be active in the soluble form after shedding	

CD3+ T-cells and CD4+ and CD8+ subpopulations, and CD19+ B-cells		More periodontal breakdown in smoking patients was associated with higher numbers of CD3$^+$ T-cells, as well as with CD4$^+$ and CD8$^+$ T-cell subsets	Smoking and periodontitis
T-helper 17 cells	Interleukin-17 and RANKL	Interleukin-17 and RANKL were abundantly expressed in the alveolar bone of diseased patients, in contrast to low detection in controls	Chronic periodontitis
CD4+ T-cells	RANKL	RANKL mRNA levels were higher in patients with periodontitis than in healthy subjects, and spontaneous and lipopolysaccharide and phytohemagglutinine-stimulated RANKL synthesis were higher also in patients than controls. CD4(+) T lymphocytes were the predominant infiltrate cell subset present in gingival tissues of patients with periodontitis	Levels of RANKL with the CD4(+) T-cell activity present in gingival tissues of patients with chronic periodontitis
T and B-cells	CD86 and CD83 expression on B-cells	High levels of interferon gamma and minimal interleukin-5 produced by stimulated T-cells through B-cells activated with *Aggregatibacter actinomycetemcomitans* or *Porphyromonas gingivalis*	Severe periodontitis tissues

Células B-1 e autoimunidade[81]

As células B-1, que têm a capacidade de produzir auto-anticorpos com vários graus de afinidade, encontram-se em grande número no sangue periférico de indivíduos com síndrome de Sjogren ou artrite reumatoide. Foi observado um grande número de células B-1 em ratinhos com doenças auto-imunes naturais, bem como em estirpes de ratinhos geneticamente manipulados que desenvolvem doenças semelhantes. Foi demonstrado que as células B-1, após a ativação das células T, sofrem uma mudança de classe e uma mutação somática, o que resulta numa mudança da produção de auto-anticorpos de baixa afinidade para auto-anticorpos IgG de alta afinidade. Recentemente, foi também demonstrado que o ADN microbiano CpG (citosina-fosfato-guanina) libertado durante as infecções pode exacerbar a autoimunidade, estimulando as células B auto-reactivas a mudar de IgM para um isótipo de IgG mais patogénico, independentemente das células T.
As células B da resposta inata do hospedeiro também podem ser protectoras através da produção de auto-anticorpos IgM naturais, contribuindo assim para a eliminação de células apoptóticas e para a supressão de respostas patogénicas de auto-anticorpos IgG. Foi identificada uma população particular de células B humanas, as chamadas células B 9G4, com caraterísticas específicas relacionadas com esta função inata e a expressão do epítopo 9G4 das células B parece estar fortemente associada à auto-reatividade. A célula B 9G4 está bem representada na população de células de memória IgG em indivíduos com lúpus eritematoso sistémico e está envolvida na patogénese desta doença autoimune.
Os dados relatados em estudos sobre doentes com lúpus eritematoso sistémico revelaram proporções aumentadas de anticorpos IgG 9G4 em até 75% dos doentes. Na presença de lúpus eritematoso sistémico ativo, os anticorpos representam 10-40% do total de IgG sérica. Além disso, o número de células de memória IgG 9G4 e de células plasmáticas também está aumentado (10 a 25 vezes) em doentes com lúpus eritematoso sistémico e representa 10-33% e 1040% de todas as células B de memória IgG e células plasmáticas, respetivamente.

CÉLULAS PLASMA:

As células plasmáticas são as células terminais na progressão das células B. Contêm RNA citoplasmático abundante. As células plasmáticas encontram-se nos centros germinativos e nos tecidos, onde produzem imunoglobulinas, anticorpos e células efectoras para a imunidade humoral sistémica e local.

Complexo principal de histocompatibilidade (MHC):[83]

O complexo MHC é uma série de genes que codificam um grupo de glicoproteínas de membrana celular altamente polimórficas. Nos seres humanos, estes antigénios são denominados antigénios associados aos leucócitos humanos (HLA). Os HLA são antigénios de superfície presentes na superfície dos leucócitos, por exemplo, macrófagos. Estes desempenham um papel central no reconhecimento imunitário. O complexo genético MHC está localizado na parte curta do cromossoma 6. Importância sobretudo em enxertos e transplantes de órgãos. A célula T só pode aceitar o antigénio processado se este for apresentado por um macrófago que tenha na sua superfície o determinante MHC próprio. Este é designado por antigénio associado ao sistema imunitário ou Ia. Quando o macrófago transporta um antigénio Ia diferente, não pode cooperar com as células T. Esta situação é conhecida como restrição do MHC. A eficiência funcional do macrófago pode ser aumentada ou activada por linfocinas, complementos e interferões. Um macrófago ativado segrega um certo número de substâncias biologicamente activas como a) IL-1, IL-2. Os micrófagos são leucócitos polimorfonucleares do sangue, por exemplo, neutrófilos e basófilos. Os leucócitos eosinófilos encontram-se em grande número na inflamação alérgica, na infeção parasitária e no complexo antigénio-anticorpo. O eosinófilo tem dois grânulos, um pequeno e redondo e outro ovoide. Estes grânulos contêm uma variedade de enzimas hidrolíticas, que podem contribuir para as manifestações da reação de hipersensibilidade.

MOLÉCULAS MHC CLASSE I [84]

Estruturalmente, as moléculas MHC de classe I são heterodímeros. São constituídas por duas cadeias polipeptídicas, a e e2-microglobulina (b2m) como cadeia pesada e leve, respetivamente. As duas cadeias estão ligadas de forma não covalente através da interação dos domínios b2m e a3. A cadeia a tem um carácter polimórfico e é codificada por um gene HLA, enquanto a subunidade b2m não é polimórfica e é codificada pelo gene b2m. O domínio a3 atravessa a membrana plasmática e interage com o coreceptor CD8 das células T e esta interação mantém a molécula MHC I no seu lugar. O outro tipo de recetor, denominado TCR, encontra-se na superfície das células T citotóxicas e liga-se ao seu ligando heterodimérico a1-a2, verificando a antigenicidade do péptido acoplado. Os domínios a1 e a2 dobram-se de modo a formar uma ranhura para a ligação de péptidos (próprios ou não próprios). As moléculas MHC de classe I ligam-se a péptidos com 8-10 aminoácidos de comprimento. A translocação dos péptidos (próprios ou não próprios) do citosol para o lúmen do retículo endoplasmático (RE) é realizada pelo transportador associado ao processamento de antigénios (TAP), que é um membro da família dos transportadores ABC e é um polipéptido heterodimérico multimembranar constituído por TAP1 e TAP2. As duas subunidades do TAP são o local de ligação ao péptido e dois locais de ligação ao ATP que estão virados para o citosol. Os péptidos antigénicos ou não antigénicos estão agora ligados ao TAP no lado citoplasmático e são translocados para o lúmen do RE através do consumo de ATP, sendo a molécula MHC de classe I, por sua vez, carregada com péptidos no lúmen do RE. Este fenómeno complexo de carregamento de péptidos envolve várias outras moléculas que formam um grande complexo multimérico constituído por TAP, tapasina, calreticulina, calnexina e Erp57.

A calnexina actua para estabilizar as cadeias a do MHC de classe I antes da ligação de B2T. Após a montagem completa da molécula de MHC, a calnexina dissocia-se. A molécula de MHC sem um péptido ligado é inerentemente instável e requer a ligação das chaperonas calreticulina e Erp.[57]

O transporte das moléculas de MHC de classe I através da via secretora envolve várias modificações pós-tradução da molécula de MHC, que envolvem alterações nas regiões N-glicanas da proteína, seguidas de extensas alterações nos N-glicanos no aparelho de Golgi. A forma dos N-glicanos é a forma completamente madura antes de atingirem a superfície celular.

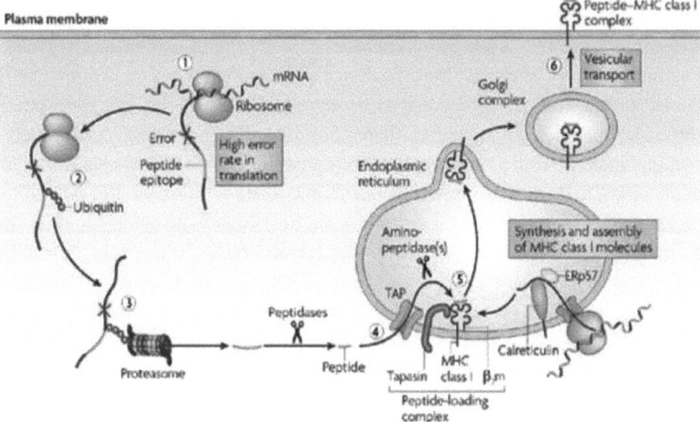

Processamento e apresentação de antigénios pela molécula de classe I do complexo principal de histocompatibilidade

MOLÉCULAS MHC CLASSE II [84]

O MHC de classe II é constituído por duas cadeias polipeptídicas, a e B, cada uma com dois domínios al e a2 e Bl e p2- Cada cadeia tem um domínio transmembranar, a2 e B2, respetivamente, para ligar a molécula de MHC de classe II à membrana celular. O sulco de ligação ao péptido é constituído pelo heterodímero de a1 e B1. As moléculas MHC de classe II ocorrem normalmente apenas em APCs profissionais, como macrófagos, células B e, especialmente, células dendríticas (DCs). Embora possam ser expressas condicionalmente por todos os tipos de células. Uma APC absorve um antigénio, procede ao seu processamento e devolve uma fração molecular do mesmo, denominada epítopo, à superfície da APC, acoplada a uma molécula MHC de classe II. Este processo é conhecido como apresentação do antigénio. Nesta apresentação única, os epítopos são reconhecidos pelas células Th. Os receptores CD4, bem como os TCR, estão presentes nas superfícies das células T auxiliares. Quando uma molécula CD4 de uma célula T auxiliar ingénua se liga a uma molécula MHC de classe II de uma APC, o seu TCR pode encontrar o epítopo acoplado no MHC de classe II, um fenómeno semelhante ao acoplamento de Tc com células citotóxicas. Este acontecimento prepara a célula T auxiliar naive. A combinação variada de citocinas segregadas pelas APCs no microambiente faz com que a célula T auxiliar ingénua se polarize numa célula Th de memória ou numa célula Th efectora.

Assim, o MHC de classe II medeia a imunização das APCs, diferencia as células T em células de memória e células efectoras para que, no futuro, se o mesmo antigénio invadir o organismo, as células de memória sejam activadas e desencadeiem a resposta imunitária. A polarização durante a exposição primária a um antigénio é fundamental na determinação de uma série de doenças crónicas, incluindo doenças inflamatórias intestinais e asma, ao induzir a resposta imunitária que as células Th de memória coordenam quando a sua recordação é desencadeada após exposição secundária a antigénios semelhantes.

Na fase de processamento e apresentação do antigénio, os fagócitos, como os macrófagos e as células dendríticas imaturas, absorvem as entidades antigénicas por fagocitose em fagossomas. As células B exibem a endocitose mais geral em endossomas. Estes fagossomas ou endossomas fundem-se com lisossomas. As suas enzimas ácidas clivam a proteína absorvida em muitos péptidos diferentes. De entre estes, um determinado péptido apresenta imunodominância e carrega-se para moléculas MHC de classe II. As APCs expressam ambos os tipos de moléculas MHC I e II. Contudo, na célula, existe um sistema muito avançado que impede as moléculas de classe II de se ligarem ao mesmo conjunto de péptidos antigénicos que as moléculas de classe I. No decurso da síntese do MHC II no ER, três pares de cadeias a B da classe II associam-se a uma proteína pré-montada (trimérica) denominada cadeia invariante, que interage com a fenda de ligação dos péptidos das moléculas MHC de classe II, bloqueando a ligação de qualquer péptido endógeno à fenda. O complexo da cadeia invariante com a molécula de classe II é agora transportado do RER através do complexo de golgi para o conjunto endossoma-lisossoma. Durante a viagem do RER para o conjunto endossoma-lisossoma, a cadeia invariante é degradada sob a influência de enzimas proteolíticas e um pequeno fragmento CLIP (péptido de cadeia invariante associado à classe II) permanece ligado à fenda da classe II. Para a troca do CLIP com o péptido antigénico, é necessária uma molécula de classe II não clássica, denominada HLA-DM. Trata-se de um heterodímero, mas não é polimórfico e não é expresso na membrana celular. O HLA-DM encontra-se predominantemente no compartimento endossómico. A reação entre o HLA-DM e o complexo CLIP da classe II facilita a troca do CLIP por outro péptido. Agora, a molécula MHC de classe II carregada com o péptido antigénico é transportada para a superfície celular e exteriorizada

ANTICORPOS (imunoglobulinas):[50]

Os anticorpos são moléculas de glicoproteínas que reconhecem um determinado epítopo num antigénio, ligam-se especificamente a ele e, por fim, facilitam a eliminação desse antigénio. Reagem com os antigénios especificamente e de forma observável. Também são designados por aglutininas e precipitinas, dependendo das reacções com os antigénios.

Anteriormente, os termos beta 2 microglobulina e gamaglobulina 19S eram confusos. Assim, em 1964, a OMS aprovou o termo genérico imunoglobulina, que foi aceite internacionalmente. As imunoglobulinas são sintetizadas por células plasmáticas e, em certa medida, por linfócitos. Todos os anticorpos são imunoglobulinas, mas nem todas as imunoglobulinas são anticorpos. As imunoglobulinas constituem 20-25% do total de proteínas do soro.

As imunoglobulinas são classificadas em cinco classes com base em diferenças físico-químicas e antigénicas:

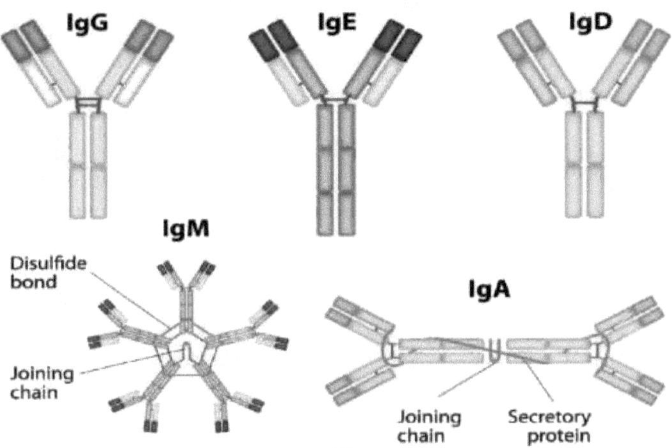

ESTRUTURA DAS IMUNOGLOBULINAS:[50]

Contém um fragmento solúvel e um fragmento insolúvel. Fc (cristalizável) e FAB (ligação ao antigénio). Cada molécula de imunoglobulina é dividida pela papaína, na presença de cisteína, em três partes (1 molécula de Fc e 2 moléculas de FAB).

As imunoglobulinas são glicoprotenos. Cada molécula é constituída por dois pares de cadeias polipeptídicas de tamanhos diferentes. As cadeias mais pequenas são designadas por cadeias leves (L) e as maiores por cadeias pesadas (H). A cadeia mais pequena tem um peso molecular de 25000 e a cadeia H tem 50000.

A cadeia L está ligada à cadeia H por uma ligação dissulfureto e as duas cadeias H estão unidas por ligações S-S. As cadeias H são estruturalmente e antigenicamente distintas para cada classe e são designadas por cada classe:

aIgG, IgA (alfa, gama, delta, épsilon)

As cadeias L ocorrem como kappa e lambda.

O local de combinação de antigénios da molécula encontra-se no seu terminal amino. É composta pelas cadeias L e H. Ambas as cadeias L e H têm duas porções de cada um dos 214 resíduos de aminoácidos que compõem a cadeia L, cerca de metade dos quais no terminal carboxi ocorrem numa sequência constante denominada região constante.

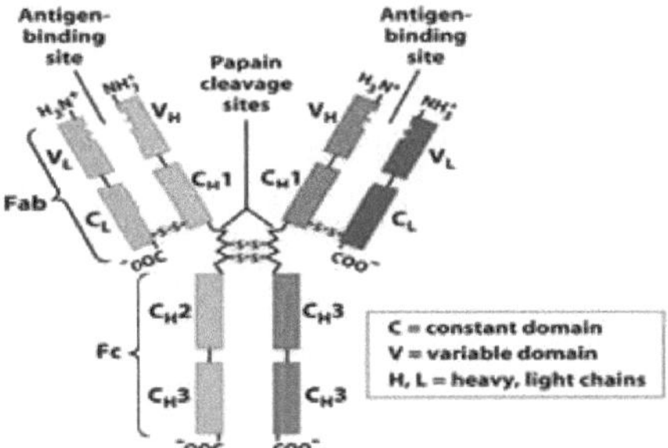

A sequência de aminoácidos no amino

A metade terminal da cadeia é a variável. A gama infinita da especificidade dos anticorpos das imunoglobulinas depende da variabilidade das sequências de aminoácidos. As zonas altamente variáveis, numeradas 3 em L e 4 em H, são conhecidas como regiões hipervariáveis (hot spots). Estas estão envolvidas na célula de ligação ao antigénio. O fragmento FC é composto pelo terminal carboxi da cadeia H. Determina as propriedades biológicas da molécula de imunoglobulina.

A. FIXAÇÃO DE ELOGIOS

B. TRANSFERÊNCIA DE PLACENTA

Cada cadeia peptídica de imunoglobulina tem ligações dissulfureto internas para além das ligações dissulfureto entre cadeias. Estas ligações dissulfureto inter-cadeias formam laços nas cadeias peptídicas.

Os domínios da região variável são responsáveis pelo local de ligação ao antigénio; por exemplo, a região CH 2 da IgG liga-se à sequência complementar C1q. O domínio CH3 medeia a adesão à superfície dos monócitos

	IgG	**IgA**	**IgM**	**IgD**	**IgE**
Sedimentação Coeff	7	7	19	7	8
Molecular Peso	150 000	160 000	900 000	180 000	190 000
Concentração no soro	12	2	1.2	0.03	0.00004
Meia-vida	23	6	5	2-8	1-5
Produção diária	34	24	3.3	0.4	0.0023
Intravascular Distribuição	45	42	80	75	50
Hidratos de carbono	3	8	12	13	12
Placentário transporte	+	-	-	-	-
Apresentação leite	+	-	-	-	-
Secreção selectiva Por sero glândula mucosa	-	+	-	-	-
Estabilidade térmica a 56 c	+	+	+	+	-

IgG: é a principal imunoglobulina do soro e é a única imunoglobulina que é transferida através da placenta. Isto aumenta a fagocitose, a fixação de complementos, a neutralização da precipitação de toxinas e vírus.

A IgG administrada passivamente suprime a síntese de anticorpos homólogos através de um processo de retroação. A IgA tem duas formas - a IgA sérica é um monómero principal que se encontra nas superfícies das mucosas e é segregada por células plasmáticas situadas perto do epitélio mucoso e glandular. Tem uma parte secretora. Promove a fagocitose, formando uma pasta de anticorpos e produz imunidade local.

A IgM é a imunoglobulina mais antiga e a primeira Ig sintetizada pelo feto. Não é transportada através da placenta. A IgM é 500-1000 vezes mais eficaz do que a IgG na opsonização.

As IgD assemelham-se estruturalmente às IgG e encontram-se na superfície dos linfócitos B não estimulados e servem como receptores de reconhecimento de antigénios.

A IgE é normalmente produzida no revestimento do trato respiratório e encontra-se elevada em condições alérgicas como a asma e a febre dos fenos, sendo a principal responsável pelo tipo de hipersensibilidade anafilática.

Função dos anticorpos

- Impedir a fixação de micróbios na superfície da mucosa.
- Reduzir a virulência dos micróbios através da neutralização de toxinas e vírus.
- Facilitam a fagocitose através da opsonização de micróbios.
- Ativar actividades mediadas pelo complemento-complemento contra os micróbios.
- Citotoxicidade mediada por células dependente de anticorpos.

IgG	Proteger os fluidos corporais
IgA	Encontrado na superfície do corpo e protege-o.
IgM	Proteção contra a invasão do sangue por microrganismos
IgD	Molécula de reconhecimento na superfície dos linfócitos B
IgE	Hipersensibilidade

ANTIGENOS: [50]

É definida como qualquer substância que, quando introduzida parentericamente no organismo, estimula a produção de um anticorpo, com o qual reage especificamente e de forma observável. Mas este conceito tradicional mudou, uma vez que alguns antigénios podem não induzir anticorpos. Mas podem sensibilizar linfócitos específicos, conduzindo a uma imunidade mediada por células.

A especificidade é a caraterística principal de todas as reacções imunológicas. Um antigénio introduzido no organismo reage apenas com esses imunócitos específicos (linfócitos B ou linfócitos T). O antigénio tem um marcador específico para esse antigénio e produz anticorpos complementares apenas a esse antigénio. Assim, o anticorpo assim libertado reagirá com o antigénio específico.

Dois atributos da antigenicidade são:

A. Indução de resposta imunitária (imunogenicidade)

B. Reacções específicas com anticorpos ou células sensibilizadas (reatividade imunológica)

HAPTENS: São substâncias incapazes de induzir a formação de anticorpos por si só, mas que podem reagir especificamente com anticorpos. Tornam-se imunogénicas depois de se combinarem com moléculas maiores. Podem ser classificadas em simples e complexas.

A unidade mais pequena de antigenicidade é conhecida como determinante antigénico ou **epítopo**. O epítopo é a pequena área no antigénio que possui uma estrutura química específica e uma configuração estérica capaz de sensibilizar um imunócito e reagir com o seu local complementar no anticorpo. A área de combinação na molécula do anticorpo correspondente ao epítopo é designada por **parátopo.**

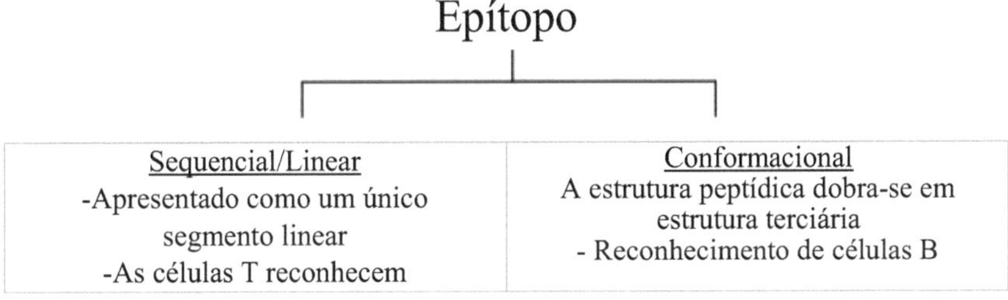

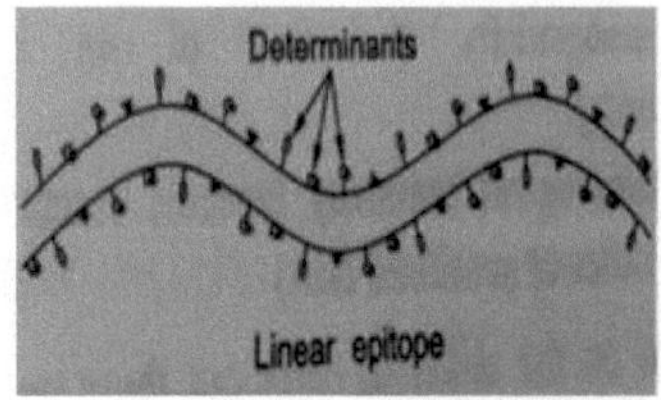

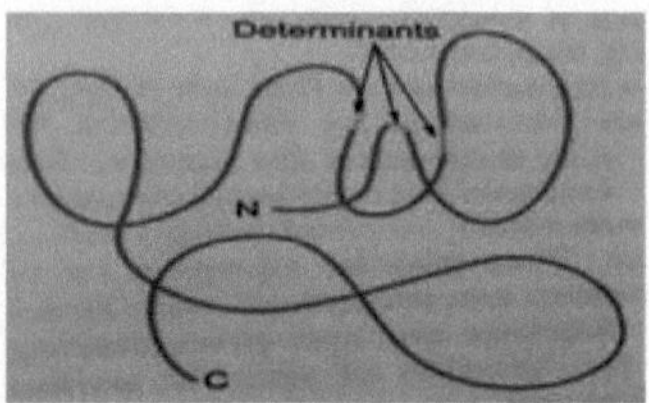

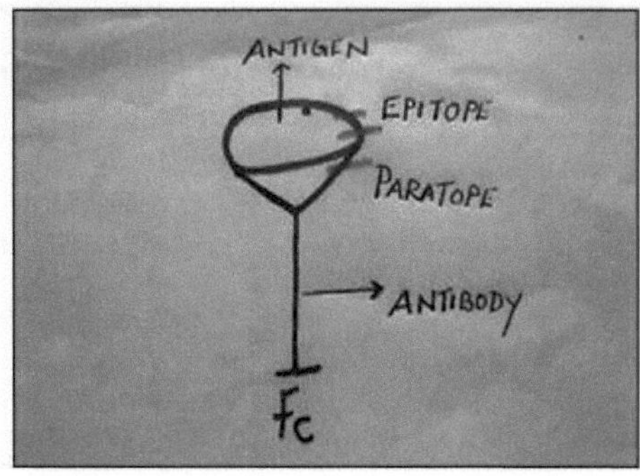

<u>DETERMINANTES DA ANTIGENICIDADE:</u>

A. Tamanho

F. Natureza química.

G. Suscetibilidade às enzimas dos tecidos.

H. Estrangeirismo

I. Especificidade antigénica - 1. Especificidade da espécie

2. especificidade iso

3. Auto-especificidade.

Dependendo da capacidade de induzir a formação de anticorpos, os antigénios são classificados como

1. Dependente de células T (TD) - requer a cooperação de células T para a formação de anticorpos.

2. Independente das células T - não requer a cooperação das células T para a formação de anticorpos

COMPLEMENTO:[50]

Uma consequência importante da interação antigénio-anticorpo é a ativação do complemento. Os complementos são proteínas séricas, que se encontram em maior concentração no plasma. Estas proteínas não são imunoglobulinas. A sua função no sistema imunitário é mediar uma série de reacções biológicas, todas elas de diferença contra agentes microbianos. Estas reacções biológicas incluem:

e) Aumento da permeabilidade vascular

f) Quimiotaxia

g) Opsonização

h) Lise do organismo

O sistema do complemento é constituído por sequências activadoras e efectoras. A ativação ocorre rápida e eficazmente através da via clássica e mais lentamente através da via alternativa.[50]

EFEITOS BIOLÓGICOS DOS COMPLEMENTOS:[50]

ACTIVIDADE	COMPONENTES COMPLEMENTARES
Danos citolíticos e citotóxicos nas células	C1-9
Atividade quimiotáctica	C3a, C5a, C567
Libertação de histamina	C3a, C5a
Aumento da permeabilidade vascular	C3a, C5a
Atividade cinínica	C2 e C3a
Libertação de enzimas lisossomais	C5a
Fagocitose	C3, C5
Reforço da coagulação sanguínea	C6
Promoção da lise do coágulo	C3, C4
Inativação dos lypopolysaccharides bacterianos	C5, C6

A via clássica é activada pela reação de um antigénio com anticorpos IgG ou IgM e por imunoglobulinas agregadas. A sequência é C1, C4, C2, C3, C5, C6, C7, C8 e C9. O C3 é clivado pelo complexo C42 em C3b (que se liga à membrana celular) e C3a (que tem atividade biológica).[50]

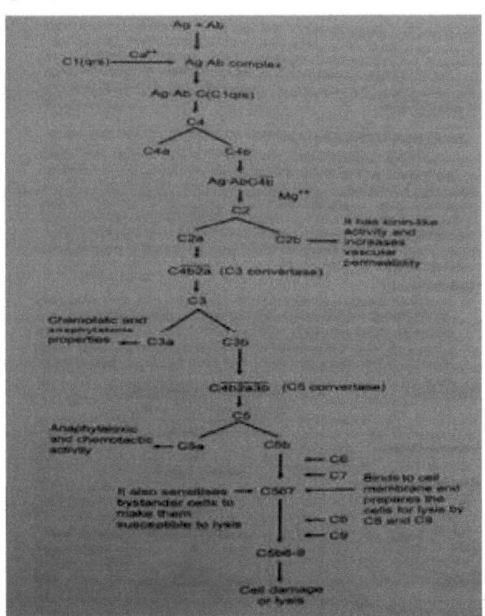

Percurso clássico

Existe também uma via alternativa para a ativação do complemento nos anticorpos, tais como as classes IgG e IgE, as endotoxinas e os vírus e parasitas. Esta pode ativar ou iniciar a sequência do complemento através da ativação direta de C3 sem desencadear C1. A via alternativa começa com a clivagem de C3 após a conversão do proactivador de C3. A sequência após a ativação de C3 é idêntica à da via clássica.[50]

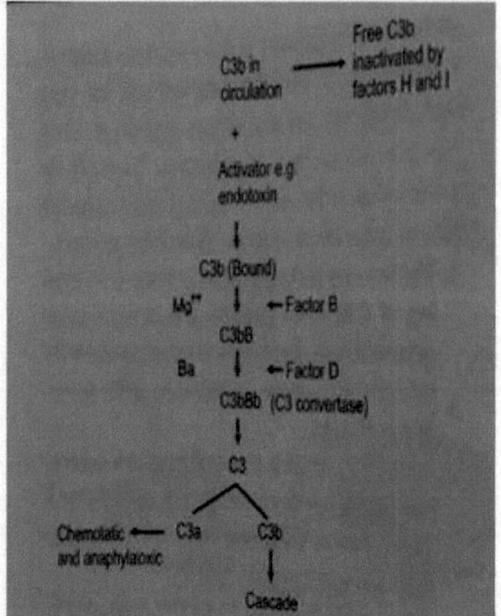

Via alternativa

A placa dentária e as culturas puras de bactérias também podem ativar o complemento pela via alternativa na ausência de um anticorpo. Para além dos factores quimiotácticos do complemento, certas espécies de bactérias produzem péptidos de baixo peso molecular que são diretamente quimiotácticos e não requerem complementos. Estes produtos podem contribuir para a acumulação de células inflamatórias nas lesões periodontais.

IMUNIDADE ADQUIRIDA:

A resistência que um indivíduo adquire durante a vida é denominada imunidade adquirida.

C. IMUNIDADE ACTIVA: É a resistência desenvolvida por um indivíduo em resultado de um estímulo antigénico. Implica o funcionamento ativo do aparelho imunitário do indivíduo, que leva à síntese de anticorpos e à produção de células imunologicamente activas.[50]

As caraterísticas da resposta imunitária específica que se distingue dos mecanismos não específicos são

3) **Especificidade**: Durante o desenvolvimento da imunidade ativa, existe frequentemente uma fase negativa durante a qual o nível de imunidade pode ser inferior ao que existia antes do estímulo antigénico. Isto deve-se ao facto de o antigénio se combinar com o anticorpo pré-existente. [50]

4) **Memória:** Uma vez que tenha ocorrido uma resposta imunitária contra um micróbio específico, a proteção contra o mesmo organismo é geralmente vitalícia, porque o sistema imunitário possui um sistema de recordação rápida conhecido como memória imunológica.[50]

D. IMUNIDADE PASSIVA: É definida como a resistência que é transmitida a um recetor numa forma pronta a usar e é conhecida como imunidade passiva. Neste caso, o sistema imunitário do recetor não desempenha qualquer papel ativo, não há qualquer estímulo antigénico. Em vez disso, são administrados anticorpos pré-formados.[50]

A placa dentária e as culturas puras de bactérias também podem ativar o complemento pela via alternativa na ausência de um anticorpo. Para além dos factores quimiotácticos do complemento, certas espécies de bactérias produzem péptidos de baixo peso molecular que são diretamente quimiotácticos e não requerem complementos. Estes produtos podem contribuir para a acumulação de células inflamatórias nas lesões periodontais.

IMUNIDADE ADQUIRIDA:

A resistência que um indivíduo adquire durante a vida é denominada imunidade adquirida.

A. IMUNIDADE ACTIVA: É a resistência desenvolvida por um indivíduo em resultado de um estímulo antigénico. Implica o funcionamento ativo do aparelho imunitário do indivíduo, que leva à síntese de anticorpos e à produção de células imunologicamente activas.[50]

As caraterísticas da resposta imunitária específica que se distingue dos mecanismos não específicos são

1) **Especificidade**: Durante o desenvolvimento da imunidade ativa, existe frequentemente uma fase negativa durante a qual o nível de imunidade pode ser inferior ao que existia antes do estímulo antigénico. Isto deve-se ao facto de o antigénio se combinar com o anticorpo pré-existente.[50]

2) **Memória:** Uma vez que tenha ocorrido uma resposta imunitária contra um micróbio específico, a proteção contra o mesmo organismo é geralmente vitalícia, porque o sistema imunitário possui um sistema de recordação rápida conhecido como memória imunológica.[50]

B. IMUNIDADE PASSIVA: É definida como a resistência que é transmitida a um recetor numa forma pronta a usar e é conhecida como imunidade passiva. Neste caso, o sistema imunitário do recetor não desempenha qualquer papel ativo, não há qualquer estímulo antigénico. Em vez disso, são administrados anticorpos pré-formados.[50]

IMUNIDADE ACTIVA	IMUNIDADE PASSIVA
Produzido ativamente pelo sistema imunitário do hospedeiro	Recebido passivamente pelo hospedeiro. Sem participação do sistema imunitário do anfitrião
Induzida por infeção ou imunogénios com de contacto	Conferido pela introdução de anticorpos prontos a usar
Proporciona uma proteção duradoura e eficaz	A proteção é transitória e menos eficaz
A imunidade só é efectiva após um período de desfasamento	Imunidade com efeitos imediatos
Memória imunológica presente , Desafio subsequente mais eficaz (efeito de reforço)	Não há memória imunológica, a administração subsequente de anticorpos é menos eficaz.
Pode ocorrer uma fase negativa	Sem fase negativa
Não aplicável em hospedeiros imunodeficientes	Aplicável em hospedeiros imunodeficientes

IMUNIDADE NATURAL ACTIVA: Resulta de uma infeção clínica ou inaparente. Por exemplo, o sarampo.

IMUNIDADE ARTIFICIAL ACTIVA: É a resistência induzida pelas vacinas. As vacinas são preparações de microrganismos vivos ou mortos e seus produtos utilizados para imunização.[50]

1. Vacinas bacterianas	3. Vacinas virais
c. Viva -BCG para a tuberculose d. Vacina contra a febre aftosa para	c. Viva - vacina oral contra a poliomielite d. Poliomielite injetável morta Entérico vacina contra a febre

Imunidade passiva natural: é a resistência transferida passivamente da mãe para o bebé. É transmitida através da placenta. Através da imunização ativa da mãe durante a gravidez, é possível melhorar a qualidade da imunização passiva nos bebés.[50]

Imunidade passiva artificial: É a resistência transferida passivamente para um recetor através da administração de anticorpos. Os agentes utilizados são

a) Soros hiper-imunes de origem animal ou humana

b) Soros convalescentes de gamaglobulina humana

Por vezes, é utilizada a combinação de métodos activos e passivos de imunização, o que é conhecido como imunização combinada.

Mecanismos imunitários: São normalmente respostas protectoras do hospedeiro à presença de substâncias estranhas, como as bactérias e os vírus. Podem, ao mesmo tempo, causar a destruição local dos tecidos, desencadeando vários tipos de reação excessiva ou hipersensibilidade. Foram descritos quatro tipos de reacções de hipersensibilidade,

As reacções de tipo I, II e III são humorais e são designadas reacções imediatas (porque ocorrem em minutos a horas). As reacções do tipo IV são chamadas celulares ou mediadas por células e são denominadas reacções retardadas (porque ocorrem em dias). Três destas reacções de hipersensibilidade são de potencial importância na doença periodontal. São elas,

1. Tipo I (anafilaxia ou hipersensibilidade imediata)
2. Tipo II (reacções citotóxicas)
3. Tipo III (Complexo imune ou reação artrítica).
4. Hipersensibilidade do tipo IV, mediada por células ou retardada[50]

MECANISMO DE HIPERSENSIBILIDADE ANAFILÁCTICA:[85]

A anafilaxia ocorre quando dois anticorpos IgE que estão fixados a um mastócito ou basófilo reagem com um antigénio sensibilizante através da porção Fab dos anticorpos. Esta reação antigénio-anticorpo provoca a libertação de uma substância farmacologicamente ativa das células sensibilizadas.

Estas substâncias causam a resposta e têm o potencial de induzir o dano tecidular na doença periodontal. Estas substâncias são a histamina, as cininas e a SRSA (substância de reação lenta - anafilaxia). A histamina é amplamente encontrada nos mastócitos, plaquetas e basófilos. Os níveis de histamina na gengiva cronicamente inflamada são significativamente mais elevados do que na gengiva normal.[85]

MEDIADOR	ACÇÃO FARMACOLÓGICA
Histamina	aumento da permeabilidade capilar, músculo liso contração, dilatação e aumento da permeabilidade das vénulas, resposta cutânea - pápula e eritema, reabsorção óssea.
SRS-A	Provoca a contração do músculo liso e o aumento da permeabilidade vascular.
Bradicinina	Contração do músculo liso, vasodilatação, migração de leucócitos.
Alfa-2-macroglobulina	Ativação da colagenase.

Tipo I (anafilaxia):

Embora tanto a IgE como a IgG estejam envolvidas na anafilaxia, apenas a IgE desempenha um papel na sua patogénese através da sua capacidade de sensibilizar a pele. O anticorpo IgG combina-se com o antigénio na circulação antes de se poder ligar à IgE nos mastócitos ou basófilos, impedindo a sensibilização. Estes anticorpos IgG são designados anticorpos bloqueadores.

Os anticorpos IgE envolvidos nas reacções anafilácticas ligam-se fortemente na porção Fc do anticorpo ao recetor que se encontra nos mastócitos. Um componente importante na hipersensibilidade anafilática é que os anticorpos IgE normalmente não fixam um complemento.

A bradicinina é um péptido formado pela ação enzimática da kallekrien sobre uma alfa-2-globulina do plasma. [86]

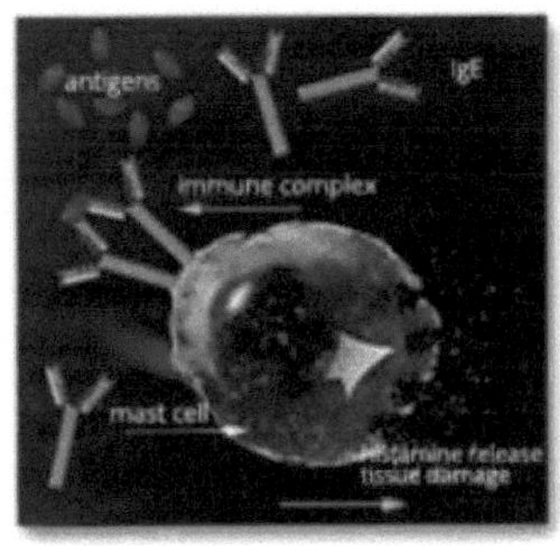

TIPO II OU REACÇÕES CITOTÓXICAS:

Aqui, os anticorpos reagem diretamente com os antigénios fortemente ligados às células. Estes antigénios podem ser componentes naturais da superfície da célula, por exemplo, membrana celular, antigénios polissacáridos dos glóbulos vermelhos. Uma reação citotóxica que envolva estas células pode resultar em hemólise. Os anticorpos citotóxicos também podem reagir com antigénios associados às células dos tecidos. Os anticorpos citotóxicos são da classe IgG ou IgM e fixam o complemento. Para além da lise celular, os anticorpos citotóxicos podem causar danos nos tecidos, aumentando a síntese e a libertação de enzimas lisossomais pelas células PMN.[86]

Por exemplo, reacções hemolíticas transfusionais, doenças hemolíticas do recém-nascido, anemia hemolítica auto-alérgica. As reacções citotóxicas são observadas nas doenças auto-imunes em que os anticorpos reagem com os componentes dos tecidos do próprio doente. Por exemplo, o pênfigo.[86]

Tipo III ou complexo imune ou reação de Arthus:

Quando estão presentes níveis elevados de antigénio aos quais o hospedeiro foi sensibilizado e que persistem sem serem eliminados, os complexos antigénio-anticorpo precipitam-se nos pequenos vasos sanguíneos e à sua volta e, com a subsequente ativação do complemento, causam danos nos tecidos à vista da reação local. Os danos nos tecidos devem-se à libertação de enzimas lisossomais dos PMN, mastócitos, aglutinação de plaquetas e quimiotaxia de neutrófilos. Esta reação é designada por complexo imune e é mediada por anticorpos IgM ou IgG.[86]

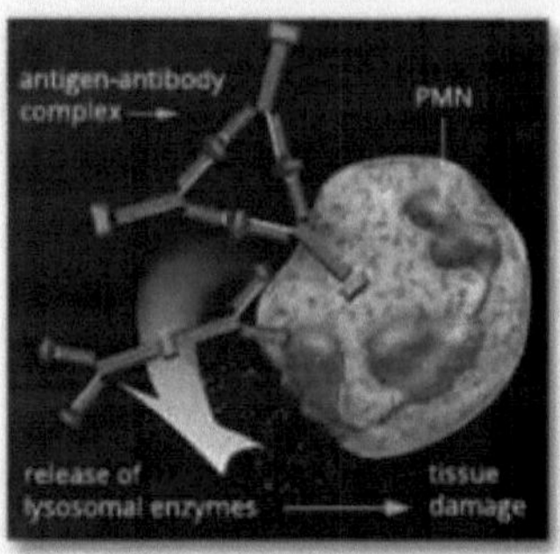

Hipersensibilidade do tipo IV, mediada por células ou retardada:

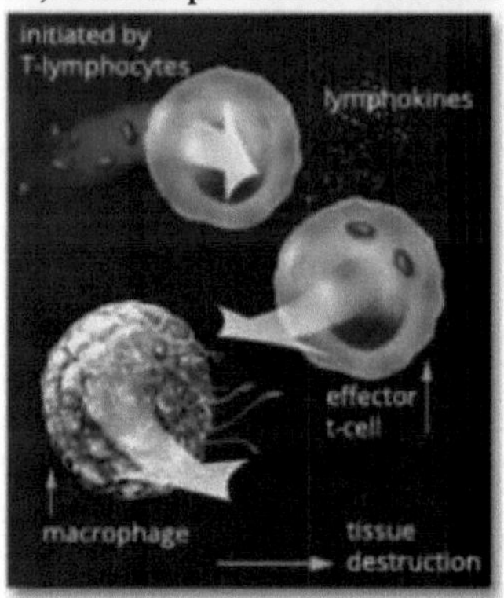

Deve-se à interação dos antigénios com a superfície dos linfócitos T. Existem dois tipos de linfócitos. Os linfócitos que podem evoluir para plasmócitos que produzem anticorpos ou chamados células B. Os linfócitos B produzem linfocinas biologicamente activas. Em contrapartida, as células T migram da medula óssea para o timo, onde se dividem e se tornam imunocompetentes. Do timo, migram para a zona pericortical do nódulo linfático e para a polpa branca do baço. Os linfócitos T ou os linfócitos B sensibilizados por um antigénio imunizante podem ser estimulados a sofrer blastogénese.[86]

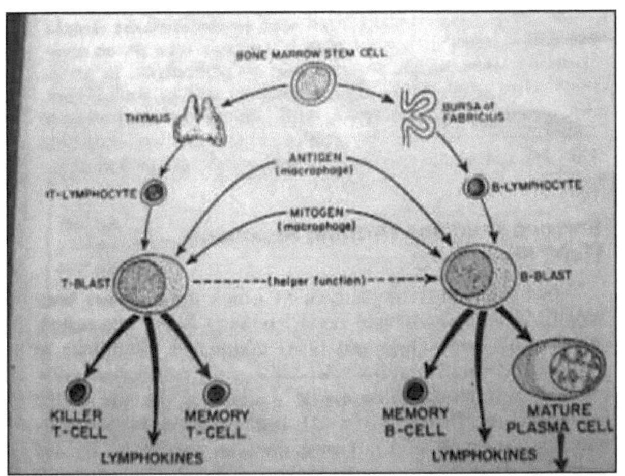

Papéis de vários anticorpos, células efectoras e mediadores na anafilaxia em sujeitos humanos[87]

Mecanismos efectores	Sujeitos humanos
Isótipos de anticorpos	
IgE	- Os níveis aumentados de IgE estão presentes em doentes com doenças alérgicas.
	• A IgE purificada pode transferir a reatividade cutânea de um indivíduo humano sensibilizado para um hospedeiro ingénuo. • O anticorpo anti-IgE omalizumab pode diminuir os riscos de anafilaxia.
IgG	• Até à data, não existem provas definitivas. • Foram notificados casos de anafilaxia após o tratamento com mAbs terapêuticos sem níveis detectáveis de IgE anti-droga.
Complemento	
Anafilatoxinas	• Injeção de doses baixas de C3a, C4a ou C5a na pele de • voluntários saudáveis induz reacções imediatas de erupção cutânea e de erupção cutânea. • Os níveis sanguíneos de C3a, C4a e C5a estão correlacionados com a gravidade da anafilaxia em seres humanos.
Células efectoras	
Mastócitos	• Foi detectado um aumento dos níveis de triptase durante a anafilaxia aguda em seres humanos. • Existe uma elevada ocorrência de anafilaxia em doentes com mastocitose

Basófilos	• Até à data, não existem provas definitivas. • Os testes de ativação de basófilos foram utilizados para diagnosticar ou confirmar a sensibilização aos alergénios
Neutrófilos	- Os níveis de MPO estão aumentados em doentes com anafilaxia em comparação com dadores saudáveis
Monocitos/Macrófagos	- Ainda não determinado
Plaquetas	• Até à data, não existem provas definitivas. • A anafilaxia em seres humanos está associada à ativação plaquetária
Mediadores	
Histamina	• A administração de histamina em aerossol induz a constrição do bronco em voluntários saudáveis. • A administração intravenosa de histamina em voluntários pode reproduzir muitos dos sintomas de anafilaxia. • Os anti-histamínicos são normalmente utilizados como terapêutica adjuvante na anafilaxia aguda e nas reacções anafilactóides.
PAF	• A injeção de PAF na pele de voluntários saudáveis induz reacções de pápulas e clarões. • Os níveis de PAF circulante aumentam e a actividadePAF-AH circulante diminui proporcionalmente à gravidade da Anafilaxia
Outros	- A anafilaxia induz o aumento dos níveis de muitos mediadores que podem contribuir (positiva ou negativamente) para os sinais e sintomas clínicos. Isto inclui várias citocinas e
	quimiocinas, prostaglandinas, triptase, bradicinina e serotonina.

CAPÍTULO 2

ALTERAÇÃO DO TECIDO CONJUNTIVO - TECIDO DESTRUIÇÃO NA PERIODONTITE

1) MMP's

As metaloproteinases da matriz são uma importante família de endopeptidases dependentes do zinco e do cálcio, segregadas ou libertadas por uma variedade de células hospedeiras, tais como leucócitos polimorfonucleares, macrófagos, fibroblastos, células ósseas, epiteliais e endoteliais presentes no periodonto.[18] As metaloprotinases da matriz funcionam a pH neutro para degradar os vários constituintes da matriz extracelular (por exemplo, colagénio, gelatina, laminina, fibronectina e proteoglicanos) como seu substrato.[19]

PRODUÇÃO DE MMPs:

Estas enzimas podem ser produzidas por vários tipos diferentes de células, tais como fibroblastos, queratinócitos, macrófagos, células endoteliais, mastócitos e eosinófilos. Tanto os fibroblastos residentes da gengiva como os do ligamento periodontal produzem colagenases que se pensa estarem envolvidas na renovação normal dos tecidos. As células inflamatórias, como os neutrófilos e os macrófagos, produzem MMPs, sendo os neutrófilos a principal fonte de colagenase e gelatinase em doenças inflamatórias como a periodontite.[18]

As células epiteliais também podem produzir níveis elevados destas enzimas, o que pode facilitar a migração apical e a extensão lateral do epitélio juncional e a subsequente perda de tecido conjuntivo. **Uitto et al** relataram a capacidade da citocina pró-inflamatória TNF-a para induzir as células epiteliais da bolsa periodontal a produzir MMP-13 (colagenase).[20]

As metaloproteinases da matriz não são constitutivamente expressas na maioria dos tecidos, mas são induzidas temporariamente em resposta a sinais exógenos, como várias citocinas, factores de crescimento, interações da matriz celular e contactos célula-célula alterados.

CLASSIFICAÇÃO

Existem três grupos principais

v) **Colagenases específicas** - clivam os colagénios intersticiais. São as MMP's - 1,2,8,9,13,14,18

vi) **Gelatinases** - degradam os colagénios dos tipos IV, V, VII e XI e actuam em sinergia com a colagenase, degradando os colagénios desnaturados (gelatinas). Estas são as MMP-2,9

vii) **Estromelisinas** - têm uma especificidade mais ampla e podem degradar os colagénios da membrana basal, bem como os proteoglicanos e as glicoproteínas da matriz. Estas são as MMP's-3, 10, 11

viii) **Outros** - incluem a matrilisina, a metaloelastase e a metaloelastase ligada à membrana, recentemente clonada, que inclui as MMPs- 14,15,16,17,24,25.[19]

FUNÇÕES

- A principal função das MMPs é catalisar a degradação de proteínas na membrana plasmática celular ou na matriz extracelular.
- Estas proteinases estão envolvidas numa série de **eventos fisiológicos**, como o desenvolvimento embrionário, a involução do útero pós-parto, a remodelação dos tecidos, a morfogénese das glândulas salivares e a erupção dentária.
- São também responsáveis por vários **processos patológicos**, tais como doenças periodontais, artrite, cancro, aterosclerose, diabetes, enfisema pulmonar e osteoporose.[20]

FONTE DE MMP's

COLAGENASE DE MAMÍFEROS E BACTÉRIAS

Vários agentes patogénicos periodontais, por exemplo, Porphyromonas gingivalis e Actinobacillus actinomycetem comitans, produzem MMPs, incluindo colagenase. Estas proteinases não são consideradas como as principais enzimas destrutivas associadas à progressão da doença. A principal contribuição das proteinases é derivada do hospedeiro.[18]

Diferentes modos de colagenólise

C. Colagenase de mamíferos - cliva a molécula de colagenase helicoidal tripla não desnaturada num único local, resultando em fragmentos % e % caraterísticos.

D. Colagenase bacteriana - ataca os substratos de colagénio em vários locais, resultando em mais de 200 fragmentos de péptidos.

Motivo -

4. Baixo teor de hidroxiprolina nesse local.
5. Estabilidade helicoidal reduzida nesse local.
6. Presença de ligações peptídicas glicol-leu e glicol-ileu susceptíveis de colagenase nesse local.[46]

ACTIVAÇÃO

Todas as MMPs são sintetizadas em forma latente, ou seja, como proenzimas, e requerem ativação extracelular. Podem ser activadas por vários mecanismos.

Metaloproteinases de matriz produzidas por células periodontais

Na doença periodontal, as MMP desempenham um papel fundamental na degradação da matriz extracelular, da membrana basal e das serpinas protectoras, bem como na modificação da ação das citocinas e na ativação dos osteoclastos. A matriz extracelular é constituída não só por fibrilas de colagénio, mas também pelos proteoglicanos e fibronectina que lhes estão associados e que têm de ser removidos primeiro, para que a colagenase possa ter acesso ao substrato de colagénio. **A MMP-3** é eficaz na degradação dos proteoglicanos e da fibronectina.[18]

Uma hipótese relativa à patogénese da doença periodontal é que as células do hospedeiro, estimuladas direta ou indiretamente por componentes do biofilme da placa bacteriana, segregam MMPs que estão associadas a uma remodelação alterada do tecido conjuntivo e à reabsorção do osso alveolar.

PAPEL PATOLÓGICO DAS MMPs

A evidência do papel das MMPs na destruição periodontal é forte e apoiada por uma série de descobertas, tais como

4. Produção de níveis elevados de colagenase por tecidos gengivais doentes em cultura.
5. Deteção de níveis elevados de colagenase ativa em vez de latente no fluido da bolsa periodontal e em extractos do tecido gengival inflamado adjacente
6. A presença de ARN mensageiro da metaloproteinase da matriz em células das lesões periodontais, tais como fibroblastos do ligamento periodontal e gengivais, bem como queratinócitos, células endoteliais, osteoblastos e mesmo osteoclastos.[21,22]

Pensa-se que os neutrófilos desempenham um papel particularmente importante na lesão destrutiva periodontal mediada por MMP. A presença de proteínas MMP elevadas nas lesões periodontais é também apoiada por estudos imunohistoquímicos.[18]

A capacidade dos inibidores das MMP, como a doxiciclina (que são mais eficazes contra as metaloproteinases da matriz do tipo leucocitário do que do tipo fibroblástico), para retardar a degradação periodontal em seres humanos e em animais experimentais apoia ainda mais o papel patológico destas proteinases.[18]

Existe uma controvérsia relativamente à origem do excesso de colagenase e de outras MMPs na bolsa periodontal.

Será que esta surge principalmente a partir de neutrófilos infiltrados ou será que também envolve a expressão de MMPs de fibroblastos (MMP-1 e MMP-2) que são produzidas por células residentes (epiteliais e fibroblastos) e infiltradas (macrófagos).

Verificou-se que :

- A colagenase do tipo PMN (MMP-8) e a gelatinase (MMP-9) foram implicadas como a fonte de enzimas activas presentes no FGC de pacientes com periodontite adulta.
- A ativação oxidativa da pró-colagenase do tipo PMN é encontrada em doentes com periodontite.

- A proteína colagenase de tipo fibroblástico e o ARN mensageiro também foram detectados no FGC e nos tecidos, respetivamente, de doentes adultos com periodontite, mas esta MMP pode ser responsável principalmente pela renovação normal dos tecidos e não pela degradação patológica.
- Verifica-se uma ativação proteolítica para a pro-colagenase de tipo fibroblástico, o que é uma caraterística normal.[18]

Ambos respondem também de forma diferente aos seus inibidores endógenos.

Além disso, dados recentes indicam que a colagenase do tipo PMN pode não ter origem exclusivamente nos PMN. Os dados obtidos em culturas celulares sugerem que, após a exposição dos fibroblastos a lipopolissacáridos (LPS) e a citocinas como a IL-1B e o TNF-a, os genes para a produção de MMP destrutivas são activados. As células mesenquimatosas, como os fibroblastos, nestas condições, também são capazes de exprimir MMP-8.

As tiol proteinases bacterianas derivadas de P.gingivalis podem induzir a produção de MMPs destrutivas e o fenótipo de degradação do colagénio não só em fibroblastos mas também em células epiteliais.

Um estudo que utilizou o teste Western Blot detectou estas diferentes proteínas de colagenase, MMP-8, MMP-13 e MMP-1, que representaram 94-96%, 3-4% e 0-1%, respetivamente, do total de colagenase no FGC de doentes adultos com periodontite, o que indica que a MMP neutrofílica está maioritariamente implicada na doença.[18]

INIBIDORES DE MMP:

O papel dos inibidores é particularmente importante porque é o desequilíbrio entre as MMP activadas e os seus inibidores endógenos que leva à rutura patológica da matriz extracelular em doenças como a periodontite, a artrite, a invasão do cancro, etc.

Este raciocínio levou ao desenvolvimento de vários inibidores sintéticos, inibidores das MMP, não só para estudar os mecanismos envolvidos na patologia associada às MMP, mas também como potenciais agentes terapêuticos.[18]

O significado terapêutico consiste em compensar o défice de inibidores naturais das MMP, de modo a bloquear ou retardar a destruição proteolítica dos tecidos conjuntivos.

Isto pode ser conseguido através da utilização de medicamentos que podem -

- inibem a síntese e/ou a libertação destas enzimas.
- bloqueiam a ativação das formas precursoras (latentes) destas MMP.
- inibem a atividade das MMP maduras.
- estimulam a síntese de inibidores tecidulares endógenos das MMP.
- proteger os inibidores endógenos do hospedeiro da inativação proteolítica.[18]

Os inibidores das metaloproteinases da matriz são **endógenos** ou **exógenos** (sintéticos).

Inibidores endógenos

A regulação das funções das MMP envolve a ativação dos **inibidores tecidulares** endógenos **das MMP (TIMP)** e da **macroglobulina a2**, que se ligam de forma não covalente aos membros da família das MMP. Os TIMP controlam as actividades das MMP a nível pericelular, enquanto a macroglobulina a2 funciona como regulador das MMP nos fluidos corporais. Durante a inflamação, a macroglobulina a2, que é uma proteína de elevado peso molecular, pode escapar da vasculatura e também atuar na matriz extracelular.[18]

Inibidores exógenos:

Os agentes quelantes de Zn^{2+} e Ca^{2+} (**EDTA e 1,10 fenantrolina**) são inibidores potentes da atividade da enzima metaloproteinase da matriz in vitro, mas são tóxicos e não são utilizados in vivo como agentes terapêuticos.

Foram formulados vários péptidos sintéticos para sintetizar quelantes mais específicos, tais como péptidos contendo fósforo, inibidores à base de enxofre e derivados de ácido peptídico hidroxâmico.

iv) **Peptídeos contendo fósforo** - são inibidores potentes das metaloproteinases produzidos pela substituição de um átomo de fósforo tetraédrico pelo átomo de carbono carbonílico num substrato peptídico. Os análogos fosfonamidato e fosfinato do tripeptídeo podem inibir a colagenase de fibroblastos da pele humana in vitro.
v) **Inibidores à base de enxofre** - Foram preparados através da substituição da ligação C(=O)-NH cindível do péptido por vários grupos funcionais contendo enxofre. Os derivados de mercaptano são os inibidores mais potentes de colagenases, gelatinases e estromelisinas de todos os inibidores de MMPs à base de enxofre in vitro.[19]
vi) **Derivados do ácido peptídico hidroxâmico** - São capazes de inibir as MMPs 1,2,3,7,8 e 9 in vitro com níveis muito baixos, nos quais a atividade da colagenase diminui em 50%. Estes são os péptidos sintéticos mais utilizados e estão a receber a maior atenção como potenciais agentes farmacêuticos.[19]

Ryan et al 2000[16] demonstraram a modulação da atividade da metaloproteinase da matriz na periodontite através do desenvolvimento de inibidores sintéticos da metaloproteinase da matriz. Isto permitiu
o hospedeiro para restabelecer o equilíbrio enzimático-inibidor, que se revelou uma estratégia de tratamento útil para o tratamento da periodontite.

Assim, estas observações sugerem que a multiplicidade de MMPs não é redundante, mas sim sinérgica, e que a capacidade de reduzir a atividade de múltiplas MMPs pode ser uma caraterística crítica das intervenções mais eficazes do ponto de vista terapêutico.

Embora tenham sido desenvolvidos vários inibidores da metaloproteinase da matriz no passado, apenas alguns foram considerados seguros e eficazes, particularmente após administração oral.

Bjornsson et al 2004[23] estudaram o efeito do batimastat (inibidor das MMP à base de ácido hidroxâmico) na periodontite experimental induzida por ligadura no modelo do rato e concluíram que o batimastat não reduziu a progressão da periodontite experimental nos animais testados. Foi observado um aumento significativo da perda óssea nos animais tratados com batimastat em comparação com o placebo e o animal de controlo.

2) citocinas

As citocinas do hospedeiro são um segundo grupo de mediadores inflamatórios altamente implicados na doença periodontal e intensamente investigados como potenciais alvos quimioterapêuticos.

As citocinas, que significam "proteínas celulares" na etimologia, transmitem informações de uma célula para outra através de mecanismos autócrinos ou parácrinos. Após a ligação aos seus receptores complementares, as citocinas pró-inflamatórias como a interleucina-1 e o fator de necrose tumoral-a desencadeiam eventos de sinalização intracelular e comportamentos celulares catabólicos.[88]

Os constituintes do biofilme também estimulam as células do hospedeiro a produzir citocinas pró-inflamatórias, incluindo IL-1B e TNF-a, que podem induzir a destruição do tecido conjuntivo e do osso alveolar.[5] Estas citocinas estão presentes nos tecidos periodontais doentes e no fluido crevicular gengival (GCF).[6] As actividades catabólicas destas citocinas são controladas por inibidores endógenos que incluem antagonistas dos receptores de IL-1 e TNF. Quando administrados para fins terapêuticos, estes antagonistas podem reduzir a inflamação.[7]
A utilização de antagonistas dos receptores de citocinas para inibir a progressão da doença periodontal foi investigada num modelo de primata não humano com periodontite induzida por ligadura.[8] Foi demonstrado que os bloqueadores de IL-1/TNF inibiram parcialmente a progressão da doença.[9] No entanto, a utilização de antagonistas de citocinas para tratar a

doença periodontal humana precisa de ser avaliada.

As citocinas implicadas na supressão da resposta inflamatória destrutiva incluem a IL-4, a IL-10, a IL-11 e o Fator de Crescimento Transformador-B. Tanto a IL-4 como a IL-10 podem ter como alvo os macrófagos e inibir a libertação de IL-1, TNF, intermediários reactivos de oxigénio e óxido nitroso.[89] A IL-4 também induz a morte celular programada (apoptose), o que reduz o número de macrófagos inflamatórios infiltrados.[10] Pode também aumentar a produção de antagonistas do recetor de IL-1.[11] A evidência de que a IL-4 é deficiente nos tecidos periodontais doentes[12] , e a descoberta de que a administração exógena de IL-4 na artrite experimental reduz a inflamação, sugerem que a utilização desta citocina pode proporcionar um benefício terapêutico no tratamento das doenças periodontais.[13]

O processo de doença inflamatória é caracterizado pelo domínio de mediadores de citocinas pró-inflamatórias. Por conseguinte, a neutralização externa de citocinas inflamatórias inapropriadas é uma estratégia terapêutica que tem sido tentada em muitas condições inflamatórias crónicas, visando sobretudo o fator de necrose tumoral-a, utilizando anticorpos monoclonais ou proteínas receptoras modificadas.[13]

Com os parâmetros, o bloqueio da produção de citocinas pró-inflamatórias através de antagonistas solúveis da IL-1 e do fator de necrose tumoral-a é uma abordagem potencialmente terapêutica para modular a resposta imunitária do hospedeiro.

Atualmente, a terapia anti-citocina utilizando **anticorpos monoclonais anti-IL-1** ou **anti-fator de necrose tumoral-a** e **receptores solúveis** do fator **de necrose tumoral** foi aprovada para o tratamento da artrite reumatoide, da doença de Crohn, da artrite juvenil e da artrite psoriática, prosseguindo a investigação no domínio da doença periodontal.[16]

Quimiocinas

As quimiocinas são uma subfamília de citocinas com semelhanças estruturais; têm a propriedade de recrutar células no espaço extravascular dos tecidos (quimiotaxia), quer em homeostasia quer durante processos inflamatórios.[88]

Receptores

Os receptores das citocinas permitem que as células respondam aos sinais emitidos pelas citocinas. Os receptores podem ser compostos por uma, duas ou três cadeias diferentes. A maioria das cadeias é constituída por um domínio extracelular, um domínio transmembranar e um domínio intracelular; as excepções são os receptores de quimiocinas, que são constituídos por sete domínios transmembranares.[88]

História[88]

Pode ser dividida em três fases principais.

- A primeira fase - do final dos anos 40 ao início dos anos 70 - identificação das actividades biológicas dos factores presentes em culturas celulares ou na corrente sanguínea.

• Segunda fase - dos anos 70 ao início dos anos 80 - a purificação e a caraterização bioquímica destes factores permitiram a definição de entidades moleculares.

• Fase final - final dos anos 90 - a descoberta de novas citocinas baseou-se na disponibilidade de diferentes sequências genómicas e de diferentes bancos de genes, tendo sido descobertas as bioactividades das citocinas recentemente identificadas.

<u>Propriedades das citocinas</u>[50]

• Ação pleiotrópica: Uma determinada citocina tem diferentes efeitos biológicos em diferentes células-alvo.

• Redundância: duas ou mais citocinas que desempenham funções semelhantes.

• Sinergia: os efeitos combinados de duas citocinas ou da atividade celular são superiores aos efeitos aditivos das citocinas individuais.

- Antagonismo: O efeito de uma citocina inibe ou anula o efeito de outra citocina.
- Indução em cascata: quando a ação de uma citocina numa célula-alvo induz essa célula a produzir uma ou mais citocinas, que por sua vez induzem outras células-alvo a produzir outras citocinas.

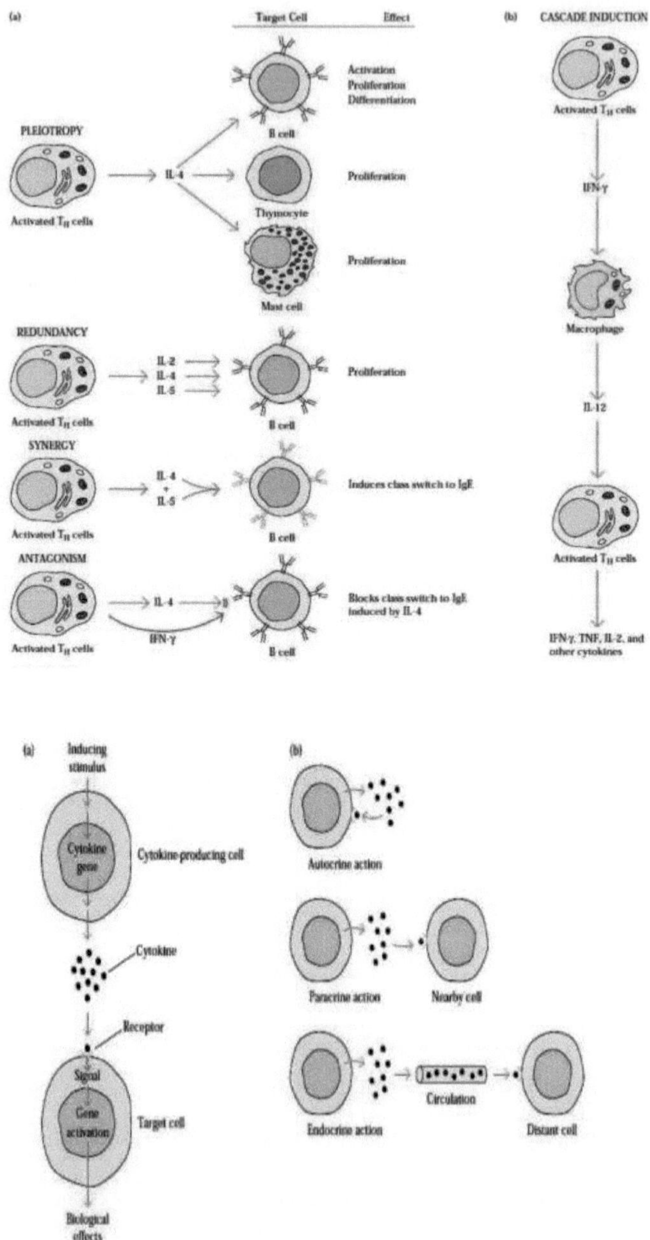

Recetor

Recetor de citocinas de tipo I[89]

- A maior família de citocinas.
- Expressar a sequência WSXWS.
- Cada citocina tem um motivo semelhante de 4 hélices e cada recetor tem um único segmento transmembranar

--Extracelular (N-terminal)

-- Intracelular (C-terminal)

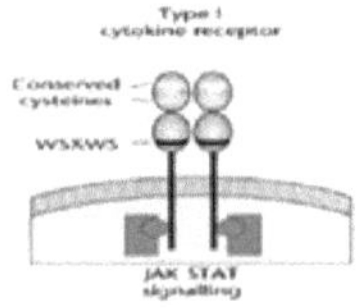

<u>Recetor de citocinas de tipo II</u>[89]

- Ligam-se a membros da família TNFa, в, Y e IL-10. (IL10, 19, 20, 22)
- Semelhante ao recetor de citocinas de tipo I - não expressa a sequência de assinatura WSXWS.
- Heterodímeros ou multímeros com cadeia de ligação ao ligando ou cadeia indutora de sinal.
- Associado à sinalização JAK/STAT
- <u>Família de receptores TNF</u>
- Tem um domínio extracelular trimérico, rico em cisteína.

Type II
cytokine receptor

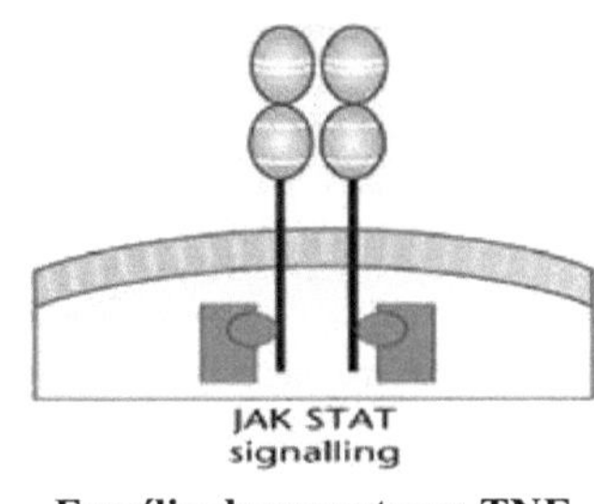

Família de receptores TNF

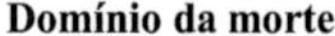 **Domínio da morte** Ex. domínio de morte associado ao Fas - Ativar a protease intracelular denominada caspase ↓ Apoptose ↓ O ligando apoptótico do TNF liga-se, pelo menos, à sinalização 5diferentes receptores e matam a célula-alvo Dentro de um minuto	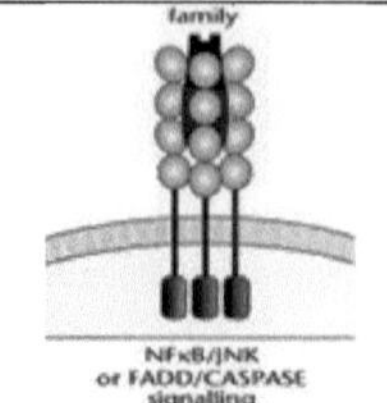	**O recetor de ligação ao fator associado ao recetor de TNF** (recetor TRAF) é ativado através do NFkB (RANK) ↓ ativação do ligando da citocina RANK ↓ osteoclasto responsável pelo estado de doença.

Família de receptores de quimiocinas[89]

- Grande família de citocinas com estrutura molecular distinta mas com propriedades citocínicas únicas (quimiotácticas).
- Relativamente pequeno (7-10KDa) contém 70-80 A.A.
- Função - controlar a adesão celular, a quimiotaxia e a ativação dos leucócitos.
- Algumas induzidas durante a resposta imunitária e outras envolvidas na manutenção ou desenvolvimento dos tecidos.
- Promove a angiogénese e a cicatrização de feridas
- Os receptores expressam 7 hélices transmembranares e interagem com a proteína G.

↓

Proteína de ligação hepática - liga proteoglicanos de sulfato de heparina em células endoteliais.

↓

Libertação de elevadas concentrações de quimiocinas

↓

Proporcionam uma forte adesão e transmigração de células imunitárias

Mecanismo[88]

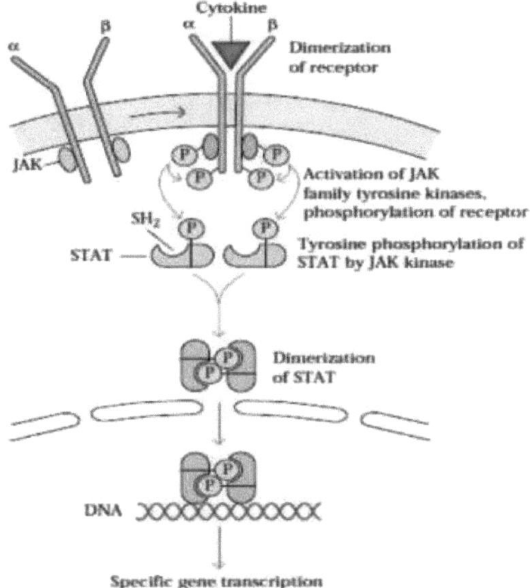

Após a ligação da citocina ao domínio extracelular dos receptores, os domínios intracelulares dos receptores associam-se a uma variedade de moléculas de sinalização. Ocorre uma cascata de fosforilação de várias proteínas adaptadoras após a interação do domínio intracelular dos receptores com as tirosinequinases citoplasmáticas (por exemplo, Janus kinases; Jaks). A fosforilação de activadores de transcrição citoplasmáticos latentes (por exemplo, transdutores de sinal e activadores de transcrição; STAT) permite a sua dimerização e translocação para o núcleo, onde se ligam a sequências específicas presentes nos promotores de determinados genes. Outras vias que envolvem a proteína quinase activada por mitogénio (MAPK) e outras quinases levam à ativação de vários factores de transcrição (por exemplo, c-fos/c-jun, NF-κB). Algumas vias de sinalização são partilhadas com outros receptores; isto é verdade no caso dos receptores de IL-1 e IL-18, cujo domínio intracelular é semelhante ao domínio dos receptores do tipo Toll (TLR) (Toll-IL-1 Recetor; TIR). Assim, adaptadores semelhantes (por exemplo, MyD88, IRAK) estão envolvidos após a interação dos respectivos receptores com os seus ligandos, quer membros da família IL-1 quer padrões moleculares associados a agentes patogénicos (PAMPs), como o lipopolissacárido endotoxina (LPS). O domínio intracelular de alguns receptores (TNF R p55; Fas; TRAIL R) possui um domínio de morte que inicia uma cascata de sinalização específica que conduz à apoptose.[88]

Function	Cytokine
Proinflammatory	IL-12, IL-17, IL-18, IL-23 and IL-27
Anti-inflammatory	IL-4, IL-10, IL-13, TGFβ, IL-21, IL-25, IL-35 and IL-37
Antiviral	IFNα, IFNβ and IFNγ
T-cell growth factors	IL-2, IL-4, IL-7, IL-9, IL-12, IL-15 and IL-21
B-cell growth factors	IL-2, IL-4, IL-5, IL-6, IL-7, IL-10, IL-13, IL-14 and IL-21
Haematopoietic factors	IL-3, IL-7, IL-9, IL-11, GM-CSF, M-CSF and stem cell factor
Chemotactic factors	CXCL1, CXCL8 (IL-8), CCL2, CCL5, CCL11
Embryogenesis	VEGF, FGF, TGFβ and SSF
Tissue repair/wound healing	TGFα, TGFβ, EGF, PDGF and bFGF
Produced by innate immune responses	TNFα, IL-1, IL-12, IFNα, IFNβ, IFNγ, IL-10, IL-6, IL-15, IL-18, IL-23 and IL-27
Produced by adaptive immune responses	IL-2, IL-4, IL-5, IFNγ, TGFβ, IL-10, IL-12, IL-13 and IL-17

Papéis funcionais de citocinas selecionadas que ilustram a redundância e os múltiplos papéis das citocinas[89]

A acumulação de células plasmáticas e linfócitos nos tecidos periodontais sugere que as citocinas participam nas alterações patológicas periodontais.[50]

Originalmente, as citocinas foram designadas pela sua atividade biológica como

1. Fator de ativação de macrófagos (MAF)
2. Fator inibidor da migração de macrófagos (MIF)
3. Fator de ativação dos osteoclastos (OAF)
4. Linfotoxinas
5. Fator quimiotático derivado de leucócitos. [50]

Mais recentemente, a maioria das citocinas passou a ser designada por interleucinas, devido ao seu papel na comunicação entre os leucócitos. [50]

INTERLEUKIN-1 (IL-1 ou a ou b): É uma citocina pleotrófica. As suas actividades são: OAF, LAF, ativação das células T_H , promoção da maturação das células B, quimiotaxia dos neutrófilos e aumento da atividade das células NK. É segregada por monócitos, macrófagos, células B, fibroblastos, células epiteliais e neutrófilos. A IL-1 ocorre nos tecidos gengivais e no fluido crevicular e diminui após o tratamento periodontal.

INTERLEUKIN-2 (IL-2 ou a ou b): foi originalmente designado por fator de crescimento das células T devido ao seu efeito na atividade antigénica das células T. Também estimula a atividade funcional dos macrófagos e a proliferação das células NK. É segregada pelas células T_H e pelas células NK e está aumentada nos tecidos periodontais na periodontite.[50]

INTERLEUKIN-3 (IL-3): apoia o crescimento e a diferenciação das células hemopoiéticas, incluindo a estimulação do crescimento dos mastócitos e a secreção de histamina. É segregada pelas células T_H e pelas células NK.[50]

INTERLEUCINA-4 (IL-4): Foi originalmente designada por fator de crescimento das células B derivadas das células T devido à sua ativação, proliferação e diferenciação das células B. A síntese de IgE pelas células B também é induzida pela IL-4. É segregada pelas células T_H .[50]

INTERLEUCINA-5 (IL-5): Induz a proliferação de células B e aumenta a produção de IgA juntamente com a IL-4. Também promove a produção de IgE. É segregada pelas células T_H .[50]

INTERLEUCINA-6 (IL-6): Estimula a produção de imunoglobulinas pelas células plasmáticas e, com a IL-1, ativa a produção de T_H . É segregada por macrófagos, monócitos, fibroblastos e células endoteliais. Aumenta nos locais de inflamação gengival e desempenha um papel na reabsorção óssea.[50]

INTERLEUCINA-7 (IL-7): Induz a proliferação de células T através da expressão de receptores de IL-2. É segregada por receptores da medula óssea.[50]

INTERLEUCINA-8 (IL-8): É quimiotáctica para os neutrófilos e aumenta a sua aderência às células endoteliais. É segregada pelos macrófagos.[50]

INTERLEUCINA-9 (IL-9): Secretada pelas células T_H . Promove o crescimento de mastócitos.[50] INTERLEUKIN-10 (IL-10): Secretada pelas células TH.[50]

INTERFERÃO (IFN) (a, в, Y): São uma família de três glicoproteínas produzidas por leucócitos, fibroblastos e linfócitos T. Proporcionam atividade antiviral, aumentam a atividade dos macrófagos e a atividade das células NK. Também desempenham um papel na reabsorção óssea.[50]

FACTOR DE NECROSE TUMORAL (TNF a e в): Produzido por macrófagos e células T_H e provoca a necrose de certos tumores e também desempenha um papel na ativação dos osteoclastos, estimulando-os a provocar a reabsorção óssea. Podem também desempenhar um papel nas alterações vasculares observadas na doença periodontal. [50]

Papel das citocinas pró-inflamatórias na doença periodontal :

Em periodontologia, sabe-se que a resposta do hospedeiro em alguns indivíduos pode levar a uma reação exagerada a agentes patogénicos orais invasores, resultando na destruição dos tecidos periodontais. À semelhança de outras doenças mediadas pelo hospedeiro, acredita-se que vários factores derivados do hospedeiro contribuem para esta resposta e estudos demonstraram que as citocinas pró-inflamatórias podem desempenhar papéis funcionais diferentes nas fases iniciais e tardias da cicatrização de feridas periodontais.[7]

Dois agentes considerados essenciais na destruição periodontal são a IL-1 e o fator de necrose tumoral-a. Por conseguinte, foi proposto que o bloqueio a curto prazo da IL-1 e do fator de necrose tumoral-a pode facilitar a cicatrização de feridas periodontais, ao passo que o bloqueio prolongado pode ter efeitos adversos.[7]

Contra-ação natural da IL-1 e do TNF- a:

Em condições naturais, uma resposta inflamatória descontrolada com rápida destruição de tecidos devido às actividades da IL-ie e do fator de necrose tumoral-a é revertida pela produção de citocinas anti-inflamatórias como a IL-4, IL-10 e IL-11.[16]

O potencial de regulação negativa dos mediadores da inflamação associados à destruição dos tecidos periodontais foi investigado durante a periodontite experimental em cães beagle ao longo de um período de 8 semanas. Os resultados indicaram que a injeção subcutânea de IL-11 humana recombinante foi capaz de alterar a progressão da doença periodontal medida por alterações no nível de inserção e na altura óssea radiográfica.[12]

Estes estudos sugerem que a conversão da gengivite em periodontite está diretamente associada ao movimento de um infiltrado inflamatório em direção ao osso alveolar, e que esta atividade está, pelo menos parcialmente, dependente da IL-1 e/ou do fator de necrose tumoral.[12]

Implicações terapêuticas

O bloqueio da atividade das citocinas pró-inflamatórias pode ser uma modalidade terapêutica benéfica para a periodontite. Investigações sobre a administração de proteínas solúveis de antagonistas da interleucina-1 e do fator de necrose tumoral num modelo primata de periodontite mostraram resultados promissores. As investigações histológicas revelaram uma redução de 51% na perda de ligação ao tecido conjuntivo e uma redução de 91% na perda de osso alveolar.[8]

No entanto, o ambiente enzimático agressivo das lesões periodontais pode destruir os antagonistas solúveis das citocinas antes do seu pico de atividade, o que pode exigir uma administração mais frequente dos agentes activos aos defeitos.[8]

Assim, a transferência genética de antagonistas do fator de necrose tumoral pode oferecer um modo mais eficiente de administração de agentes que controlam a doença às estruturas periodontais.[8]

Estudos em animais:

Dewhirst et al 1985[15] isolaram, purificaram, sequenciaram e identificaram pela primeira vez a interleucina-1 como um fator responsável pela ativação osteoclástica invitro.

Riccelli 1995[16] concluiu que as acções conhecidas das citocinas sugeriam um grande potencial para modular a resposta imunitária do hospedeiro e melhorar a regeneração dos tecidos. Estas moléculas seriam úteis para controlar os efeitos adversos da resposta imunitária do hospedeiro e/ou aumentar o potencial regenerativo das citocinas. Uma vez optimizada a tecnologia, poderá ser possível aos dentistas aplicar a terapia com citocinas para resolver infecções periodontais. Estas medidas terapêuticas são promissoras não só para a resolução de infecções periodontais, mas também para o tratamento de outras doenças da cavidade oral.

Graves 1998[7] na periodontite experimental quantificou a distância média entre a frente inflamatória e a crista alveolar. Enquanto a distância da frente inflamatória às 6 semanas mediu 0,12 mm nos animais de controlo, a distância mediu 0,59 mm nos animais tratados com receptores de IL-1 e de TNF, o que sugere a inibição do extravasamento e migração de células inflamatórias com os antagonistas.

Horton et al 2000[17] documentaram que os linfócitos estimulados por endotoxinas segregavam um fator solúvel (mais tarde caracterizado como a citocina interleucina-1) que estimulava a atividade osteoclástica e a reabsorção óssea em cultura de órgãos.

Oates et al 2001[8] estudaram os efeitos dos receptores solúveis para IL-1 e TNF durante a periodontite experimental induzida por ligaduras e mostraram que a perda óssea radiográfica foi reduzida em 50% no grupo experimental em comparação com o grupo placebo.

Kirkwood et al 2007[9] avaliaram o efeito dos inibidores da p38 MAPK na periodontite experimental e mostraram uma redução significativa da perda óssea.

METABOLITOS DO ÁCIDO ARAQUIDÓNICO:

Goodson e colegas[24] , encontraram uma elevação de dez vezes nos níveis de PGE2 em tecidos gengivais doentes quando comparados com gengiva saudável excisada à volta dos terceiros molares. Experiências em animais e estudos clínicos forneceram evidências de que os níveis de prostanóides nos tecidos periodontais e no FGC estão correlacionados com a expressão clínica da gravidade da doença periodontal.[25] No início dos anos 70, as prostaglandinas começaram a ser implicadas na reabsorção óssea de várias doenças osteolíticas, para além da doença periodontal.

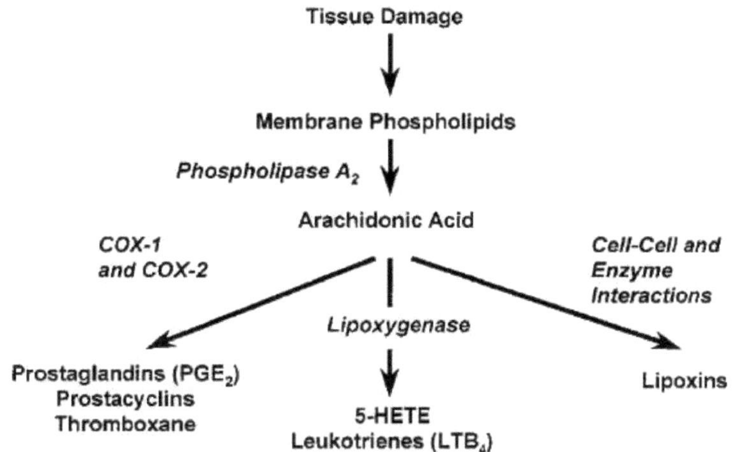

Síntese enzimática de metabolitos do ácido araquidónico em resposta a lesões tecidulares. COX: ciclo-oxigenase.5-HETE: ácido 5-hidroxieicosatetraenóico.[27]

PROSTANOIDES :

Os prostanóides são moléculas lipídicas bioactivas ubíquas derivadas do ácido araquidónico. Estas incluem a prostaglandina D2, a prostaglandina E2, a prostaglandina F2a, a prostaglandina I2 e o tromboxano A2.[26]

Funções

Os prostanóides desempenham uma variedade de papéis em condições fisiológicas e patológicas, incluindo inflamação, função imunológica, ovulação, implantação, doenças cardiovasculares e génese de tumores.[56]

- A prostaglandina E2 tem diversos efeitos pró-inflamatórios e imunomoduladores. Os níveis tecidulares de PGE2 na periodontite aproximam-se de uma concentração de 1 ml que, em sistemas modelo, é suficiente para provocar efeitos significativos nas respostas e funções celulares.[26]
- Teoricamente, a maioria das alterações inflamatórias que ocorrem na doença periodontal, como a vermelhidão gengival, o edema, a degradação do colagénio e a perda óssea, poderiam ser causadas apenas pela presença e pelas acções diretas da PGE2.[26]
- A PGE2 induz a vasodilatação e o aumento da permeabilidade capilar que provocam sinais clínicos de vermelhidão e edema. Os efeitos vasoactivos da PGE2 são também potenciados por interações sinérgicas com outros mediadores inflamatórios, como a bradicinina, os fragmentos de clivagem da cascata do complemento e a histamina.[26]
- A PGE2 também aumenta a infiltração de células inflamatórias, não como um quimioatractor, mas anulando a migração quimiotáctica e a entrada de neutrófilos e outras células inflamatórias que foram recrutadas para o local da infeção por quimioatractores como o LTB4. No local da infeção, a PGE2 pode reduzir a regulação ou "estabilizar" os neutrófilos recém-recrutados para evitar a desgranulação prematura e a explosão oxidativa antes do confronto bacteriano.[27]
- A elevação do AMPc induzida pela PGE2 tem sido tradicionalmente associada à supressão da transformação dos linfócitos e da mitogénese das células T, a uma redução da produção de anticorpos e a uma inibição da citotoxicidade mediada por células.[26]
- Em culturas de órgãos ósseos, a PGE2 estimula a reabsorção óssea osteoclástica. Este

efeito está associado a níveis elevados de AMPc no osso, bem como a um número elevado de osteoclastos que apresentam uma maior atividade e mobilidade. A ativação do complemento, quer pela via clássica quer pela via alternativa, pode induzir a reabsorção óssea através de um mecanismo dependente da PGE2.[27]

- A destruição dos componentes da matriz extracelular dos tecidos conjuntivos tem sido largamente atribuída às acções locais das metaloproteinases (MMPs), que incluem colagenases derivadas de fibroblastos, macrófagos e neutrófilos. A produção e a libertação de MMPs são fortemente reguladas pela ativação dos genes das MMPs sob a influência de citocinas como o TNFa e a IL-ie. Estas citocinas estimulam a libertação de MMP através de um mecanismo dependente de PGE2. Ou seja, são necessários níveis baixos de PGE2 para uma libertação óptima de MMP.[26]

- No entanto, a libertação de Π.-ф e TNFa e a atividade do gene MMP são suprimidas por níveis elevados de PGE2. Através deste último mecanismo, os níveis elevados de PGE2 parecem ter um papel como inibidor de feedback para controlar a extensão da degradação da matriz extracelular que ocorre na doença periodontal. Assim, no seu conjunto, estas respostas variadas das células à PGE2 tendem a sugerir que este mediador é capaz de exercer um papel imunomodulador supressor ou estimulador na progressão da doença periodontal.[27]

Síntese

A síntese de prostanóides é efectuada em três etapas -

i) A mobilização de um substrato de ácido gordo, normalmente ácido araquidónico, a partir de fosfolípidos membranares através da ação da fosfolipase A2.

ii) A formação de prostaglandina H2 a partir do ácido araquidónico pela ciclo-oxigenase

iii) A conversão da prostaglandina H2 em prostanóides específicos pela ação de várias prostaglandinas sintases, gerando cinco prostanóides bioactivos primários, nomeadamente a prostaglandina D2, a prostaglandina E2, a prostaglandina F2a, a prostaglandina I2 e a tromboxano A2.[26]

Receptores

Os prostanóides actuam nos tecidos e nas células através de prostanóides específicos acoplados à proteína G

uma família de sete receptores transmembranares do tipo rodopsina. São os seguintes

ProstaglandinaE2 - EP

Prostaglandina F2α - FP

Prostaglandina D2 - DP

Prostaglandina I2 - IP

Tromboxano A2. - TP[26]

ProstaglandinaE2

A prostaglandina E2 é um dos principais produtos do metabolismo do ácido araquidónico iniciado pela ciclo-oxigenase. A prostaglandina E2 tem efeitos funcionais múltiplos e, por vezes, aparentemente opostos, incluindo febre, dor, vasodilatação, reabsorção e formação óssea, num determinado tecido e células-alvo. Os diversos efeitos da prostaglandina E2 são explicados pela existência de múltiplos receptores de prostaglandina E2 (receptores EP) nas membranas plasmáticas.[26]

A análise farmacológica e a clonagem molecular revelaram a existência de quatro subtipos de receptores EP, cada um deles codificado por genes distintos. Estes receptores são designados EP1, EP2, EP3 e EP4. As afinidades de ligação da prostaglandina E2 aos receptores EP têm a seguinte ordem de classificação: EP3 > EP4 >> EP2 > EP1, com valores de Kd que variam 100 vezes de 0,33 a 25 nm.[26]

PAPEL NA DOENÇA PERIODONTAL:

Numerosos estudos indicaram que os prostanóides, em particular a prostaglandina E2, estão envolvidos na patogénese da doença periodontal.
São detectados níveis elevados de prostaglandina E2 na gengiva e no fluido crevicular gengival de pacientes com doenças periodontais, em comparação com indivíduos periodontalmente saudáveis. Em 1974, **Goodson et al**[24] relataram um aumento de 10 vezes dos níveis de prostaglandina E2 no tecido gengival inflamado, em comparação com o tecido gengival saudável. **Elattar**[29] apoiou estas descobertas, em que os níveis de prostaglandina E2 foram observados 20 vezes mais elevados na gengiva inflamada do que na gengiva saudável.
Outros investigadores mostraram também que os níveis de prostaglandina E2 estão elevados nos tecidos periodontais em doentes com gengivite e periodontite.
Offenbacher et al. 1981[25] demonstraram que os níveis de prostaglandina E2 no fluido crevicular gengival de pacientes que apresentam doenças periodontais são significativamente mais elevados do que os de indivíduos periodontalmente saudáveis e, além disso, que as concentrações de prostaglandina E2 no fluido crevicular gengival são eficazes para prever a progressão da periodontite, ou seja, a perda de aderência, com um elevado grau de sensibilidade e especificidade (0,76 e 0,96, respetivamente).
Um outro mecanismo envolvido na destruição dos tecidos periodontais é a regulação positiva, mediada pela prostaglandina E2 (PGE2), das proteinases destruidoras de tecidos e ossos, como as colagenases.[25]

MODULAÇÃO DOS METABOLITOS DO ÁCIDO ARAQUIDÓNICO COM ANTI-INFLAMATÓRIOS NÃO ESTERÓIDES (NSAIDS):

Ao longo de décadas, os metabolitos do ácido araquidónico foram estabelecidos como mediadores da destruição dos tecidos em várias doenças inflamatórias, incluindo a artrite reumatoide e as doenças periodontais **(Offenbacher et al. 1993**[30] **, O'Dell 2004**[31] **).** O facto de os AINEs poderem suprimir a reabsorção óssea alveolar sugere que a síntese de metabolitos de AA pode representar uma via reguladora crítica para bloquear potencialmente a progressão da doença periodontal. A maioria dos AINEs são ácidos orgânicos fracos que inibem seletivamente e não seletivamente a síntese dos metabolitos do ácido araquidónico, bloqueando assim a produção de prostaglandinas, tromboxano e prostaciclina.
Os fármacos anti-inflamatórios não esteróides incluem analgésicos como o ibuprofeno e a aspirina com vários níveis de efeitos anti-inflamatórios[28] . Estes compostos bloqueiam a atividade plaquetária através da inibição do tromboxano, inibem a ciclo-oxigenase e impedem a produção de metabolitos do ácido araquidónico. Uma vez que muitas moléculas do metabolismo dos eicosanóides estão associadas a funções pró-inflamatórias, o bloqueio das acções da cascata do ácido araquidónico tem sido considerado um meio eficaz de bloquear a inflamação.[90] Com base neste princípio, foram desenvolvidos vários fármacos para travar ou modificar a inflamação através do bloqueio das vias enzimáticas que levam à produção de mediadores lipídicos, incluindo o flurbiprofeno, o meclofenamato, o ibuprofeno, o cetorolac, o naproxeno e a aspirina, administrados sistémica ou localmente.
Em resumo, uma grande quantidade de evidências de estudos pré-clínicos e clínicos indica a inibição da progressão da doença periodontal através da modulação local dos metabolitos do ácido araquidónico com fármacos anti-inflamatórios não esteróides. Enquanto prosseguem os esforços para concluir os testes regulamentares destas formulações de fármacos anti-inflamatórios não esteróides em doentes periodontais, há muita expetativa em torno de duas novas classes de agentes, a ciclo-oxigenase
2 e as lipoxinas, como potenciais terapêuticas de segunda e terceira geração. Os inibidores da

ciclo-oxigenase 2, como o meloxicam, a nimesulida, o etodolac e o celecoxib, têm potências para a ciclo-oxigenase 2 que são 10 a 1000 vezes superiores às da ciclo-oxigenase 1.[91]
Em contrapartida, os anti-inflamatórios não esteróides convencionais inibem tanto a ciclo-oxigenase 1 como a 2 e, secundariamente, produzem efeitos secundários indesejáveis relacionados com o trato gastrointestinal, os rins e as plaquetas. Os ensaios clínicos que avaliaram os inibidores da ciclo-oxigenase 2 (por via oral) demonstraram uma menor incidência de úlceras gástricas e um menor tempo de hemorragia em comparação com os anti-inflamatórios não esteróides convencionais.[91]
Embora os dados indiquem claramente que os AINEs, quer tomados por via sistémica quer aplicados topicamente, podem diminuir o processo da doença periodontal, há ainda muito trabalho a fazer para esclarecer o papel dos AINEs na terapia periodontal. [91]
São necessários estudos longitudinais bem controlados em seres humanos sobre o efeito dos AINEs na progressão da doença periodontal e a utilidade destes medicamentos na terapia periodontal. A investigação sobre os AINEs na terapia periodontal pode, em última análise, ter apenas aberto a porta para a investigação sobre a modulação do hospedeiro como uma abordagem adicional, mas interessante, à prevenção e ao tratamento da doença periodontal.[91]

E. REGULAÇÃO DO METABOLISMO ÓSSEO:[3, 55]

Arron & Choi[92], cunharam o termo "osteoimunologia" para descrever o campo interdisciplinar da biologia e imunologia óssea.
Os mecanismos moleculares da regulação da formação de osteoclastos mediada por células T ocorrem através da sinalização cruzada entre o RANKL e o interferão-Y (IFN-Y). A produção de IFN-y pelas células T suprime fortemente a osteoclastogénese ao interferir com a via de sinalização RANKL-RANK. O IFN-y induz a rápida degradação da proteína adaptadora RANK, TRAF6 (fator associado ao recetor do fator de necrose tumoral 6), o que resulta numa forte inibição da ativação do recetor ativador do fator nuclear-κB induzida pelo ligando do fator de transcrição NF- κB e c-Jun N-terminal quinase. Os ratinhos deficientes na sinalização de IFN-y apresentam osteopenia grave acompanhada de osteoclastogénese aumentada.[93]
O transdutor de sinal e ativador da transcrição 1 (STAT1) é um mediador crítico da transcrição de genes na sinalização do interferão de tipo I (IFN-a/ʙ) que é essencial para a defesa do hospedeiro contra os vírus. Os ratinhos deficientes em STAT1 apresentaram uma osteoclastogénese excessiva causada por uma perda de regulação negativa por IFN-ʙ. No entanto, a massa óssea aumentou nos ratinhos deficientes em STAT1, e o aumento foi causado por uma diferenciação excessiva dos osteoblastos. Estes fenótipos inesperados nos ratinhos deficientes em STAT1 indicam que as citocinas imunomoduladoras, como os interferões, também participam na regulação da sinalização RANKL no sistema esquelético.[93]
Em condições fisiológicas, o osso é periodicamente reabsorvido pelos osteoclastos, enquanto o novo osso é formado pelos osteoblastos. Os osteoblastos regulam a reabsorção óssea osteoclástica, que envolve o recrutamento de novos osteoclastos e a ativação de osteoclastos maduros. Os osteoclastos, as células multinucleadas que reabsorvem o osso, têm origem em células da linhagem dos monócitos/macrófagos. Os osteoblastos (ou células estromais da medula óssea) estão envolvidos na osteoclastogénese. O fator estimulador de colónias de macrófagos, produzido pelos osteoblastos, é um fator essencial para a formação de osteoclastos. O ativador do recetor do ligando do fator nuclear kappa B (NF-κB) (RANKL) é outra citocina essencial para a osteoclastogénese e é expressa pelos osteoblastos como uma citocina associada à membrana. Os precursores dos osteoclastos expressam RANK (um recetor de RANKL) que reconhece RANKL expresso pelos osteoblastos através da interação célula-célula e se diferenciam em osteoclastos na presença do fator estimulador de colónias de

macrófagos.[32]

A osteoprotegerina, produzida principalmente pelos osteoblastos, é um recetor isco solúvel para o RANKL. A osteoprotegerina bloqueia a osteoclastogénese ao inibir a interação RANKL-RANK. As hormonas estimulantes da reabsorção óssea e as citocinas aumentam a expressão de RANKL nos osteoblastos. Os osteoclastos maduros também expressam RANK, e o RANKL apoia a sobrevivência e estimula a atividade de reabsorção óssea dos osteoclastos. A proteína RANKL foi associada a linfócitos e macrófagos e a proteína osteoprotegerina foi associada a células endoteliais.[32]

Não só os osteoblastos, mas também outras células residentes, incluindo os fibroblastos do ligamento periodontal e os fibroblastos gengivais, participam na regulação do RANKL e da osteoprotegerina no tecido periodontal. Na periodontite, os leucócitos infiltrados produzem mediadores inflamatórios, como a IL-1 e a prostaglandina E2, que afectam a expressão do RANKL e da osteoprotegerina pelos osteoblastos, fibroblastos do ligamento periodontal e fibroblastos gengivais.[32]

SISTEMA IMUNITÁRIO NOS TECIDOS GENGIVAIS:

A imunidade das mucosas é caracterizada por subconjuntos únicos de células T no epitélio e pela secreção externa de imunoglobulina A (IgA) secretora.

Lundqvist et al 1994[33] referiram que os linfócitos intra-epiteliais do tecido gengival expressavam o recetor de células T Y§ e continham grânulos citoplasmáticos electron-densos, ligados à membrana e corpos multivesiculares, que são caraterísticas ultra-estruturais das células citotóxicas.

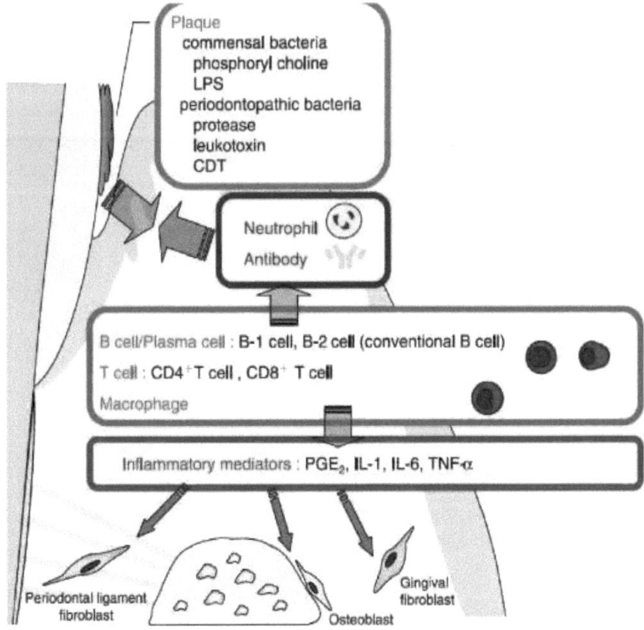

Os neutrófilos e os anticorpos protegem a integração epitelial da infeção bacteriana. Os anticorpos neutralizam as toxinas bacterianas ou opsonizam as bactérias. Quando a integração epitelial é perturbada, o influxo de bactérias ou de produtos bacterianos provocaria uma resposta inflamatória grave.[32]

As respostas dos anticorpos no tecido periodontal incluem respostas de IgA da mucosa e respostas de IgG sistémicas. Em geral, a resposta de IgG é predominante e a resposta de IgA secretora é menor e limitada aos tecidos superficiais. As respostas robustas de anticorpos pelas células B são protectoras contra bactérias infecciosas. Os níveis elevados de IgG2 sérica na periodontite agressiva localizada podem ser úteis na localização da destruição periodontal.[32]

Expressão de RANKL e osteoprotegerina em fibroblastos do ligamento periodontal humano

Hasegawa et al[94]. referiram que o ARNm da osteoprotegerina foi desregulado em fibroblastos do ligamento periodontal pela aplicação de 1a,25(OH)2D3 e dexametasona. Em contrapartida, o ARNm do RANKL foi regulado positivamente pelo mesmo tratamento (46). Quando os fibroblastos do ligamento periodontal foram co-cultivados com células da medula óssea de ratinho na presença de anticorpo anti-osteoprotegerina juntamente com 1a,25(OH)2D3 e dexametasona, os osteoclastos maduros foram acentuadamente induzidos. Os fibroblastos do ligamento periodontal sintetizam tanto RANKL como osteoprotegerina, e a inativação da osteoprotegerina pode desempenhar um papel fundamental na formação de osteoclastos pelos fibroblastos do ligamento periodontal

Kanzaki et al[95] ..: Os fibroblastos do ligamento periodontal podem apoiar a osteoclastogénese através do contacto célula-a-célula. Os fibroblastos do ligamento periodontal induzem a osteoclastogénese através da regulação positiva de RANKL via síntese de prostaglandina E2.

Expressão de RANKL e OPG em fibroblastos gengivais humanos:

O inibidor da proteína quinase A anulou a produção de osteoprotegerina induzida por IL-1 em fibroblastos gengivais, mas não em fibroblastos do ligamento periodontal. O inibidor da proteína quinase C suprimiu a produção de osteoprotegerina induzida pela IL-1 nos fibroblastos do ligamento periodontal e o ativador da proteína quinase C aumentou a produção de osteoprotegerina nos fibroblastos do ligamento periodontal. Como a produção de osteoprotegerina dependente da proteína quinase C nos fibroblastos do ligamento periodontal foi semelhante aos relatórios sobre osteoblastos, os fibroblastos do ligamento periodontal apresentam algumas caraterísticas dos osteoblastos.[32]

Em contraste, a produção de osteoprotegerina dependente da proteína quinase A nos fibroblastos gengivais foi diferente destas células. Os fibroblastos gengivais poderão ter a capacidade de suprimir a osteoclastogénese induzida por mediadores inflamatórios, incluindo a IL-1 e a prostaglandina E2, mas ocorrerá uma reabsorção óssea extensa se estes mediadores actuarem diretamente nos fibroblastos e osteoblastos do ligamento periodontal.[32]

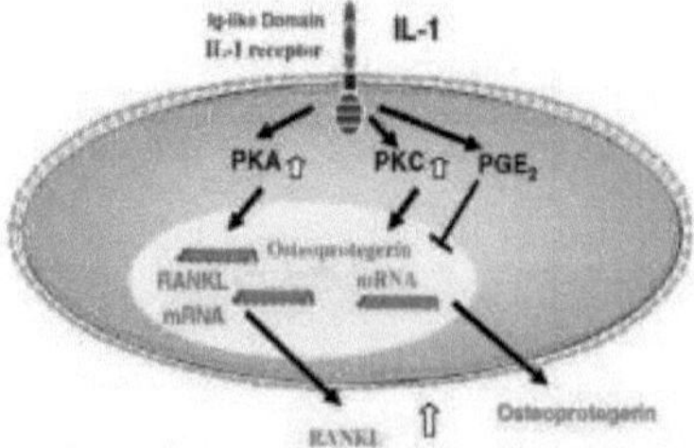

Mecanismo de ação das proteínas cinases no RANKL[32]

Os receptores do tipo Toll desempenham um papel essencial no reconhecimento de componentes microbianos. Os domínios citoplasmáticos semelhantes permitem que os receptores toll-like utilizem as mesmas moléculas de sinalização que as utilizadas pelos receptores de IL-1. Estes resultados sugerem que os fibroblastos gengivais podem impedir a reabsorção óssea alveolar causada por IL-1, prostaglandina E2 e componentes bacterianos importantes, como o lipopolissacárido, através da produção de osteoprotegerina, mas os osteoblastos e os fibroblastos do ligamento periodontal podem aumentar a osteoclastogénese se estes componentes penetrarem nos fibroblastos e osteoblastos do ligamento periodontal.[32]

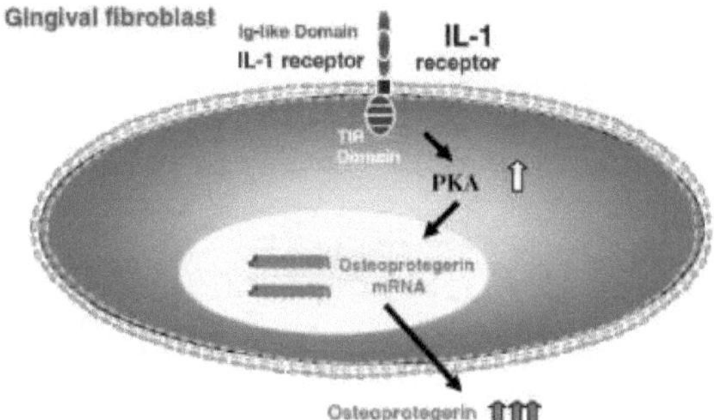

A expressão da osteopontegrina nos fibroblastos gengivais humanos é estimulada pela IL-1. O recetor da IL-1 estimula os fibroblastos gengivais humanos a ativar a proteína quinase A, que aumenta a expressão da osteopontegrina.[32]

Como os fibroblastos gengivais produzem osteoprotegerina em resposta ao lipopolissacarídeo, quantidades inadequadas de tecido gengival podem ser vulneráveis ao desafio do lipopolissacarídeo. Quantidades adequadas de tecido gengival contêm fibroblastos gengivais, que protegem o osso através da produção de osteoprotegerina contra a inflamação periodontal.[32]

CAPÍTULO 3

ALTERAÇÃO DO TECIDO CONJUNTIVO - PROCESSO DE CICATRIZAÇÃO NA PERIODONTITE

Glossário

Anexina Al
Proteína regulada por glucocorticóides, muito abundante em células mielóides como os neutrófilos e macrófagos, com efeitos profundos em várias fases da resolução da inflamação.

Quimiocinas
Citocinas de baixo peso molecular com efeitos quimiotácticos nos leucócitos.

Recetor isco
Recetor de citocinas que, embora se ligue irreversivelmente aos seus ligandos, não desencadeia a ativação da via de sinalização intracelular correspondente, actuando assim como um "scavenger" destas moléculas.

Eferocitose
Fagocitose e eliminação de uma célula apoptótica.

Sinais de "encontre-me/coma-me
Grupo de moléculas segregadas ou expostas à superfície de uma célula apoptótica que guiam os eferócitos para facilitar a sua eliminação.

Lipossoma
Partícula esférica composta por uma bicamada lipídica, contendo um lúmen com capacidade para encapsular e transportar substâncias em sistemas biológicos, sendo assim um veículo adequado para a administração de medicamentos.

Células supressoras derivadas de mieloides
População heterogénea de progenitores mieloides precoces com capacidade para suprimir a atividade das células T.

Mediadores lipídicos pró-resolução
Lípidos bioactivos segregados em resposta a um estado inflamatório que estimulam eventos moleculares e celulares para alcançar a resolução.

Macrófago em fase de resolução
Macrófago que, em resposta a estímulos que anunciam a conclusão de uma inflamação aguda, reprograma o seu fenótipo e actua no sentido de terminar o processo inflamatório e regressar à homeostase.

TR_{cs}
Subpopulação naturalmente imunossupressora de células T CD4' caracterizada pela expressão constitutiva do fator de transcrição Foxp3.

RESOLUÇÃO DA INFLAMAÇÃO

As respostas inflamatórias agudas têm vários resultados possíveis, que incluem a progressão para inflamação crónica, cicatrizes e fibrose ou, idealmente, a resolução completa A resolução completa ou bem sucedida de uma resposta inflamatória aguda e o regresso local à homeostase são necessários para a manutenção da saúde. Assim, o resultado ideal é a remoção dos leucócitos dos tecidos infectados ou inflamados sem deixar vestígios do combate do hospedeiro entre os leucócitos, os micróbios invasores e/ou outros iniciadores da inflamação.[97] Os mediadores lipídicos especializados pró-resolução (SPMs) compreendem um género (famílias quimicamente distintas) de mediadores endógenos, incluindo lipoxinas, resolvinas, protectinas (Serhan 2007) e maresinas (Serhan et al. 2009;). São ativamente biossintetizadas durante a fase de resolução da inflamação aguda e são agonistas potentes que controlam a magnitude e a duração da inflamação. São também potentes quimioatractores, mas através de um mecanismo não inflamatório.

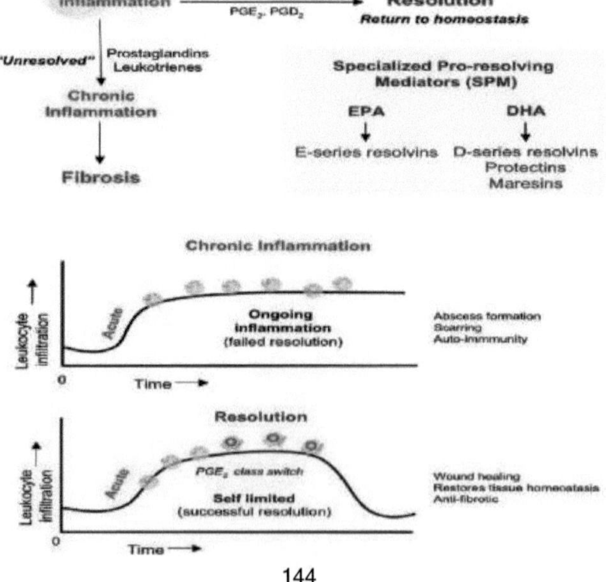

Mediadores pró-resolventes especializados na resolução da inflamação aguda. Em resposta a uma lesão ou infeção, a inflamação aguda é um mecanismo de proteção, iniciado por neutrófilos chamados ao local para engolir e destruir os micróbios invasores. Neste processo, os mediadores pró-inflamatórios derivados dos neutrófilos, como os leucotrienos e as prostaglandinas, e a libertação não intencional de enzimas hidrolíticas e de espécies reactivas de oxigénio podem ser prejudiciais para este processo, conduzindo potencialmente a uma inflamação crónica e a uma potencial fibrose dos tecidos. O resultado ideal é a resolução completa que é activada ativamente por mediadores especializados de resolução (SPM), incluindo as resolvinas derivadas dos PUFAs ómega 3 ácido eicosapentaenóico (EPA; resolvinas da série Es), ácido docosahexaenóico (DHA; resolvinas da série D) e protectinas e
97 maresinas.[97]

Resultados da resolução

Se o hospedeiro não conseguir eliminar a lesão, a inflamação aguda passa a uma fase crónica e resulta em vários graus de lesão tecidular. Quando a lesão tecidular é ligeira e confinada, as células necróticas são substituídas por novas células por regeneração. Se a lesão tecidular for extensa, o processo de cicatrização é reparador (cicatrização). Assim, no contexto da resolução da inflamação, a resolução aguda conduz à regeneração, enquanto a resolução crónica resulta em reparação; estes termos são aplicáveis à cicatrização dos tecidos periodontais.[98]

Classicamente, pensamos na inflamação, incluindo a inflamação periodontal, em termos de mediadores pró-inflamatórios, como as prostaglandinas, os leucotrienos e as interleucinas. No entanto, até recentemente, pensava-se que a resolução da inflamação resultante da diminuição gradual destas moléculas ao longo do tempo resultava numa deterioração da resposta. No final do processo inflamatório, surge uma nova classe de moléculas lipídicas derivadas do ácido araquidónico, as lipoxinas.[98]

Lipoxinas

As lipoxinas ligam-se a receptores distintos nas células que alteram a função celular para conduzir a lesão à resolução e cicatrização. Foi demonstrado que os ácidos gordos polinsaturados da dieta podem substituir o ácido araquidónico de origem hospedeira para produzir outras classes de moléculas de resolução com propriedades semelhantes às lipoxinas que actuam através de mecanismos únicos a nível celular.[98]

As lipoxinas (LX), a este respeito, foram as primeiras a ser identificadas e reconhecidas como mediadores lipídicos anti-inflamatórios endógenos de resolução que funcionam como "sinais de travagem" para os neutrófilos na inflamação.[99] As lipoxinas são geradas tardiamente na inflamação quando uma segunda lipo-oxigenase interage com um produto da lipo-oxigenase gerado anteriormente por uma célula diferente. Este processo, designado por biossíntese transcelular, ocorre classicamente quando o produto da 12-lipoxigenase plaquetária, o ácido 12-hidroxieicosatetraenóico (metabolito da 12-lipo-oxigenase), é sujeito a uma ação adicional da 5-lipoxigenase das células mielóides, dando origem a um araquidonato 5-12, di-substituído, denominado lipoxina A4.

As funções das lipoxinas são as seguintes[98]

- Interagir com receptores específicos em leucócitos, células endoteliais, células epiteliais e fibroblastos para regular a função
- Regular a apoptose dos neutrófilos
- Aumenta a fagocitose de leucócitos apoptóticos pelos macrófagos.
- Redirecionar a expressão de quimiocinas e citocinas e a regulação dos genes

- Bloqueia as acções do TNF a
- Inibir a proliferação celular

Induzir a expressão de co-repressores e genes protectores

- Propriedade anti-angiogénica
- Reduzir a dor mediada pela COX 2

RESOLVINS

Utilizando as mesmas vias metabólicas, os ácidos gordos ómega 3 da dieta (ácido eicosapentaenóico, C20:5; ácido docosahexaenóico, C22:6) são o substrato para a formação de uma classe de moléculas que foram denominadas resolvinas e docosatrienos. Os receptores para as resolvinas estão presentes nos macrófagos e nos neutrófilos. Estes receptores reduzem a quimiotaxia dos neutrófilos, regulam a produção de citocinas e de ERO e, finalmente, diminuem a magnitude da resposta inflamatória.

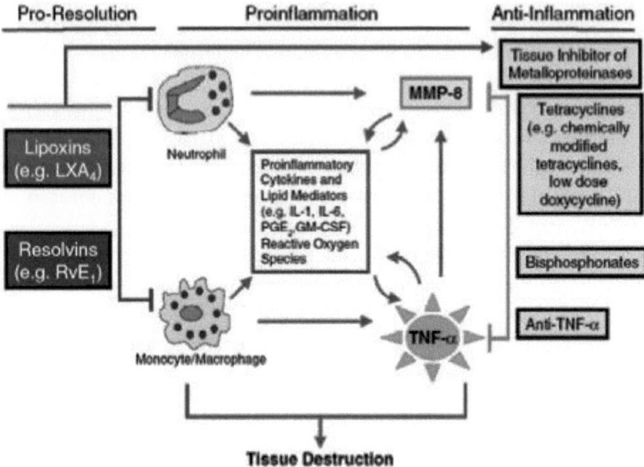

Figura 20 - Os neutrófilos e os macrófagos/monócitos iniciam a série de eventos pró-inflamatórios gerando citocinas, mediadores lipídicos, metaloproteinases da matriz ou espécies reactivas de oxigénio. Estas moléculas, por sua vez, conduzem à destruição dos tecidos. Tradicionalmente, as vias anti-inflamatórias podem ser utilizadas contra alvos específicos da inflamação com efeitos secundários consideráveis. A pró-resolução da cascata inflamatória pode ser conseguida através de mediadores lipídicos endógenos, como as lipoxinas e as resolvinas, que desactivam os eventos inflamatórios. As setas rectas demonstram a ativação e as setas em bloco representam a inibição. IL-1, interleucina 1; IL-6, interleucina 6; PGE2, prostaglandina E2; GM-CSF, fator estimulador de colónias de granulócitos e macrófagos; TNF-a, fator de necrose tumoral alfa; MMP-8, metaloproteinase de matriz 8; LXA4, lipoxina A4; RvE1, resolvina E.[98]

Protectinas

As protectinas, outra família de mediadores pró-resolução, são biossintetizadas a partir do precursor DHA, mas através de uma via enzimática separada das resolvinas derivadas do DHA. As protectinas distinguem-se pela presença da sua estrutura conjugada contendo trienos

(Serhan et al. 2006). O nome "protectinas" foi cunhado a partir das acções anti-inflamatórias (Hong et al. 2003) e protectoras observadas nos tecidos e sistemas neurais. O prefixo neuroprotectina dá o endereço do tecido para a produção e acções locais destas, tais como a neuroprotectina D1 (NPD1) (Mukherjee et al. 2004; Serhan et al. 2006). Tal como as resolvinas, as protectinas impedem a infiltração de PMN (Hong et al. 2003; Serhan et al. 2006). São biossintetizadas por células gliais e actuam sobre elas reduzindo a expressão de citocinas (Hong et al. 2003). A NPD1 reduz as lesões da retina e da córnea (Mukherjee et al. 2004) e os danos causados por acidentes vasculares cerebrais (Marcheselli et al. 2003) e melhora a cicatrização de feridas na córnea em modelos de ratinhos (Gronert et al. 2005).[98]

Maresins

Utilizando exsudados inflamatórios auto-resolventes e lipidómica, identificámos uma nova via que envolve a biossíntese de potentes mediadores anti-inflamatórios e pró-resolventes a partir do ácido gordo essencial, DHA (Serhan et al. 2009). Durante a resolução da peritonite murina, os exsudados acumularam tanto 17-HDHA, um marcador conhecido da biossíntese de resolvina e protectina da série 17S-D, como 14S-HDHA a partir de DHA endógeno. A adição de DHA ou de ácido 14S-hidroperóxidocosa-4Z,7Z,10Z,12E,16Z,19Z-hexaenóico (14S-HpDHA) a macrófagos activados converteu estes substratos em novos produtos contendo di-hidroxi que possuíam uma potente atividade anti-inflamatória e pró-resolvente com uma potência semelhante à resolvina E1 e à protectina D1. A incorporação de isótopos estáveis, o aprisionamento de intermediários e a caraterização das propriedades físicas e biológicas dos produtos demonstraram uma nova via da 14-lipoxigenase, gerando o ácido 7,14-dihidroxi-docosa-4Z,8,10,12,16Z,19Zhexaenóico bioativo (Fig. 4.6), denominado maresina (mediador de macrófagos na resolução da inflamação, ou MaR1). Assim, as maresinas são as primeiras a definir este novo metaboloma de macrófagos e, por conseguinte, podem estar envolvidas em algumas das acções benéficas do DHA quando utilizado por macrófagos de resolução durante a resolução da inflamação, a defesa do hospedeiro e a cicatrização de feridas.[98]

Resolução das acções celulares dos mediadores lipídicos[98]

Lipid mediator	Cellular function
Lipoxin A_4 / aspirin-triggered lipoxin	Decreases adherence of leukocytes
	Reduces vascular leakage
	Lowers prostaglandin E_2 levels in exudates
	Reduces the number of apoptotic neutrophils
	Inhibits neutrophil recruitment
	Attenuates expression of the nuclear factor-kappaB gene
	Blocks leukocyte adhesion protein-1 and chemotaxis
	Promotes lymphatic removal of phagocytes
	Activates FLRP2/Lipoxin A4 receptor receptor internalization and phagocytosis
	Inhibits T-cell adhesion to vascular and salivary epithelium
	Enhances microbial phagocytic function

Resolvin E1	Inhibits neutrophil infiltration
	Modulates chemokine/cytokine synthesis
	Promotes healing of inflamed tissues and bone regeneration
	Enhances phagocytosis
	Activates lymphatic removal of phagocytes
	Attenuates systemic production of C-reactive protein and interleukin-1
	Regulates adipokines
	Decreases inflammatory actions of cyclooxygenase-2
	Attenuate expression of the nuclear factor-kappaB gene
	Lowers the number of monocytes
	Increases CD55 expression on epithelial cells and polymorphonuclear cell clearance
	Rescues impaired phagocytosis in LAP patient macrophages
	Prevents rejection of allograft
	Activates anti-apoptotic signals
Resolvin D1	Inhibits neutrophil recruitment
	Anti-hyperalgesic properties
	Shortens resolution interval
	Reduces oxidative stress-mediated inflammation
	Attenuates agonist pain molecules
	Induces macrophage phagocytosis
	Stimulates the M2 macrophage phenotype
	Temporally regulates microRNAs
	Reduces cytokines in bronchoalveolar lavage fluid
	Ameliorates insulin sensitivity
	Enhances microbial clearance
	Reduces levels of prostaglandins and leukotrienes
Protectin D1/AT-PD1	Decreases inflammatory actions of cyclooxygenase-2
	Inhibits neutrophil infiltration
	Modulates chemokine/cytokine synthesis
	Regulates T-cell migration
	Regulates macrophage function
	Up-regulates CCR5 expression on apoptotic leukocytes
	Prevents hepatocyte steatosis
	Inhibits pain signals
	Suppresses eosinophil chemotaxis and adhesion
Maresin -1	Reduces neutrophil numbers in exudate
	Enhances macrophage phagocytic functions
	Decreases transendothelial polymorphonuclear cell migration

Angiogénese

Angiogénese (neovascularização). A formação de novos vasos sanguíneos no local da lesão ocorre através da proliferação de células endoteliais a partir das margens dos vasos sanguíneos cortados. Inicialmente, as células endoteliais proliferadas são botões sólidos mas, em poucas horas, desenvolvem um lúmen e começam a transportar sangue. Os vasos sanguíneos recém-formados são mais permeáveis, o que explica o aspeto edematoso do novo tecido de granulação. Em breve, estes vasos sanguíneos diferenciam-se em arteríolas musculares, vénulas de paredes finas e verdadeiros capilares. O processo de angiogénese é estimulado pela destruição proteolítica da membrana basal. A angiogénese ocorre sob a influência dos seguintes factores

a) O fator de crescimento endotelial vascular (VEGF) é elaborado por células mesenquimatosas, enquanto os seus receptores estão presentes apenas nas células endoteliais.

b) O fator de crescimento derivado das plaquetas (PDGF), o fator de crescimento transformador (TGF), o fator de crescimento básico dos fibroblastos (bFGF) e as integrinas de superfície estão todos associados à proliferação celular.[100]

Angiogenic factors
Vascular endothelial growth factor (VEGF)
Fibroblast growth factor-2 (FGF-2)
Placental growth factor (PIGF)
Platelet derived growth factor (PDGF)
Transforming growth factors (TGF-α and -β)
Hepatocyte growth factor (HGF)
Platelet activating factor (PAF)
Tumour necrosis factor α (TNF-α)
Insulin-like growth factor (IGF)
Angiogenin
Angiopoietin-1
Granulocyte colony stimulating factor (G-CSF)
Granulocyte-macrophage colony stimulating factor (GM-CSF)
Erythropoietin
Interleukin-6
Interleukin-8
Anti-angiogenic factors
Thrombospondin-1
Angiostatin
Endostatin
Interferon-α and -γ
Interleukin-12
Angiopoietin-2
Tissue inhibitors of metalloproteinases

Fibrogénese

Os vasos sanguíneos recém-formados estão presentes numa substância ou matriz amorfa. Os novos fibroblastos têm origem nos fibrócitos, bem como na divisão mitótica dos fibroblastos. Alguns destes fibroblastos têm uma combinação de caraterísticas morfológicas e funcionais das células musculares lisas (miofibroblastos). As fibrilas de colagénio começam a aparecer por volta do 6º dia. medida que a maturação prossegue, forma-se cada vez mais colagénio, enquanto o número de fibroblastos activos e de novos vasos sanguíneos diminui. Isto resulta na formação de uma cicatriz de aspeto inativo, conhecida como *cicatrização.*[101]

Resposta do hospedeiro em várias condições periodontais

Esta discussão abrangerá a resposta do hospedeiro nas seguintes condições periodontais

- Gengivite
- Periodontite crónica
- Periodontite agressiva

RESPOSTA DO HOSPEDEIRO NA GENGIVITE

Page & Schroeder (1976)[102] classificaram a progressão da inflamação gengival e periodontal como inicial, precoce, estabelecida e avançada.

Lesão inicial

A gengiva pura é vista apenas em estudos experimentais ou em animais gnotobióticos. Normalmente vemos a gengiva clinicamente saudável que tem alguma quantidade de infiltrado de células inflamatórias. A lesão inicial aparece dentro de 4 dias após a acumulação da placa bacteriana. Não é clinicamente visível e é caracterizada por uma resposta inflamatória aguda à acumulação de placa bacteriana. A lesão inicial localiza-se na região do sulco gengival, e os tecidos afectados incluem uma porção do epitélio juncional e a parte mais coronal do tecido conjuntivo. A dilatação das arteríolas, capilares e vénulas do plexo dento-gengival é evidente histopatologicamente. Ocorre também um aumento da permeabilidade do leito micro-vascular. As principais caraterísticas consistem num aumento do fluxo de fluido crevicular e na migração de neutrófilos do plexo vascular abaixo do epitélio juncional e sulcular para o epitélio juncional e o sulco gengival. O infiltrado inflamatório ocupa 5% a 10% do tecido conjuntivo gengival abaixo do epitélio; a perda de colagénio está localizada na área do infiltrado inflamatório. Este espaço infiltrado passa a ser ocupado por líquido, proteínas séricas e células inflamatórias.[102]

Lesão precoce/lesão estável

Após cerca de 7 dias de acumulação de placas, desenvolve-se um infiltrado inflamatório de leucócitos mononucleares no local da lesão inicial à medida que progride para a lesão precoce. Os vasos abaixo do epitélio juncional permanecem dilatados, mas o seu número aumenta devido à abertura de leitos capilares anteriormente inactivos. Os linfócitos e os macrófagos predominam na periferia da lesão, com a presença apenas de um número esparso de plasmócitos. Nesta fase, o infiltrado ocupa cerca de 15% do tecido conjuntivo gengival, com a destruição do colagénio na área infiltrada a atingir 60-70%. As células infiltradas ocupam o espaço criado pela destruição do colagénio. Clinicamente, as alterações inflamatórias são visíveis e apresentam-se como edema e eritema.[102]

Lesão estabelecida:

Após 2 a 3 semanas de acumulação de placa bacteriana, a lesão inicial evolui para a lesão estabelecida. Clinicamente, esta lesão apresenta um inchaço mais edematoso e pode ser considerada como gengivite "estabelecida". Esta é caracterizada por um aumento adicional do tamanho da área afetada e por uma predominância de células plasmáticas e linfócitos na periferia da lesão; são detectáveis macrófagos e linfócitos na lâmina própria da bolsa gengival. Está presente uma infiltração proeminente de neutrófilos nos epitélios juncional e sulcular. O epitélio juncional e sulcular pode proliferar e migrar mais profundamente no tecido conjuntivo. O sulco gengival aprofunda-se e a porção coronal do epitélio juncional é convertida em epitélio de bolsa. O epitélio da bolsa não está ligado à superfície do dente e tem um forte infiltrado leucocitário, predominantemente de neutrófilos que eventualmente migram através do epitélio para a fenda gengival ou bolsa.[102]

Lesão avançada:

A lesão avançada é caracterizada pelas mesmas caraterísticas presentes na lesão gengival estabelecida, mas é acompanhada pela destruição da ligação do tecido conjuntivo à superfície da raiz e pela migração apical da ligação epitelial. A progressão da gengivite para periodontite é marcada pela mudança na predominância de células T para células B. A destruição óssea começa ao longo da crista do septo interdentário em torno dos vasos sanguíneos comunicantes. O epitélio prolifera apicalmente ao longo das superfícies radiculares. Isto leva à extensão de projecções semelhantes a dedos do epitélio da bolsa para os tecidos conjuntivos profundos. As projecções são como cristas irregulares com uma camada basal descontínua e não estão ligadas ao dente. Assim, a lesão avançada inclui a formação de bolsas periodontais, ulceração e supuração da superfície, destruição do osso alveolar e do ligamento periodontal, mobilidade e desvio do dente e, eventualmente, perda do dente.[102]

RESPOSTA DO HOSPEDEIRO NA PERIODONTITE CRÓNICA

Conceito de suscetibilidade

Foi relatado que aproximadamente 40-50% das células na gengiva de pacientes com periodontite crónica são células T.[88] As descobertas apresentadas acima sugerem que as células T desempenham um papel crucial na regulação ou modulação das respostas imunitárias locais em locais doentes. As células T helper tipo 1 (Th1) aumentam a capacidade dos macrófagos para matar agentes patogénicos intracelulares e extracelulares e também medeiam reacções de hipersensibilidade de tipo retardado. Além disso, há provas de que as células T estão envolvidas no recrutamento e ativação de neutrófilos no local da infeção. A produção de citocinas adequadas em resposta à infeção é necessária para o desenvolvimento da imunidade protetora.[103]

Seymour et al. (1991)[103] propuseram que há uma mudança nas populações de linfócitos de células T predominantes na gengivite para uma maior proporção de células B na periodontite.

A suscetibilidade à progressão da doença periodontal pode envolver uma resposta predominantemente do tipo Th2, na qual as células T produzem as citocinas necessárias para a proliferação e diferenciação das células B, conduzindo à ativação policlonal das células B, à produção de níveis elevados de anticorpos não protectores e à produção contínua de IL-1 pelas células B. A não suscetibilidade à degradação periodontal pode envolver uma resposta predominantemente do tipo Th1, resultando na ativação das células T, na imunidade mediada por células, no reforço da imunidade inata com IFN-y e, se necessário, na produção de anticorpos protectores.[103]

Uma forte resposta imune inata nos tecidos gengivais leva à produção de IL-12, que por sua vez leva a uma resposta Th1. A produção de interferão y aumenta a atividade fagocítica dos neutrófilos e dos macrófagos e, por conseguinte, provoca a contenção da infeção.[103]

NÃO SUSCEPTÍVEL SUSCEPTÍVEL

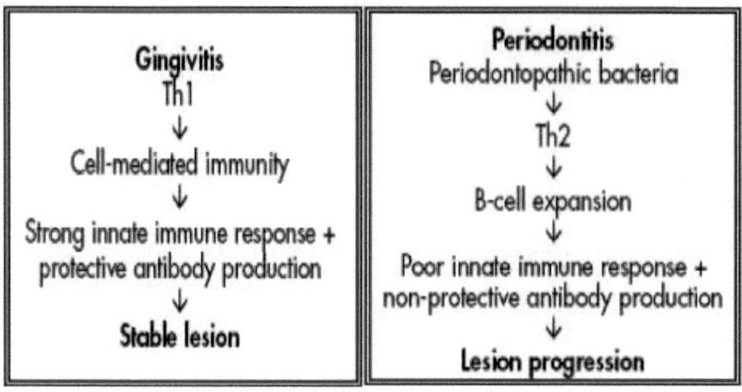

Conceito de suscetibilidade e não suscetibilidade[103]

Ebersole e Taubman (1994)[104] formularam a sua hipótese com base nas suas experiências de transferência adotiva utilizando o clone Th2 A3. Especulam que as células Th2 anulam os sintomas da doença periodontal e as células Thl aumentam a doença. As células Th2 poderiam ser protectoras, fornecendo ajuda para a produção de anticorpos específicos, que propõem ser uma caraterística chave da proteção contra a destruição periodontal.

As células Thl e CD8+ podem ser destrutivas através da produção de IFN-y e da potencial estimulação da IL-1 dos macrófagos, levando à destruição óssea. Por conseguinte, as células Thl exercem efeitos pró-inflamatórios que conduzem a lesões nos tecidos. Por outro lado, as células Th2 produzem citocinas que conduzem a funções anti-inflamatórias (IL-4 e IL-10 regulam negativamente a produção de IL-1).[104]

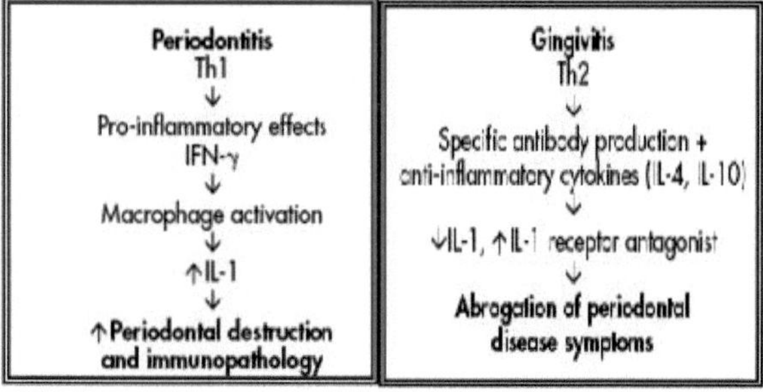

Respostas Thl e Th2 na progressão da doença periodontal

MODELO DE CÉLULA B

Mooney e Kinane (1997)[105] descobriram que os níveis de anticorpos IgG anti-P. gingivalis em locais de periodontite eram mais baixos do que em locais de gengivite nos mesmos indivíduos, sugerindo que uma falha na produção local de anticorpos pode contribuir para a mudança de lesões de gengivite para periodontite. Uma vez que estas respostas são reguladas por genes reguladores do sistema imunitário, pode acontecer que as respostas de anticorpos sejam protectoras num indivíduo mas não noutro.[106] Os anticorpos específicos produzidos em resposta a bactérias periodontopáticas são protectores. No entanto, os indivíduos susceptíveis são caracterizados pela produção de anticorpos não protectores.

Dennison e Van Dyke (1997)[107] sugeriram que as alterações na resposta dos monócitos podem levar a padrões anormais de doença. Devido a relatórios que demonstram uma ausência de células T produtoras de IL-4 nas lesões de periodontite, **Van Dyke et al. (1993)**[108] sugeriram que a falta de regulação negativa dos monócitos pela IL-4 conduz à destruição dos tecidos. Em lesões de periodontite em adultos, estudos recentes indicaram uma ausência de células T produtoras de IL-4. Verificou-se que a IL-4 inibe a secreção de citocinas e de prostaglandina E2 pelos monócitos. Verificou-se também que a IL-4 regula negativamente o CD-14, o domínio putativo de ligação aos lipopolissacáridos, e provoca a apoptose dos monócitos. A IL-4 é um potente desregulador dos monócitos, e a depleção local de IL-4 tem sido considerada como um mecanismo de destruição dos tecidos na progressão da doença periodontal. A transição de uma lesão bactericida para uma lesão reparadora é comprometida pela falta de células T produtoras de IL-4.

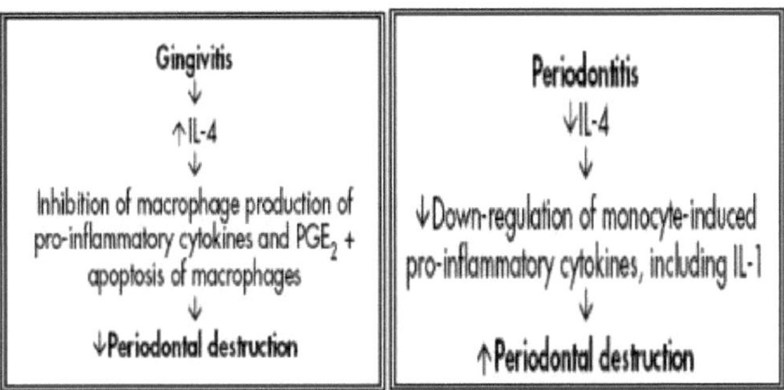

Regulação da IL-4 na progressão da destruição dos tecidos periodontais

Estes modelos não podem explicar o facto de que, apesar dos títulos elevados de anticorpos na maioria dos doentes com doença periodontal, continuam a ocorrer surtos de progressão da doença e perda de aderência.

Conceito mais recente

Explica a natureza episódica da degradação periodontal na presença de uma resposta protetora de anticorpos. A destruição periodontal depende do equilíbrio entre as respostas do tipo 1 e do tipo 2 no ambiente periodontal local. Qualquer alteração no equilíbrio entre uma resposta protetora dominante do tipo 2 e uma resposta destrutiva dominante do tipo 1 é um fator de risco para o início e progressão da doença.

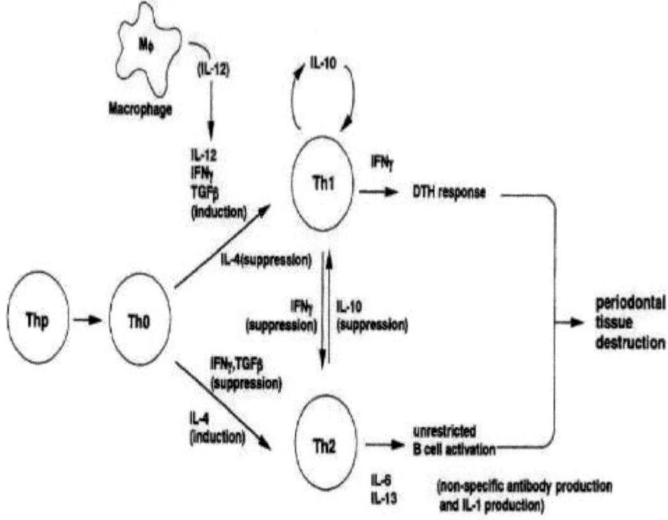

Equilíbrio entre as respostas Th1 e Th2[109]

Papel dos super antigénios na periodontite crónica

Os super antigénios são um grupo de proteínas bacterianas e virais que diferem dos antigénios clássicos na medida em que não são processados por células apresentadoras de antigénios, mas interagem diretamente com moléculas de classe 1 do complexo principal de histocompatibilidade fora do domínio convencional de ligação ao complexo principal de histocompatibilidade. [110]

Classicamente, os grupos de super antigénios mais bem estudados reagem de forma não específica com muitos subgrupos de células T para gerar níveis maciços de citocinas associadas a reacções inflamatórias agudas, como a síndrome do choque tóxico. Os efeitos adicionais dos super antigénios incluem um potencial pirogénico vários logaritmos superior ao do lipopolissacárido bacteriano, uma hipersensibilidade de tipo retardado reforçada, a inibição da síntese de imunoglobulinas e a interferência com a depuração do lipopolissacárido no fígado, aumentando assim a letalidade dos níveis de lipopolissacárido bacteriano até 100 000 vezes.[110]

RESPOSTA DO HOSPEDEIRO NA PERIODONTITE AGRESSIVA FACTORES IMUNOLÓGICOS

Neutrófilos e periodontite agressiva

Até à data, existem duas explicações plausíveis para a diminuição da quimiotaxia dos neutrófilos observada na periodontite agressiva localizada: Factores extrínsecos no soro dos doentes alteram as funções dos neutrófilos ou estão presentes defeitos intrínsecos dos neutrófilos.[111]

Defeitos intrínsecos

Pensa-se que as anomalias nos receptores como a N-formil-metionil-leucil-fenilalanina (FMLP), o fragmento C5a do complemento, o leucotrieno B4 e a GP-110, uma glicoproteína de superfície celular envolvida na locomoção dos neutrófilos e na função secretora, desempenham um papel na patogénese. A disfunção dos neutrófilos tem uma base genética, mas nem todas as pessoas com esta disfunção têm periodontite agressiva e nem todas as

pessoas com esta disfunção têm periodontite agressiva. [111]
A mobilização do cálcio é fundamental para a migração normal dos neutrófilos. Os neutrófilos de doentes com periodontite agressiva localizada demonstram uma entrada reduzida de cálcio e o nível total de concentração de cálcio citosólico durante a ativação celular é inferior ao de indivíduos normais.
Na periodontite agressiva localizada, a colagenase predominante encontrada nos tecidos e no FGC é a MMP-1& níveis aumentados de TIMP-1. Isto contrasta com a situação na periodontite crónica, na qual a atividade da colagenase é causada pela MMP-8 dos neutrófilos. A diferença nas MMPs pode estar relacionada com a alteração das funções dos neutrófilos. A diminuição da quimiotaxia leva a um aumento da migração aleatória que conduz a uma maior degradação dos tecidos. [111]
Hiper-responsividade dos neutrófilos - As anomalias dos neutrófilos na periodontite agressiva localizada são o resultado de um estado hiper-ativado ou preparado dos neutrófilos na periodontite agressiva localizada. O neutrófilo não é deficiente, mas hiperfuncional. O excesso de atividade do neutrófilo, bem como a libertação de produtos tóxicos da célula, são responsáveis pela destruição dos tecidos. Como resultado da hiperatividade dos neutrófilos, as funções de proteção contra os microrganismos invasores podem levar à lesão do tecido hospedeiro, contribuindo eventualmente para os sinais clínicos de doença ou lesão tecidular mediada por neutrófilos. De acordo com um conceito recente de **Ryder (2010)**[112] , as funções prejudicadas dos neutrófilos e os neutrófilos preparados conduzem à patogénese da periodontite agressiva.

FACTORES GENÉTICOS

SUSCEPTIBILIDADE GENÉTICA DO HOSPEDEIRO NA PERIODONTITE AGRESSIVA

Saxe'n e Nevanlinna (1984)113 acreditam que a periodontite agressiva é uma doença autossómica recessiva ligada ao X.
Boughman et al (1986)[114] postularam que o gene que causa a periodontite agressiva estava localizado no locus de ligação à vitamina D no cromossoma 4q.
No que diz respeito à relação entre o genótipo da interleucina-1 e a suscetibilidade à periodontite agressiva, têm sido apresentados resultados contraditórios em diferentes populações étnicas, incluindo populações caucasianas-americanas, afro-americanas, europeias-caucasianas e asiáticas. A interleucina-4 é considerada uma citocina anti-inflamatória, pois possui importantes funções na modulação das células B e na regulação da função dos macrófagos. As alterações no gene da interleucina-4 podem aumentar a gravidade da doença através da regulação negativa da produção de interleucina-4.[115]
Os receptores Fc gama desempenham um papel crucial na defesa do hospedeiro contra a infeção bacteriana, ligando as respostas imunitárias humoral e mediada por células. Os genes que codificam alótipos com atividade diminuída têm sido sugeridos como potenciais factores de risco para doenças inflamatórias e infecciosas. As frequências do genótipo NA1/NA1 do recetor gama Fc IIIB na periodontite agressiva foram significativamente mais elevadas do que nos controlos saudáveis numa população chinesa. Foram apresentadas provas do envolvimento do antigénio leucocitário humano A9 na suscetibilidade à periodontite rapidamente progressiva, e o A10 pode desempenhar um papel na resistência à doença.[94]
Embora os resultados com muitos HLA tenham sido inconsistentes, os antigénios HLA A9 & B 15 estão consistentemente associados à periodontite agressiva localizada.[115]
O recetor do N-formilpeptídeo está envolvido na ativação e na resposta subsequente a determinados estímulos quimiotácticos. Foi relatado que as alterações de dois codões, um no

segundo domínio da membrana trans (329T/C) e outro no segundo loop intracelular (378C/G) do recetor do N-formilpeptídeo, estão significativamente associadas à periodontite agressiva em pacientes afro-americanos.[115]

FACTORES QUE MODIFICAM A RESPOSTA DO HOSPEDEIRO NA DOENÇA PERIODONTAL

Estas podem ser classificadas como diabetes mellitus, vírus da imunodeficiência humana (VIH), tabagismo, stress e idade.

RESPOSTA DO HOSPEDEIRO NA DIABETES

1. Flora microbiana: Em alguns estudos anteriores, sugeriu-se que as alterações associadas à diabetes no periodonto estavam ligadas a uma flora microbiana gram-negativa específica, mas a preponderância dos dados recentes não consegue demonstrar que os diabéticos têm um microbiota significativamente diferente, em comparação com os doentes com periodontite não diabéticos. Níveis elevados de espécies de Capnocytophaga estavam presentes em sítios periodontais de indivíduos jovens com diabetes mellitus insulino-dependente. Níveis significativamente elevados de Prevotella intermedia foram registados por **Sastrowijoto et al (1989)** em sítios periodontais doentes em comparação com sítios periodontais saudáveis em indivíduos com diabetes mellitus insulino-dependente. Neste estudo, P. gingivalis e A. actinomycetemcomitans foram detectados em proporções semelhantes às encontradas em pacientes adultos com periodontite. No entanto, vários estudos subsequentes não conseguiram demonstrar que os agentes patogénicos periodontais na flora diabética são exclusivos dos pacientes diabéticos. Isto poderia inferir que uma expressão mais grave da doença periodontal, especialmente em diabéticos mal controlados, está associada a outros factores que não uma flora microbiana subgengival específica da diabetes.[116]

2. Alterações vasculares: Em comparação com indivíduos saudáveis, os níveis cronicamente elevados de glicose sistémica presentes nos diabéticos resultam numa formação acelerada de produtos finais de glicação avançada. Os produtos finais de glicação avançada representam uma classe heterogénea de proteínas e lípidos glicados não enzimaticamente que se encontram no plasma, nas paredes dos vasos e nos tecidos. Os produtos finais de glicação avançada acumulam-se normalmente durante o processo de envelhecimento, mas acumulam-se a um ritmo acelerado na presença de níveis elevados de glucose. A principal alteração estrutural causada pela hiperglicemia e pela acumulação de produtos finais de glicação avançada consiste na glicação do colagénio de tipo IV na membrana basal, levando a um aumento da espessura e da rigidez dos vasos sanguíneos. Isto resulta numa diminuição da diapedese dos leucócitos, da difusão do oxigénio e da remoção dos resíduos metabólicos. A estase tecidular resultante induz o stress oxidativo, facilitando a peroxidação lipídica e a secreção de citocinas pró-inflamatórias. Foi relatado um aumento da secreção de citocinas pró-inflamatórias, como o fator de necrose tumoral a e a IL-1, quando os macrófagos interagem com produtos finais de glicação avançada. [117]

3. Modificação da resposta do hospedeiro: Vários estudos em animais e seres humanos diabéticos relataram defeitos na quimiotaxia, adesão, fagocitose e morte bacteriana dos neutrófilos, sugerindo que estas disfunções podem levar a uma diminuição da resistência do hospedeiro às infecções bacterianas. Além disso, a quimiotaxia de neutrófilos deficiente tem sido associada a uma maior gravidade da doença periodontal. Investigações realizadas por **Manouchehr-Pour et al (1981)** indicaram que, independentemente do quimioatraente utilizado, os neutrófilos de doentes diabéticos com doença periodontal grave tinham uma resposta quimiotáctica inferior à dos indivíduos diabéticos com doença periodontal ligeira ou de indivíduos sistemicamente saudáveis com periodontite ligeira ou grave. Além disso, a desregulação metabólica nos diabéticos pode não estar relacionada com a perturbação da

quimiotaxia dos neutrófilos, uma vez que os familiares de primeiro grau não diabéticos de indivíduos diabéticos com perturbação da quimiotaxia dos neutrófilos também partilham a mesma caraterística dos neutrófilos, o que sugere que pode tratar-se de um defeito hereditário. Nos diabéticos, a função dos leucócitos polimorfonucleares pode ser prejudicada em consequência de uma infeção bacteriana associada à periodontite. O lipopolissacarídeo local pode alterar a capacidade de explosão oxidativa para prejudicar a morte. É também possível que os níveis elevados de prostaglandina E2 no fluido crevicular gengival, presentes nos diabéticos, possam levar a uma produção deprimida de anticorpos opsonizantes na bolsa, uma vez que a prostaglandina E2 é um potente inibidor da produção de anticorpos plasmocitários. A função dos neutrófilos também é influenciada pelos níveis sistémicos de lípidos, especialmente ácidos gordos insaturados e triglicéridos, que podem prejudicar a fagocitose e a morte.[118]

4. Alteração do metabolismo do tecido conjuntivo: A glicação não enzimática resulta num aumento das ligações cruzadas das moléculas de colagénio, contribuindo para uma solubilidade reduzida e uma renovação metabólica mais lenta. Além disso, estudos realizados em animais e seres humanos diabéticos demonstraram uma redução da síntese de colagénio e uma maior degradação do colagénio recém-sintetizado que não foi completamente reticulado, o que pode levar a uma cicatrização deficiente das feridas. Além disso, os osteoblastos de ratos com diabetes induzida experimentalmente apresentam uma síntese deficiente dos componentes da matriz óssea, uma diminuição da produção de MMP, um aumento da incidência da formação de produtos finais de glicação avançada (AGE) e da reticulação do colagénio e uma diminuição da cicatrização de feridas e da perfusão de O2.[117]

5. Respostas inflamatórias reguladas: Em doentes diabéticos, foi demonstrada uma resposta inflamatória aumentada dos monócitos ao desafio com lipopolissacárido (endotoxina) de bactérias gram-negativas, evidenciada pela secreção anormal de mediadores pró-inflamatórios, como a IL-ip, a prostaglandina E2 e o fator de necrose tumoral. Foi proposto que este aumento da secreção de monócitos em resposta ao desafio com lipopolissacáridos é regulado por genes nas regiões HLA-DR3/4 e HLA-DO. Os investigadores também postularam uma potencial relação entre doenças auto-imunes associadas ao HLA, como a diabetes mellitus, e uma secreção aumentada do fator de necrose tumoral a nos monócitos. Em indivíduos diabéticos, um fenótipo hiper-secretor de monócitos determinado geneticamente pode ser responsável pela resposta inflamatória exagerada a um desafio bacteriano. Por outro lado, a regulação positiva dos monócitos, que resulta numa maior secreção de mediadores inflamatórios, pode ser induzida por níveis elevados de lípidos e pela ocupação de receptores de monócitos para produtos finais de glicação avançada.[117]

6. AGE's - A formação de AGEs também desempenha um papel importante na regulação da linha celular de monócitos/macrófagos. A acumulação de AGEs no periodonto estimula o influxo de monócitos. Uma vez no tecido, os AGEs interagem com o recetor de produtos finais glicados avançados (RAGE) na superfície das células dos monócitos. Isto interrompe a migração dos monócitos, fixando-os no local. A interação AGE-RAGE induz então uma alteração no fenótipo dos monócitos e altera significativamente o fenótipo dos monócitos. Este facto fornece outra explicação para o aumento da produção de TNF a, PGE2 e IL-1e pelo GCF, observado em doentes diabéticos com periodontite. Os produtos finais de glicação avançada representam uma classe heterogénea de proteínas e lípidos não glicados enzimaticamente que se encontram no plasma, nas paredes dos vasos e nos tecidos. Os produtos finais de glicação avançada acumulam-se normalmente durante o processo de envelhecimento, mas acumulam-se a um ritmo acelerado na presença de níveis elevados de glucose. A principal alteração estrutural causada pela hiperglicemia e pela acumulação de

produtos finais de glicação avançada consiste na glicação do colagénio de tipo IV na membrana basal, levando a um aumento da espessura e da rigidez dos vasos sanguíneos. Isto resulta numa diminuição da diapedese dos leucócitos, da difusão do oxigénio e da remoção dos resíduos metabólicos. A estase tecidular resultante induz o stress oxidativo, facilitando a peroxidação lipídica e a secreção de citocinas pró-inflamatórias.[117]

RESPOSTA DO HOSPEDEIRO EM FUMADORES

Bergstorm e Preber (1986)[119] forneceram dados que indicam que os fumadores e os não fumadores apresentam periodontopatógenos semelhantes, apoiando assim um papel para a resposta alterada do hospedeiro na suscetibilidade ao aumento da doença. Existe uma maior prevalência de organismos do complexo laranja e vermelho, tais como E. nodatum, Fusobacterium nucleatum, P. intermedia, P.gingivalis, T forsythia e T. denticola nos fumadores, em comparação com os não fumadores.[119]

Os potenciais mecanismos moleculares e celulares na patogénese das doenças periodontais associadas ao tabagismo incluem a supressão imunitária, respostas celulares inflamatórias exageradas e funções celulares estromais prejudicadas dos tecidos orais. Existem provas de que o tabaco exerce efeitos locais e sistémicos. Os fumadores com doença periodontal têm menos inflamação clínica e hemorragia gengival em comparação com os não fumadores. Isto pode ser explicado pelo facto de um dos numerosos subprodutos do fumo do tabaco, a nicotina, exercer vasoconstrição local, reduzindo o fluxo sanguíneo, o edema e os sinais clínicos de inflamação. Em locais periodontais profundos não tratados, está documentado que o fumo do tabaco diminui a tensão de oxigénio, criando assim um ambiente subgengival favorável à colonização e ao crescimento de agentes patogénicos periodontais anaeróbios gram-negativos. Existem alterações funcionais na quimiotaxia, fagocitose e explosão oxidativa.[120]

A IgG2 foi reduzida nos fumadores, sugerindo que os fumadores têm uma proteção reduzida contra a infeção periodontal. Supressão dos níveis de alfa 2 macroglobulina e alfa 1 antitripsina, suprimindo assim os inibidores da protease, diminuição dos linfócitos auxiliares, níveis elevados de PGE2, elastase de neutrófilos e MMP-8.[120]

As alternâncias sistémicas da resposta do hospedeiro nos fumadores de cigarros incluem uma diminuição da quimiotaxia e da fagocitose dos neutrófilos orais e periféricos e uma redução da produção de anticorpos. Os rácios dos subconjuntos de linfócitos T podem estar alterados nos fumadores de cigarros, levando a uma diminuição das funções das células T auxiliares, o que comprometeria a produção de anticorpos. Foi atribuída à nicotina uma grande variedade de efeitos biológicos, que vão desde a estimulação da quimiotaxia dos neutrófilos em concentrações baixas até à diminuição da fagocitose em concentrações mais elevadas. Estudos in vitro também forneceram provas de que a nicotina pode suprimir a proliferação de osteoblastos enquanto estimula a atividade da fosfatase alcalina.[120]

RESPOSTA DO HOSPEDEIRO EM SITUAÇÕES DE STRESS

O aumento da atividade adrenocortical, que ocorre em resposta ao stress emocional, altera as respostas imunitárias do hospedeiro e resulta numa incapacidade de controlar as bactérias indígenas. Os glucocorticóides suprimem a produção de anticorpos e reduzem o número de células fagocíticas circulantes. A compreensão atual do ciclo de contra-regulação do sistema neuro-endócrino-imunitário é que o hipotálamo segrega a hormona libertadora de corticotropina para se adaptar ao stress. A hormona libertadora de corticotropina ativa a glândula suprarrenal para produzir corticosteróides, que regulam a resposta imunitária bloqueando a secreção de interleucina-1, interleucina-6 e fator de necrose tumoral-alfa das células imunocompetentes.[2]

Dentre os vários cenários possíveis, a associação de fatores psicossociais com desequilíbrio endócrino e diminuição da resistência do hospedeiro tem sido utilizada há décadas para explicar os mecanismos que levam ao quadro clínico conhecido como gengivite ulcerativa necrosante aguda. Em pacientes stressados com gengivite ulcerativa necrosante aguda, foram relatados mecanismos de defesa celular comprometidos. Estes doentes apresentavam uma diminuição da quimiotaxia e fagocitose dos neutrófilos, bem como uma redução da proliferação de linfócitos após estimulação por um mitogénio inespecífico.[2]

IDADE E RESPOSTA DO HOSPEDEIRO

A tabela abaixo representa as alterações de idade que ocorrem em componentes específicos da resposta imunitária

Immune component	Change*
Adaptive response	Depressed primary response Shortened memory Decreased secondary response
T-lymphocytes	A variable decrease in blood Majority express activation markers Switch from naive to memory Clonal expansion of CD8⁺ cells Decreased proliferation to stimuli Decreased protein kinase activation Decreased calcium signals Decrease in major histocompatibility complex restriction Decreased cytotoxicity
B-lymphocytes	Decreased numbers in blood Monoclonal gammopathies Isotype profile changes
Accessory cells	Decreased numbers in lymphoid tissues Decreased IL-1 production Increased IL-1 production
Cytokines	Decreased IL-2 synthesis Decreased IL-2 receptor expression Increased synthesis of IL-6 and tumor necrosis factor α Decreased interferon γ
Innate response Natural killer cells	Increased number in blood Variable cytotoxic activity Increased Same Decreased
Polymorphonuclear leukocytes	Normal activity Cell signal transduction changes
Macrophages	No defect in phagocytosis or killing

Mudanças de idade no sistema imunitário

VIH E RESPOSTA DO HOSPEDEIRO

Em pacientes infectados pelo VIH com periodontite, foram detectados níveis elevados de mediadores inflamatórios. **Alpagot et al (2003)**[121] relataram que os níveis mais elevados no FGC da citocina pró-inflamatória interferão-Y (IFN-Y) estavam associados à progressão da doença periodontal em pacientes seropositivos, à semelhança do que foi relatado para indivíduos não VIH com periodontite crónica.

Foram encontrados níveis elevados de mediadores significativos da inflamação envolvidos na patogénese da doença periodontal, tais como a prostaglandina E2 (PGE2), o fator de crescimento transformador beta (TGFpl) e a metaloproteinase de matriz -1 (MMP-1) no fluido crevicular gengival (GCF) de locais de periodontite em doentes com VIH/SIDA. Este achado poderia servir como fator de prognóstico para a progressão da destruição dos tecidos em adultos infectados pelo VIH.[122] Na maioria dos estudos efectuados sobre a saliva de doentes com VIH, verifica-se que o vírus está presente na saliva dos doentes a níveis inferiores aos do sangue. No entanto, **Shugars et al (2001)**[123] relataram que cinco de 67 indivíduos seropositivos expressavam níveis mais elevados na saliva do que no sangue e também tinham uma doença periodontal associada ao VIH mais avançada, sugerindo que o VIH pode ser produzido localmente na cavidade oral e pode ser influenciado pela inflamação dos tecidos orais.

Vários estudos mostraram que as células mononucleares infectadas presentes no FGC poderiam ser uma fonte potencial de VIH-1. Isto baseia-se na constatação de que certos componentes do vírus VIH, como o ADN pró-viral do VIH-1, o ARN viral e o antigénio p24, foram detectados em 50% das amostras de FGC de indivíduos infectados pelo VIH com periodontite.[124, 125] Os receptores presentes na gengiva, tais como os receptores de lectina do tipo C, DC-SIGN (não-integrinas específicas de células dendríticas que captam ICAM-3, CD209), MR (receptores de manose, CD206) e Langerina (CD 207) são alvos do VIH.[104] Utilizando estes receptores, o VIH poderia avançar através da desregulação da sinalização intracelular e de uma resposta imunitária eficaz, causando infecções crónicas que persistem durante toda a vida.[126]

Na presença de inflamação, os receptores de VIH na superfície do epitélio oral também são regulados positivamente e o epitélio torna-se mais permeável.[127] Em doentes com periodontite crónica, verifica-se um aumento significativo do número de células dendríticas dérmicas (DDC) que expressam receptores DC-SIGN e uma tendência para o aumento dos receptores de manose identificados na lâmina própria gengival inflamada.[128]

Foi também sugerido que o VIH utiliza ambos os receptores de lectina do tipo C acima referidos para se ligar a diferentes subgrupos de células dendríticas. A co-infeção do VIH com o agente patogénico endógeno P. gingivalis in vitro revelou uma regulação positiva dos receptores CCR5 dos queratinócitos orais, que não são normalmente expressos na saúde, através da estimulação dos receptores do tipo toll (TLR) e das gingipainas pelo LPS. Assim, a infeção com P. gingivalis poderia aumentar a transmissão da infeção pelo VIH através da cavidade oral.[129]

A P. gingivalis produz concentrações de ácidos butíricos que provocam a acetilação das histonas, que está envolvida na repressão da transcrição do VIH e resulta na persistência do vírus. [130]

O VIH pode ser reativado por qualquer um dos seguintes meios:

- Exposição de células CD4 em repouso infectadas de forma latente a citocinas
- Quimiocinas produzidas durante a infeção periodontal
- Antigénios bacterianos
- Mitogénios
- Anticorpos monoclonais
- Lipopolissacárido

Assim, todos estes possíveis mecanismos de reativação do VIH sugerem que a doença periodontal pode atuar como um fator de risco para a reativação do VIH em indivíduos infectados e pode contribuir para a disseminação sistémica do vírus.[130]

RESOLUÇÃO DA INFLAMAÇÃO - O ELO QUE FALTAVA

Um princípio básico da medicina moderna é que, após a neutralização do invasor, a inflamação se resolve devido ao catabolismo dos mediadores pró-inflamatórios; na realidade, a resolução da inflamação é um processo altamente coordenado e ativo.[131]

Os processos de resolução da inflamação limitam e previnem a lesão dos tecidos e a progressão da inflamação aguda para a inflamação crónica. O processo de resolução da inflamação, semelhante aos mecanismos pró-inflamatórios, utiliza células e várias moléculas mensageiras geradas pelas células para fornecer sinais de paragem que levam ao encerramento e à eliminação das células inflamatórias. Assim, a inflamação inclui tanto mecanismos pró-inflamatórios como mecanismos de resolução inerentes ao organismo, em que o hospedeiro tenta confinar e/ou eliminar os invasores e, quando isso é conseguido, resolve ativamente a resposta para limitar os danos causados a si próprio. Por conseguinte, o organismo tem a capacidade de controlar ativamente a inflamação.[131]

A PERIODONTITE COMO UMA DOENÇA AUTO-IMUNE

Brandtzaeg P e Kraus FW, (1965)[132] sugeriram uma resposta autoimune que ocorre na periodontite crónica. Os doentes com periodontite têm anticorpos séricos reactivos com antigénios próprios.[111] Um mecanismo possível poderia ser a partilha de determinantes antigénicos em agentes exógenos, como a flora oral. Outros possíveis mecanismos de autoimunidade na periodontite podem ser a predisposição genética devido a determinados genes MHC. Também as bactérias que contêm super antigénios podem provocar anticorpos reactivos cruzados com antigénios próprios. Em terceiro lugar, pode haver uma perda de auto-tolerância por parte do sistema imunitário do hospedeiro. O envelhecimento, o stress, as hormonas, a gravidez e outras doenças auto-imunes podem ser outros factores que contribuem para esta situação.[132]

Conclusão

É agora claro que a periodontite não é uma doença única e homogénea, mas sim uma família de doenças intimamente relacionadas, cada uma das quais pode variar um pouco na etiologia, história natural e resposta terapêutica. No entanto, todas as formas de doença partilham uma cadeia de eventos subjacente comum na patogénese. Esta cadeia comum de acontecimentos é determinada pelo desafio bacteriano e pela resposta do hospedeiro e é influenciada por outros factores, incluindo factores genéticos e outros factores de risco que podem diferir de uma forma de doença para outra. O desafio bacteriano é necessário mas não suficiente para causar a progressão da doença periodontal.

Após a ativação da resposta imunitária do hospedeiro, ocorrem várias interações a nível celular e molecular, que incluem uma multiplicidade de mecanismos estreitamente coordenados que funcionam como um relógio. A resposta imunitária do hospedeiro é como uma espada de dois gumes. Pode ser protetora ou destrutiva. Esta resposta não é linear. É constituída por uma série de circuitos entrelaçados que dificultam muito a compreensão da resposta do hospedeiro, o que também impede a formulação de terapias específicas.

Embora o interesse especial dos periodontistas seja interpretar tudo o que acontece nos tecidos periodontais como um fator nas doenças periodontais, os eventos celulares e moleculares que ocorrem são dominados por respostas "rotineiras" do hospedeiro que se destinam a proteger o hospedeiro de um desafio bacteriano. Há razões para acreditar que produtos bacterianos específicos e as caraterísticas de indivíduos específicos produzem aberrações locais importantes nos padrões de resposta de rotina. Estes factores podem muito bem ser os determinantes críticos da variabilidade na resposta do hospedeiro.

Referências

1) Mecanismos de defesa cutânea por péptidos antimicrobianos

2) Newman M, Takei H, Klokkevold P, Carranza's Clinical periodontology, décima edição, Saunders Elsevier, 2006

3) Respostas do hospedeiro nas doenças periodontais: uma antevisão

4) Terapia de modulação do hospedeiro: Uma revisão actualizada

5) Smalley JW Mecanismos patogénicos na doença periodontal *Adv Dent Res* 1994; 8(2): 320-328

6) Madianos PN, Bobetsis YA, Kinane DF Geração de estímulos inflamatórios: como as bactérias desencadeiam respostas inflamatórias na gengiva *J Clin Periodontol* 2005; 32 (Suppl. 6): 57-71

7) Kirkwood KL, Cirelli JA, Rogers JE, Giannobile WV Novas abordagens terapêuticas da resposta do hospedeiro para tratar doenças periodontais *Periodontol 2000* 2007; 43: 294-315 7

8) Graves DT, Oskoui M, Volejnikova S, Naguib G, Cai S, Desta T, Kakouras A, Jiang Y. O fator de necrose tumoral modula a apoptose dos fibroblastos, o recrutamento de PMN e a formação de osteoclastos em resposta à infeção por P. gingivalis *J Dent Res* 2001; 80: 18751879 8

9) Grossi SG, Zambon JJ, Ho AW, Ho AW, Koch G, Dunford RG, Machtei EE, Norderyd OM, Genco RJ Avaliação do risco de doença periodontal. I. Indicadores de risco de perda de inserção *J Periodontol* 1994; 65: 260- 267 9

10) Offenbacher S Doenças periodontais: patogénese *Ann Periodontol* 1996: 1: 821- 878

11) Korman KS, Page R A patogénese da periodontite humana: uma introdução *Periodontol 2000* 1997; 14: 9-11

12) Bartold PM Proteoglicanos do periodonto: Estrutura, papel e função *J Periodont Res* 1987; 22: 431-444

13) Marsh PD Ecologia microbiana da placa dentária e seu significado na saúde e na doença *Adv Dent Res* 1994; 8: 263- 271

14) Hughes FJ, Auger DW, Smales FC Investigação da distribuição de lipopolissacáridos associados ao cemento na doença periodontal por imunohistoquímica ao microscópio eletrónico de varrimento *J Periodont Res* 1988; 23:100-106

15) Netea MG, Van Deuren M, Kullberg BJ, Cavaillon JM, Van der Meer JW Será que a forma do lípido A determina a interação do LPS com os receptores do tipo Toll? *Trends Immun* 2002; 23: 135-139

16) Qureshi N, Michalek SM, Vogel SN A sinalização por agonistas dos receptores 2 e 4 do tipo toll resulta na expressão diferencial de genes em macrófagos murinos *Infect Immun* 2001; 69: 1477-1482 Hirschfeld M, Weis JJ, Toshchakov V, Salkowski CA, Cody MJ, Ward DC,

17) Shapira L, Champagne C, Van Dyke TE, Amar S Ativação dependente da estirpe de monócitos e macrófagos inflamatórios pelo lipopolissacárido de Porphyromonas gingivalis *Infect Immun* 1998; 66: 2736-2742

18) Nakamura T, Nitta H, Ishikawa I. Effect of low dose Actinobacillus actinomycetemcomitans lipopolysaccharide prereatment on cytokine production by human whole blood. Journal of periodontal research. 2004 Abr;39(2):129-35.

19) Tam YC, Chan EC. Purificação e caraterização da hialuronidase de espécies orais de Peptostreptococcus. Infeção e imunidade. 1985 Feb 1;47(2):508-13.

20) Tam YC, YC T, RF H, ECS C. Bactérias orais produtoras de condroitina sulfatase e hialuronidase associadas à doença periodontal.

21) Slots J. Enzymatic characterization of some oral and nonoral gram-negative bacteria with

the API ZYM system (Caracterização enzimática de algumas bactérias gram-negativas orais e não orais com o sistema API ZYM). Journal of Clinical Microbiology. 1981 Sep 1;14(3):288-94.

22) Yamashita YO, Toyoshima KU, Yamazaki MI, Hanada NO, Takehara T. Purificação e caraterização da fosfatase alcalina de Bacteroides gingivalis 381. Infeção e imunidade. 1990 Sep 1;58(9):2882-7.

23) Hirschfeld M, Weis JJ, Toshchakov V, Salkowski CA, Cody MJ, Ward DC, Qureshi N, Michalek SM, Vogel SN. Signaling by toll-like recetor 2 and 4 agonists results in differential gene expression in murine macrophages. Infection and immunity. 2001 Mar 1;69(3):1477-82.

24) Amano A. Molecular interaction of Porphyromonas gingivalis with host cells: implication for the microbial pathogenesis of periodontal disease. Journal of periodontology. 2003 Jan;74(1):90-6.

25) Sundqvist G, Bengtson A, Carlsson J. Geração e degradação do fragmento de complemento C5a no soro humano por Bacteroides gingivalis. Oral microbiology and immunology. 1988 Sep;3(3):103-7.

26) SUNDQVIST GK, CARLSSON J, HERRMANN BF, HOFLING JF, VAATAINEN A. Degradação in vivo da proteína C3 do complemento do porco-da-índia por uma estirpe patogénica de Bacteroides gingivalis. European Journal of Oral Sciences. 1984 Feb;92(1):14-24.

27) Goulhen F, Grenier D, Mayrand D. Oral microbial heat-shock proteins and their potential contributions to infections. Revisões Críticas em Biologia Oral e Medicina. 2003 Nov;14(6):399-412.

28) O'Brien-Simpson NM, Veith PD, Dashper SG, Reynolds EC. Antigénios de bactérias associadas à periodontite. Periodontologia 2000. 2004 Jun;35(1):101-34.

29) Kornman KS. Comentário:: A gravidade e a progressão da periodontite são modificadas por vários factores ambientais e do hospedeiro Kenneth S. Kornman. Journal of periodontology. 2014;85(12):1642-5.

30) Page RC, Ammons WF. Rotação do colagénio na gengiva e noutros tecidos conjuntivos maduros do saguim Saguinus oedipus. Arquivos de Biologia Oral. 1974 Aug 1;19(8):651-8.

31) Mandell GL. Bactericidal activity of aerobic and anaerobic polymorphonuclear neutrophils. Infection and immunity. 1974 Feb 1;9(2):337-41.

32) Eggert FM, Drewell L, Bigelow JA, Speck JE, Goldner M. O pH das fendas gengivais e bolsas periodontais em crianças, adolescentes e adultos. Arquivos de biologia oral. 1991 Jan 1;36(3):233-8.

33) Kenney EB, Ash MM. Potencial de redução da oxidação da placa bacteriana em desenvolvimento, bolsas periodontais e sulcos gengivais.

34) Kornman KS, Loesche WJ. Effects of estradiol and progesterone on Bacteroides melaninogenicus and Bacteroides gingivalis. Infection and Immunity. 1982 Jan 1;35(1):256-63.

35) Mahanonda R, Pichyangkul S. Toll-like receptors and their role in periodontal health and disease. Periodontologia 2000. 2007 Feb;43(1):41-55.

36) Azuma M. Mecanismos fundamentais das respostas imunitárias do hospedeiro à infeção. Jornal de investigação periodontal. 2006 Oct;41(5):361-73.

37) Marsh PD. As doenças dentárias são exemplos de catástrofes ecológicas? Microbiology (Reading). 2003 Feb;149(Pt 2):279-294. doi: 10.1099/mic.0.26082-0. PMID: 12624191

38) Bosshardt DD, Lang NP. The junctional epithelium: from health to disease (O epitélio juncional: da saúde à doença). J Dent Res. 2005 Jan;84(1):9-20. doi: 10.1177/154405910508400102. PMID: 15615869.

39) Jolley KA, Wilson DJ, Kriz P, McVean G, Maiden MC. The influence of mutation, recombination, population history, and selection on patterns of genetic diversity in Neisseria meningitidis. Mol Biol Evol. 2005 Mar;22(3):562-9.
40) Weinberg A, Belton CM, Park Y, Lamont RJ. Role of fimbriae in Porphyromonas gingivalis invasion of gingivalial epithelial cells. Infect Immun. 1997 Jan;65(1):313-6
41) Weinberg A, Belton CM, Park Y, Lamont RJ. Role of fimbriae in Porphyromonas gingivalis invasion of gingivalial epithelial cells. Infect Immun. 1997 Jan;65(1):313-6.
42) Belton CM, Izutsu KT, Goodwin PC, Park Y, Lamont RJ. Fluorescence image analysis of the association between Porphyromonas gingivalis and gingival epithelial cells. Cell Microbiol. 1999 Nov;1(3):215-23.
43) Griffen AL, Becker MR, Lyons SR, Moeschberger ML, Leys EJ. Prevalência de Porphyromonas gingivalis e estado de saúde periodontal. J Clin Microbiol. 1998 Nov;36(11):3239-42.
44) Hasegawa Y, Tribble GD, Baker HV, Mans JJ, Handfield M, Lamont RJ. Role of Porphyromonas gingivalis SerB in gingivalial epithelial cell cytoskeletal remodeling and cytokine production. Infect Immun. 2008 Jun;76(6):2420-7.
45) Cui J. Introdução. Adv Exp Med Biol. 2019;1209:1-6.
46) Marshall JS, Warrington R, Watson W, Kim HL. Uma introdução à imunologia e imunopatologia. Alergia Asma Clin Immunol. 2018 Sep 12;14(Suppl 2):49.
47) Bonilla FA, Oettgen HC. Imunidade adaptativa. J Allergy Clin Immunol. 2010 Feb;125(2 Suppl 2):S33-40
48) Cekici A, Kantarci A, Hasturk H, Van Dyke TE. Inflammatory and immune pathways in the pathogenesis of periodontal disease. Periodontol 2000. 2014 Feb;64(1):57-80.
49) Clark R, Kupper T. Old meets new: a interação entre a imunidade inata e a imunidade adaptativa. J Invest Dermatol. 2005 Oct;125(4):629-37.
50) Ananthanarayan R. Ananthanarayan and Paniker's textbook of microbiology. Orient Blackswan; 2006.
51) Borregaard N, Cowland JB. Grânulos do polimorfonuclear neutrofílico humano
a. leucócito. Blood, The Journal of the American Society of Hematology. 1997 maio
b. 15;89(10):3503-21.
52) Faurschou M, Borregaard N. Neutrophil granules and secretory vesicles in inflammation (Grânulos de neutrófilos e vesículas secretoras na inflamação). Microbes Infect. 2003 Nov;5(14):1317-27.
53) Shah B, Burg N, Pillinger MH. Neutrófilos. Livro de texto de reumatologia de Kelley e Firestein 2017 Jan 1 (pp. 169-188). Elsevier.
54) Mohan H. Livro de texto de patologia. Harsh Mohan; 2010.
55) Cooper PR, Palmer LJ, Chapple IL. Neutrophil extracellular traps as a new paradigm in innate immunity: friend or foe? Periodontologia 2000. 2013 Oct;63(1):165-97.
56) Rosales C, Uribe-Querol E. Neutrophil role in periodontal disease.tech open book open mind.2017 Jun 7:4:67-82
57) Scott DA, Krauss J. Neutrófilos na inflamação periodontal. InPeriodontal disease 2012 (Vol. 15, pp. 56-83). Karger Publishers.
58) Woolweaver DA, Koch GG, Crawford JJ, Lundblad RL. Relação da taxa migratória orogranulocítica com a doença periodontal e a contagem de leucócitos no sangue: um estudo clínico. J Dent Res. 1972 Jul-Ago;51(4):929-39.
59) Klinkhamer JM, Mitchell MD. A atividade da peroxidase de orogranulócitos como medida da doença periodontal inflamatória. J Dent Res. 1979 Jan;58(1):531-4.

60) Pluddemann A, Mukhopadhyay S, Gordon S. Innate immunity to intracellular pathogens: macrophage receptors and responses to microbial entry. Immunological reviews. 2011 Mar;240(1):11-24.
61) Zhou LN, Bi CS, Gao LN, An Y, Chen F, Chen FM. Polarização de macrófagos no tecido gengival humano em resposta à doença periodontal. 2019 Jan:25(1):265-73
62) Aderem A, Underhill DM. Mechanisms of phagocytosis in macrophages (Mecanismos de fagocitose em macrófagos). Revisão anual de imunologia. 1999 Abr;17(1):593-623.
63) Twigg HL. Macrófagos na imunidade inata e adquirida. InSeminars in respiratory and critical care medicine 2004 Feb (Vol. 25, No. 01, pp. 21-31). Copyright© 2004 by Thieme Medical Publishers, Inc., 333 Seventh Avenue, New York, NY 10001, USA.
64) Fujiwara N, Kobayashi K. Macrophages in inflammation. Current Drug Targets-Inflammation & Allergy. 2005 Jun 1;4(3):281-6.
65) Van Dyke TE, Lester MA, Shapira L. The role of the host response in periodontal disease progression: implications for future treatment strategies. Journal of periodontology. 1993 Ago;64:792-806.
66) Krystel-Whittemore M, Dileepan KN, Wood JG. Mast cell: a multi-functional master cell. Fronteiras em imunologia. 2016 Jan 6;6:620.
67) Mellman I. Dendritic cells: master regulators of the immune response. Investigação em imunologia do cancro. 2013 Sep 1;1(3):145-9.
68) Castell-Rodriguez A, Pinon-Zarate G, Herrera-Enriquez M, Jarquin-Yanez K, Medina-Solares I. Dendritic cells: Location, function, and clinical implications. InBiologia das células mielomonocíticas 2017 maio 10. IntechOpen.
69) Wilensky A, Segev H, Mizraji G, Shaul Y, Capucha T, Shacham M, Hovav AH. Células dendríticas e o seu papel na doença periodontal. Oral Diseases. 2014 Mar;20(2):119-26.
70) Abel AM, Yang C, Thakar MS, Malarkannan S. Natural killer cells: development, maturation, and clinical utilization. Fronteiras em imunologia. 2018 Ago 13;9:1869.
71) Wilensky A, Chaushu S, Shapira L. O papel das células assassinas naturais na periodontite. Periodontologia 2000. 2015 Oct;69(1):128-41.
72) Varma TK, Lin CY, Toliver-Kinsky TE, Sherwood ER. Endotoxin-induced gamma interferon production: contributing cell types and key regulatory factors. Clinical and diagnostic laboratory immunology. 2002 May 1;9(3):530-43.
73) Baker PJ, Dixon M, Evans RT, Dufour L, Johnson E, Roopenian DC. CD4+ T cells and the pro inflammatory cytokines gamma interferon and interleukin-6 contribute to alveolar bone loss in mice. Infeção e imunidade. 1999 Jun 1;67(6):2804-9.
74) Lundgren T, Parhar RS, Renvert S, Tatakis DN. Citotoxicidade prejudicada na síndrome de Papillon-Lefevre. Journal of dental research. 2005 May;84(5):414-7.
75) Fujita S, Takahashi H, Okabe H, Ozaki Y, Hara Y, Kato I. Distribuição das células assassinas naturais nas doenças periodontais: um estudo imunohistoquímico. Journal of periodontology. 1992 Aug;63(8):686-9.
76) Kramer B, Kebschull M, Nowak M, Demmer RT, Haupt M, Korner C, Perner S, Jepsen S, Nattermann J, Papapanou PN. Papel do recetor de ativação de células NK CRACC na periodontite. Infect Immun 2013: 81: 690-696.
77) Kumar BV, Connors TJ, Farber DL. Human T Cell Development, Localization, and Function throughout Life (Desenvolvimento, localização e função das células T humanas ao longo da vida). Immunity. 2018 Feb 20;48(2):202-213.
78) Seo W, Taniuchi I. Transcriptional regulation of early T-cell development in the thymus. Eur J Immunol. 2016 Mar;46(3):531-8.
79) Chapman NM, Boothby MR, Chi H. Metabolic coordination of T cell quiescence and

activation (Coordenação metabólica da quiescência e ativação das células T). Nat Rev Immunol. 2020 Jan;20(1):55-70.

80) Gonzales JR. Subconjuntos de células T e B na periodontite. Periodontol 2000. 2015 Oct;69(1):181-200.

81) LeBien TW, Tedder TF. B lymphocytes: how they develop and function. Blood. 2008 Sep 1;112(5):1570-80

82) Seifert M, Kuppers R. Human memory B cells. Leukemia. 2016 Dec;30(12):2283- 2292.

83) Berglundh T, Donati M, Zitzmann N. Células B na periodontite: amigas ou inimigas? Periodontol 2000. 2007;45:51-66.

84) Gonzales JR. Subconjuntos de células T e B na periodontite. Periodontol 2000. 2015 Oct;69(1):181-200.

85) Wieczorek M, Abualrous ET, Sticht J, Alvaro-Benito M, Stelzenberg S, Noe F, Freund C. Proteínas do Complexo Principal de Histocompatibilidade (MHC) de Classe I e MHC de Classe II: Plasticidade conformacional na apresentação de antigénios. Front Immunol. 2017 Mar 17;8:292.

86) Apanius V, Penn D, Slev PR, Ruff LR, Potts WK. The Nature of Selection on the Major Histocompatibility Complex. Crit Rev Immunol. 2017;37(2-6):75-120.

87) Kemp SF, Lockey RF. Anaphylaxis: a review of causes and mechanisms (Anafilaxia: uma revisão das causas e mecanismos). J Allergy Clin Immunol. 2002 Sep;110(3):341-8.

88) Kinane DF, Lappin DF. Aspectos clínicos, patológicos e imunológicos da doença periodontal. Ata Odontol Scand. 2001 Jun;59(3):154-60.

89) Reber LL, Hernandez JD, Galli SJ. The pathophysiology of anaphylaxis. J Allergy Clin Immunol. 2017 Ago;140(2):335-348.

90) Ryan ME, Golub LM Modulação das actividades das metaloproteinases da matriz na periodontite como estratégia de tratamento *Periodontol 2000* 2000; 24: 226-38

91) Birkedal-Hansen H, Moore WG, Bodden MK, Windsor LJ, Birkedal-Hansen B, DeCarlo A, Engler JA. Matrix metalloproteinases: A review *Crit Rev Oral Biol Med* 1993; 4(2): 197-250

92) Kinane DF Reguladores da destruição e homeostase dos tecidos como auxiliares de diagnóstico em periodontologia *Periodontal 2000*; 24: 215-225

93) Ejeil AL, Igondjo-Tchen S, Ghomrasseni S, Pellat B, Godeau G, Gogly B. Expressão das metaloproteinases da matriz (MMPs) e dos inibidores teciduais das metaloproteinases (TIMPs) na gengiva humana saudável e doente *J Periodontol* 2003; 74: 188-195

94) Goodson JM, Dewhirst FE, Brunetti A. Níveis de prostaglandina E2 e doença periodontal humana *Prostaglandins* 1974; 6: 81-85

95) Visse R, Nagase H. Matrix metalloproteinases and tissue inhibitors of metalloproteinases: structure, function, and biochemistry. Circ Res. 2003 May 2;92(8):827-39.

96) Ryan ME, Golub LM. Modulação das actividades da metaloproteinase da matriz na periodontite como estratégia de tratamento. Periodontol 2000. 2000 Oct;24:226-38.

97) Ryan ME, Golub LM. Modulação das actividades da metaloproteinase da matriz na periodontite como estratégia de tratamento. Periodontologia 2000. 2000 Oct;24(1):226-38.

98) Bjornsson MJ, Havemose-Poulsen A, Stoltze K, Holmstrup P. Influência do inibidor da metaloproteinase matricial batimastat (BB-94) na destruição óssea periodontal em

ratos Sprague-Dawley. J Periodontal Res. 2004 Aug;39(4):269-74.
99) Paquette DW, Williams RC Modulação dos mediadores inflamatórios do hospedeiro como estratégia de tratamento das doenças periodontais *Periodontol 2000 2000*; 24: 239252
100)Stashenko P, Jandinski JJ, Fujiyoshi P, Rynar J, Socransky SS Tissue levels of bone resorptive cytokines in periodontal disease *J Periodontol* 1991; 62: 504-509
101)Boshtam M, Asgary S, Kouhpayeh S, Shariati L, Khanahmad H. Aptâmeros contra citocinas pró e anti-inflamatórias: A Review. Inflammation. 2017 Feb;40(1):340-349.
102)Holtmann H, Resch K. Cytokines. Naturwissenschaften. 1995 Apr;82(4):178- 87.
103)Graves DT, Oates T, Assuma R Cochran D, Amar S Os antagonistas da IL-1 e do TNF inibem a resposta inflamatória e a perda óssea na periodontite experimental *J Immunol* 1998; 160: 403-409
104)Ryan ME, Golub LM Modulação das actividades das metaloproteinases da matriz na periodontite como estratégia de tratamento *Periodontol 2000* 2000; 24: 226-38
105)Sama AE, D'Amore J, Ward MF, Chen G, Wang H. Bench to bedside: HMGB1-a novel proinflammatory cytokine and potential therapeutic target for septic patients in the emergency department. Acad Emerg Med. 2004 Aug;11(8):867-73.
106)Dewhirst FE, Stashenko PP, Mole JE, Tsurumachi T. Purificação e sequência parcial do fator ativador de osteoclastos humano: identidade com a interleucina 1 beta. J Immunol. 1985 Oct;135(4):2562-8.
107)Riccelli AE, Agarwal S, Piesco NP, Hoffman RD, Suzuki JB. Role of cytokines in periodontal diseases. J Calif Dent Assoc. 1995 Aug;23(8) 48-51.
108)Graves DT, Delima AJ, Assuma R, Amar S, Oates T, Cochran D. Os antagonistas da interleucina 1 e do fator de necrose tumoral inibem a progressão da infiltração de células inflamatórias para o osso alveolar na periodontite experimental. J Periodontol. 1998 Dec;69(12):1419-25.
109)Lundberg P, Lie A, Bjurholm A, Lehenkari PP, Horton MA, Lerner UH, Ransjo M. Vasoactive intestinal peptide regulates osteoclast activity via specific binding sites on both osteoclasts and osteoblasts. Bone. 2000 Dec;27(6):803-10.
110)Delima AJ, Oates T, Assuma R, Schwartz Z, Cochran D, Amar S, Graves DT. Soluble antagonists to interleukin-1 (IL-1) and tumor necrosis fator (TNF) inhibits loss of tissue attachment in experimental periodontitis. J Clin Periodontol. 2001 Mar;28(3):233-40.
111)Sartori R, Li F, Kirkwood KL. MAP kinase phosphatase-1 protege contra a perda óssea inflamatória. J Dent Res. 2009 Dec;88(12):1125-30. doi: 10.1177/0022034509349306. Epub 2009 Oct 28.
112)Offenbacher S, Farr DH, Goodson JM. Medição da prostaglandina E no fluido crevicular *J Clin Periodontol* 1981; 8: 359-67
113)Carranza F, Page R O papel dos mediadores inflamatórios na patogénese da doença periodontal *J Periodont Res* 1991; 26: 230-242
114)Noguchi K, Ishikawa I O papel da ciclo-oxigenase-2 e da prostaglandina E2 na doença periodontal *Periodontol 2000* 2007; 43: 85-101
115)Salvi G, Lang NP Modulação da resposta do hospedeiro no tratamento das doenças periodontais *J Clin Periodontol* 2005; 32: 108-129
116)Arron JR, Choi Y. Osso versus sistema imunitário. *Nature* 2000; 408: 535

117)El Attar TM, Holmes LG Inflamação gengival avaliada por histologia,[3] metabolismo da H-estrona e níveis de prostaglandina E2 *J Periodont Res* 1977; 1: 500-509

118)Paquette DW, Williams RC. Modulação dos mediadores inflamatórios do hospedeiro como estratégia de tratamento das doenças periodontais. Periodontol 2000. 2000 Oct;24:239-52.

119)90) Azuma M Mecanismos fundamentais das respostas imunitárias do hospedeiro à infeção
J Periodont Res 2006; 41: 361-373

120)91) Dennison DK, Van Dyke TE The acute inflammatory response and the role of phagocytic cells in periodontal health and disease *Periodontol 2000* 1997; 14: 54-78

121)92) Kornman KS, Loesche WJ Effects of estradiol and progesterone on Bacteroides melaninogenicus e Bacteroides gingivalis *Infect Immun* 1982; 35: 256263

122)93) Genco RJ, Slots J Host Responses in Periodontal Diseases *J Dent Res* 1984; 63 (3): 441-451

123)94) Genco RJ Respostas do hospedeiro na doença periodontal: conceitos actuais *J Periodontol* 1992; 63: 338- 355

124)95) Salvi GE, Lawrence HP, Offenbacher S, Beck JD Influência dos factores de risco sobre a patogénese da periodontite *Periodontol 2000* 1997; 14:173-201

125)96) Ortega-Gomez A, Perretti M, Soehnlein O. Resolution of inflammation: an visão integrada. EMBO Mol Med. 2013 May;5(5):661-74.

126)97) Sugimoto MA, Sousa LP, Pinho V, Perretti M, Teixeira MM. Resolução de Inflamação: O que controla o seu início? Front Immunol. 2016 Apr 26;7:160.

127)98) Freire MO, Van Dyke TE. Resolução natural da inflamação. Periodontol 2000. 2013 Oct;63(1):149-64

128)99) Fiore S, Maddox JF, Perez HD, Serhan CN. Identification of a human cDNA que codifica um recetor funcional de lipoxina A4 de alta afinidade. J Exp Med. 1994 Jul 1;180(1):253-60.

129)100) Viallard C, Larrivee B. Tumor angiogenesis and vascular normalization: alvos terapêuticos alternativos. Angiogenesis. 2017 Nov;20(4):409-426.

130)101) Zeisberg EM, Zeisberg M. The role of promoter hypermethylation in ativação dos fibroblastos e fibrogénese. J Pathol. 2013 Jan;229(2):264-73.

131)102) Page RC, Schroeder HE. Patogénese da inflamação periodontal doença. Um resumo dos trabalhos actuais. Lab Invest. 1976 Mar;34(3):235-49.

132)103) Seymour GJ Importância da resposta do hospedeiro no periodonto *J Clin Periodontol* 1991; 18: 421-426

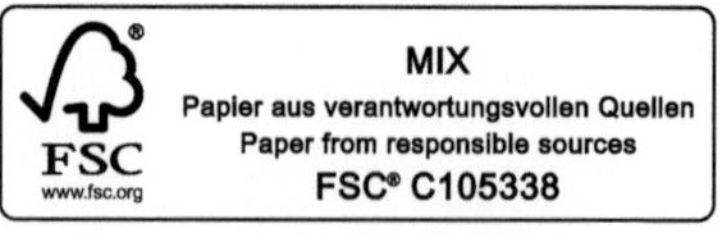

Printed by Books on Demand GmbH, Norderstedt / Germany